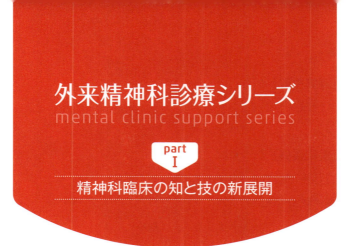

外来精神科診療シリーズ
mental clinic support series
part I
精神科臨床の知と技の新展開

メンタルクリニックが切拓く新しい臨床

―外来精神科診療の多様な実践―

原田誠一

中山書店

[編集主幹]

原田誠一（原田メンタルクリニック：東京）*

[編集委員]（五十音順）

石井一平（石井メンタルクリニック：東京）

高木俊介（たかぎクリニック：京都）

松﨑博光（ストレスクリニック：福島）

森山成彬（通谷メンタルクリニック：福岡）

（*本巻企画・編集担当）

刊行にあたって
― 五人の侍からのご挨拶 ―

　精神科クリニックが年々増え続けている現状には，社会のニーズと時代の流れに裏づけられた必然性がある．精神医療におけるクリニックの役割と責務は，今後ますます大きくなっていくに違いない．こうした趨勢のなか，本叢書を世に問う意義はどこにあるだろうか．

　まずは，「クリニックの立ち上げ方」や「診療・経営を継続する工夫」を具体的にわかりやすく示すこと．これは，これから開業を目指す方々にとって心強いガイド，格好の導きの糸となるだろう．加えて，すでに精神科クリニックを開設し営んでおられる皆さまにとっても，日々の仕事内容を振り返り，今後に活かすための参考資料になるのではないか．

　さらには，開業という場に伴いがちなさまざまな問題点について改めて考え，対策を試みるための教材という役割．ともすればクリニックに孤立しがちななか，診療の質をどう維持してさらなる向上を目指すか，自らを含めたスタッフの心身の健康をどのように守るか，変動する社会のニーズにどう応えていくか，周囲との連携をいかに実践するか．クリニック関係者が，こうした問題としっかり向き合って試行錯誤を重ねる営為が，そのままわが国の精神医療の改善につながることが期待される．

　加えて，今回編者らが心中ひそかに期したのは，精神科クリニックでの実践を通じて集積されてきた膨大な「臨床の知」を集大成して，一まとめの形で世に問うことだ．

　自らの活動の場を市井の診療所に定めて精進を続けているクリニック関係者には，"開設の志" と "自分の城で培ってきた実学の蓄積" がある．真摯な日々の経験の積み重ねを通して得られた「臨床の知」には，他所では得難い味わいや歯応え，独創性と実用性，手触りや香りがあるだろう．わが国の現場に根差した「臨床の知」をひっくるめて示して，現在の正統的な精神医学～精神医療に対する自分たちなりの意見表明や提言をする．このような企みが，わが国の精神医学～精神医療のレベルの向上に裨益できるところがあるはずだし，はたまたその必要性があると考えた．この信念に基づいて結実したのが，本シリーズである．クリニック関係の皆さまはもとより，クリニックと直接関係のない精神科医，たとえば大学病院～単科精神病院～総合病院精神科の先生方にも，ご参考にしていただけるところがあるだろうと期待している．

　本叢書の企画・編集に携わった5名の精神科医は，いずれも（自称）侍だ．腕に（少しは）覚えがあり，開業医の苦楽を（それなりに）味わい，一家言を（幾許かは）もっている五人の侍．この野武士集団が，現在の精神医学～精神医療～日本社会に投げかけ問いかける中身が，はたしてどのようなものになるか．

　あるいは，へっぽこ侍がなまくら刀を振り回す滑稽な図柄か．しかしながら，そこには独自の新味や切実な問題提起，斬新な面白さやピリ辛の刺激が含まれているだろうし，現場で真に役立つ「臨床の知」が発見できるはずだ．

　諸兄姉におかれましては，ぜひ頁をめくって五人の侍，一癖も二癖もある野武士集団からのメッセージをご賞味くださりますことを．

2014年10月　編者を代表して

編集主幹　原田誠一

序　精神科クリニックの分類──3群・12タイプに分ける私案

　精神科クリニックのスタイルを分類する方法には，いろいろなやり方がありうるでしょう．ここでは，わたしが勝手にイメージすることのある3群・12タイプに分ける私案を紹介させていただきます．あるいはこの3群・12タイプ分類を通して，「精神科クリニックが発展してきた歴史」や「幅広い多様な形をとっている現状」や「今後の精神医療の方向性」の一端を垣間見ることができるかもしれない．なお，拙文中に出てくる人名の敬称は，略させていただきます．

全類型の共通基盤

　精神科臨床に関する知識・経験・技能・ネットワークを活かして，精神障害の当事者・家族のために，クリニックという場で自分なりの臨床活動を日々継続していく決意と覚悟の存在．そして，その初志に基づく日々の実践．

Ⅰ群：地域に根ざして患者と家族を支える─地域ケア志向タイプ

① 地域密着型：地域の患者に良質な医療を提供するとともに，「居場所の提供」や「よろず相談」なども企図しており，地元で当事者の生活を支える「街角の診療所」を志向する類型．本書Ⅰ-Aの「先達の臨床活動と業績」でとりあげている浜田　晋や藤澤敏雄らが創始したタイプで，精神科クリニックの元型といえよう．

② 地域ネットワーク重視型：地域の各種関連組織，たとえば病院・医師会・精神神経科診療所協会・学校・職場・各種行政～福祉機関との連携に力を入れて，地域ネットワークの活性化に寄与するとともに，その成果を自らの診療に活かしていくタイプ．本書の執筆者では，Ⅰ-Bの石井一平，田川精二，松﨑博光らが該当するといえるだろう．

　なお「① 地域密着型」と「② 地域ネットワーク重視型」が志向する理念は，（程度の差こそあれ）他のすべての類型がふまえるべき基本的で重要な内容，アルファでありオメガである事項である．以下のⅠ群に属する亜型は，この2つのタイプの発展形と考えてよいだろう．

③ 専門療法─リハビリ組織併設型：地域で専門療法～リハビリテーションをすすめる組織，たとえばデイケアや作業所などを併設している類型．本書ではⅠ-Cで，認知症デイケアを運営してきた三原伊保子が活動内容を報告している．

④ 往診重視型：往診，アウトリーチ型支援を重視するタイプ．本書ではⅠ-Dで，和迩秀浩，高木俊介が日頃の実践を紹介している．

⑤ 小規模病棟併設型：小規模病棟を併設している類型で，本書ではⅠ-Eの佐藤順恒が活動状況を記している．

⑥ 包括的地域ケア志向型：デイケアをもち，往診・訪問看護の機能を有する多機能

型精神科クリニックにおいて，医療・看護・心理・福祉を含む多職種の地域ケアチームが活動して，包括的な精神科地域ケアを志向するタイプ．本書に寄稿しているⅠ-F 窪田 彰が代表的な実践者である．

Ⅱ群：この対象・治療法にこだわる―対象・治療法特化タイプ

⑦ 特定の年齢層に焦点をあてた型：たとえば，小児〜青年期（本書では小倉 清，川畑友二）がある．

⑧ 特定の精神障害に焦点をあてた型：たとえば発達障害（田中康雄），不安障害（貝谷久宣），強迫性障害（原井宏明），睡眠障害（中村真樹・井上雄一），てんかん（伊藤ますみ），性障害（針間克己），ギャンブル障害（森山成彬），認知症（小阪憲司）などが存在する．

⑨ 特定の精神医療〜保健領域に焦点をあてた型：本書では，産業メンタルヘルスに力を注いでいる神山昭男がこのタイプに属すると思われる．また，女性専用のうつ病リワークを展開している西松能子，女性医師として患者とかかわる海老澤佐知江，心理職との協働を実践する鬼頭 諭の臨床活動にも，このタイプに該当する面があるといえるだろう．

⑩ 特定の薬物療法に焦点をあてた型：本書では、漢方薬を用いた医療を展開している杵渕 彰が当てはまる．

⑪ 特定の精神療法に焦点をあてた型：家族療法（本書では下坂幸三，中村伸一），精神分析（鷲谷公子，鈴木 龍，成田善弘），ユング心理学（石岡弘子），森田療法（内村英幸，北西憲二，鈴木知準，岩木久満子），認知行動療法（井上和臣・内海浩彦，吉田卓史），ホリスティックアプローチとアロマテラピー（松薗りえこ）などが存在する．また，複数の流派の精神療法を統合して活用している執筆者に，竹田康彦，山田秀世がいる．この類型には、保険診療と自費診療の2つの亜型がある．

Ⅲ群：自らの実践を持続し深める―従来の診療・研究の継続・発展タイプ

⑫ 従来自ら行ってきた臨床精神医学の実践〜研究を，引き続きクリニックで進める型：本書の寄稿者ではⅢ-L-41〜48 泉谷閑示，臺 弘，小俣和一郎，笠原 嘉，熊木徹夫，鈴木二郎，星野 弘，八木剛平らがあてはまるだろう．

本書では，この私案に沿った順で，各クリニックからの多様な実践の報告を紹介させていただきます．

原田誠一

外来精神科診療シリーズ
mental clinic support series

目 次

I 地域に根ざして患者と家族を支える—地域ケア志向タイプ

A 地域密着型
1. 先達の臨床活動と業績 ① 浜田　晋先生を偲ぶ—地域で暮らす患者とともに　竹中星郎　2
2. 先達の臨床活動と業績 ② おーい，フジサワ，どうしている
　　—時代を彩ったひとり，藤澤敏雄を偲ぶ　吉川武彦　10

B 地域ネットワーク重視型
3. メンタルクリニック開業から20年余の歩み—診療の楽しみと苦労　石井一平　16
4. 精神障害者就労支援と精神科診療所　田川精二　22
5. 藪医竹庵・駅前ただの医者開業顛末記　松﨑博光　29

C 専門療法—リハビリ組織併設型
6. 認知症高齢者を在宅で支える—精神科診療所のチャレンジ　三原伊保子　36

D 往診重視型
7. 往診と地域精神医療　和迩秀浩　42
8. ACT-K　高木俊介　50

E 小規模病棟併設型
9. ゆるゆる病棟の現状とこれから　佐藤順恒　57

F 包括的地域ケア志向型
10. 多機能型精神科診療所における精神科地域ケアと精神科リハビリテーション　窪田　彰　64

II この対象・治療法にこだわる—対象・治療法特化タイプ

G 特定年齢層特化型
11. 子どもの精神科—私のクリニック　小倉　清　74
12. 私の子どもの精神科臨床　川畑友二　80

H　疾患特化型

13	発達障害の臨床	田中康雄	86
14	不安障害の臨床研究	貝谷久宣	92
15	強迫性障害の認知行動療法——個人療法，集団集中治療，サポートグループ	原井宏明	99
16	睡眠クリニックのニーズと使命——現状と問題点，これからの未来像	中村真樹，井上雄一	109
17	精神科クリニックで実践するてんかん診療	伊藤ますみ	119
18	性別違和を診るクリニック	針間克己	125
19	ギャンブル障害の臨床	森山成林	130
20	クリニックにおける認知症の臨床の実際 ——特に「レビー小体型認知症」の診断と治療	小阪憲司	137

I　特定領域志向型

21	職場と主治医との連携を軸としたメンタルヘルス不調者の就労支援	神山昭男	144
22	女性に特化した復職支援プログラム——何を臨床は引き受けるか	西松能子	153
23	女性医師と精神科クリニック	海老澤佐知江	161
24	外来精神科医療における心理職との協働——理念・実際・経営	鬼頭　諭	167

J　薬物特化型

25	漢方薬による治療	杵渕　彰	176

K　特定精神療法特化型

26	家族療法	中村伸一	183
27	精神科クリニックにおける精神分析的な診療の実際	鷺谷公子	190
28	精神科外来診療における精神療法的アプローチ	鈴木　龍	196
29	精神分析をふまえた診療の実際	成田善弘	202
30	日常診療で出会うこころと身体の境界領域の「人生」の治療 ——ユング心理学の立場から	石岡弘子	208
31	クリニックにおける森田療法の実践と展望	内村英幸	218
32	外来森田療法専門クリニックの治療システムについて——現代的病態への対応	北西憲二	224
33	認知療法の実践——外来個人療法から復職デイケアまで	井上和臣，内海浩彦	232
34	認知行動療法の実践	吉田卓史	240

35	クリニック臨床の工夫と楽しみ ― 実学派こころ医者・逍遥記	原田誠一	246
36	ホリスティックアプローチを取り入れた精神科クリニック	松薗りえこ	258
37	認知・行動療法と森田療法の統合の試み ― 思春期・青年期臨床の立場から	竹田康彦	265
38	強迫的行為に対する条件反射制御法の効果	山田秀世	272
39	先達の臨床活動と業績 ③　下坂幸三先生を偲ぶ	中村伸一	279
40	先達の臨床活動と業績 ④　鈴木知準先生を偲ぶ	岩木久満子	286

Ⅲ　自らの実践を持続し深める ― 従来の診療・研究の継続・発展タイプ

L　継続・発展型

41	病の意味を問い直す精神療法	泉谷閑示	296
42	統合失調症の簡易精神機能テスト	臺　弘	303
43	歴史と精神医学，精神療法と自由診療	小俣和一郎	306
44	今日の精神科クリニックで診る「外来統合失調症，躁うつ病，うつ病とその周辺」	笠原　嘉	313
45	「官能的評価」が生み出す双方向性のダイナミズム ― 精神科臨床における"グリム兄弟"をめざして	熊木徹夫	320
46	精神科クリニックでの診療と臨床研究の実践	鈴木二郎	327
47	クリニックの開業	星野　弘	334
48	ネオヒポクラティズムとレジリエンス ― 回復論的な治療思想と疾病抵抗モデル	八木剛平	342

索　引　　　　　　　　　　　　　　　　　　　　　　　349

執筆者一覧（執筆順）

原田誠一	原田メンタルクリニック・東京認知行動療法研究所：東京
竹中星郎	浜田クリニック：東京
吉川武彦	清泉女学院大学・清泉女学院短期大学：長野
石井一平	石井メンタルクリニック：東京
田川精二	くすの木クリニック：大阪
松﨑博光	ストレスクリニック：福島
三原伊保子	三原デイケア＋クリニック りぼん・りぼん：福岡
和迩秀浩	わに診療所：岡山
高木俊介	たかぎクリニック：京都
佐藤順恒	上尾の森診療所：埼玉
窪田 彰	錦糸町クボタクリニック：東京
小倉 清	クリニックおぐら：東京
川畑友二	クリニック川畑：東京
田中康雄	こころとそだちのクリニックむすびめ：北海道
貝谷久宣	パニック障害研究センター：東京
原井宏明	なごやメンタルクリニック：名古屋
中村真樹	睡眠総合ケアクリニック代々木，東京医科大学：東京
井上雄一	睡眠総合ケアクリニック代々木，東京医科大学：東京
伊藤ますみ	上善神経医院：北海道
針間克己	はりまメンタルクリニック：東京
森山成彬	通谷メンタルクリニック：福岡
小阪憲司	ヒルデモアクリニック医菴 センター南：神奈川
神山昭男	有楽町桜クリニック：東京
西松能子	あいクリニック神田：東京
海老澤佐知江	アルバ・メンタルクリニック：東京
鬼頭 諭	あいクリニック神田：東京
杵渕 彰	青山杵渕クリニック：東京
中村伸一	中村心理療法研究室：東京
鷺谷公子	鷺谷メンタルクリニック：埼玉
鈴木 龍	龍医院：東京
成田善弘	成田心理療法研究室：名古屋
石岡弘子	ユング心理学クリニック：青森
内村英幸	福岡心身クリニック：福岡
北西憲二	森田療法研究所・北西クリニック：東京
井上和臣	内海メンタルクリニック：兵庫
内海浩彦	有馬病院：兵庫
吉田卓史	西尾医院：京都
松薗りえこ	Aglaia SUNctuary Clinic：東京
竹田康彦	福岡心身クリニック：福岡
山田秀世	大通公園メンタルクリニック：北海道
岩木久満子	顕メンタルクリニック
泉谷閑示	泉谷クリニック：東京
臺 弘	前 坂本医院：埼玉
小俣和一郎	上野メンタル・クリニック：東京
笠原 嘉	桜クリニック：名古屋
熊木徹夫	あいち熊木クリニック：愛知
鈴木二郎	山王精神医学心理学研究所鈴泉クリニック：東京
星野 弘	星野メンタルクリニック：千葉
八木剛平	翠星ヒーリングセンター・おおぞらクリニック：神奈川

I

● 地域に根ざして患者と家族を支える ― **地域ケア志向タイプ**

A 地域密着型

1 先達の臨床活動と業績 ①
浜田 晋先生を偲ぶ——地域で暮らす患者とともに

竹中星郎
浜田クリニック

　浜田 晋先生が1974年に東京上野で「浜田クリニック」を開いたとき48歳だった．地域で統合失調症（後に老人も）を診るためだが，その当時は精神科診療所が経営的に成り立つ保証はなく誰もが無謀と言った．その後，通院カウンセリング料やデイケアなどが導入されてクリニックの経営は安定化した．しかし浜田先生は時流に乗ることを拒んで「町医者」に徹した．80歳で梶原 徹先生にクリニックの後を託したが，30年余の臨床は命がけだったといっても過言でない．日々の臨床を離れて自由な時間を享受しているさなかに甲状腺癌に襲われ2010年12月20日に亡くなった．享年84歳．氏は死を予期した病床で「自分は十分生きた．いい人生だった，思い残すことはない．雅（夫人）を頼むな」と語って2日後に息を引き取った．夫人はその3か月前に脳梗塞を発症して入院中で，浜田先生は夫人のリハビリテーションと在宅ケアの段取りに奔走しているさなかの急転回だった（夫人は2013年5月に癌を併発して亡くなった）．やり残したことは多いはずだが，さまざまな人々との交流と豊かな思索と自由な人生を生き抜いた．ここでは著書と違う角度からの浜田像と，今日の精神科クリニックへの氏の思いを考えたい．

1 松沢病院時代

　浜田先生の精神科医としての原体験は松沢病院である．1956年に東大精神神経科に入り，1959年に東京都立松沢病院に移って11年間在籍した．1960〜70年代は精

竹中星郎（たけなか・ほしろう） 略歴

1941年生まれ．1966年千葉大学医学部卒．1969年東京都立松沢病院，1975年信州大学医学部精神医学教室，1979年浴風会病院副院長，1998年大正大学臨床心理学教授，放送大学客員教授を経て，現在はフリー．
専門は老年精神医学．

著書として，『高齢者の孤独と豊かさ』(NHKブックス，2000)，『高齢者の喪失体験と再生』(青灯社，2005)，『老いの心と臨床』(みすず書房，2010)，『「老い」を生きるということ—精神病理とケア』(中央法規出版，2011) などがある．

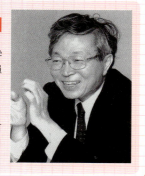

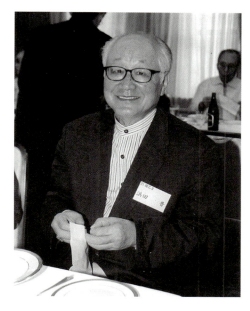

浜田　晋（はまだ・すすむ）

1926年高知県に生まれる．旧制高知高等学校卒後，1945年東北大学金属工学科入学，1946年東北大学医学部入学，1950年卒業．1956年東北大学医学部大学院修了．1959～67年，および1971～74年松沢病院勤務．1967年より東京大学精神神経科講師を経て，1974年地域精神神経科診療所を上野に開業．2007年クリニックを後進に引き継ぎ引退．2010年逝去．
統合失調症者と球遊びに関しての論文が注目された．市井の精神科医として高く評価される．
1966年日本精神神経学会賞受賞．
1992年第一回若月賞受賞．

著書として『老いを生きる意味―精神科の診療室から』（岩波書店，1990），『街角の精神医療―最終章』（医学書院，2006），『心をたがやす』（岩波現代文庫，2010），『老いるについて―下町精神科医晩年の記』（岩波書店，2010），など多数．

神医療の激動期だった．精神科病院で開放治療，社会復帰活動，精神科リハビリテーションなどが活発に取り組まれた．その背景の一つには1952年からの薬物治療導入があるにしても，この時代の「精神医療改革」を，'60年安保闘争で社会改革に挫折した学生たちが精神病院改革に走ったと言ったのは中井久夫先生だったか．また，アメリカの地域精神衛生活動に触発されて精神科病院の医師が保健所に出向いた．精神衛生センターを拠点に，先覚的な医師，保健師ら（小阪英世，金松直也，松浦光子ら）により地域精神衛生活動が取り組まれるようになった．

神経病理学者浜田

　松沢時代の浜田先生はまず何より神経病理学（脳器質性精神病）の研究者だった．常に顕微鏡をのぞいていた．松沢病院は内村祐之院長以来わが国の神経病理学のメッカであり，猪瀬　正，西丸四方，横井　晋，立津政順，石井　毅，松下正明先生らが輩出している．時代に先駆けてAlzheimer病，Pick病の研究に取り組んだほかに種々の系統変性疾患，肝脳疾患など多くの業績がある．浜田先生は1966年に報告した「日

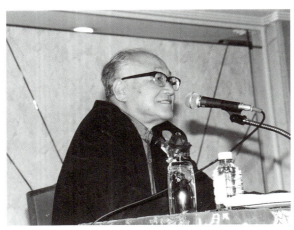

浜田　晋先生―ある講演会会場にて

本脳炎後遺症の病理学的研究」（石井先生と連名）により日本精神神経学会から学会賞を授与された．松沢病院神経病理学研究室の伝統の一翼を担う存在だった．また，この研究室で立津先生と出会ったことも決定的だった．立津先生が熊本大学に赴任した後も深く敬愛して親交が続き，原田正純先生，石牟礼道子さん，そして「水俣病」とのつながりはそこから生まれた．

　神経病理学者としては次のような一面もあった．Ramsay Hunt 症候群Ⅰ型（歯状核・上小脳脚を主座とするきわめて稀な家族性系統変性疾患）の若い女性がショートステイで入院した．介護していた母親が開放性結核で入院したためである．患者は松沢病院が同病の本邦第2例として報告した家系だった．当然のことだが（私にはそう思えた），母親の結核が治ると彼女は退院した．ところが浜田先生は「なぜ退院させた．医者の風上にもおけない」と主治医を批判した．精神科医1年生の私は傍らで聞いて違和感をもったことを覚えている．おしなべて神経病理学専攻の医師は剖検を意識しながらカルテを書く傾向があるが，貴重な症例となればなおさら力が入ったのだろう．後の姿からは想像できないが…．

🔴 臨床医浜田

　カルテの記述はユニークで，患者の言動や状態が軽妙なタッチでいきいきと描写され眼に浮かんでくる文章だった．若いドクターたちは「浜田さんのカルテは面白い」と言って盗み読みした．その臨床力の基盤には「松沢シューレ」と呼ばれた独特の診断法があった．松沢病院の事例検討会は客観症状（表情，態度など），感情状態，言語，思考，主観的世界についてどうとらえるかを厳密に討議した（徹底した記述現象学）．DSM などの操作的診断とは桁違いの客観的観察による診断法である．治療の視点に欠けるが，患者の症状をとらえる眼力は鍛えられた．これは「寝ても覚めても分裂病」といった立津先生によるところが大きい．立津先生は興味をもった患者がいると保護室ののぞき窓から半日でも観察したという（Sullivan の「関与しながらの観察」とはまったく別の道である）．

　従来の精神医学の枠にとらわれないクリニックでの浜田流の臨床の根底には，脳（神

経病理学）と記述現象学という伝統に裏打ちされた透徹した精神科医の眼がある．そのことを看過してはならない．氏の「志だけで医療はできない」という言葉が意味するところは重い．

臨床の業績では，統合失調症の患者の行動学的研究による「球遊び」の論文（1967）が知られているが，そこから新しい看護も模索した．一方では，精神医療を社会的な側面からも見つめていた．松沢病院の社会精神医学研究室の吉岡真二，岡田靖雄，長谷川源助，そして地域精神医療の先駆者だった小阪英世ら諸先生とは同志のような仲だった．社会精神医学研究室はライシャワー事件（1964）を契機に国が精神衛生法を保安処分的な色彩に改定しようとしたとき，精神医学界あげての反対運動の中心的存在だった．運動の結果，1965年の改定では保安処分の色合いは薄められて，精神衛生センターの新設，相談員の増員などが中心になった．

2 精神病院との訣別

氏にとって「浜田クリニック」の開設は，1967年に臺教授に招かれて戻った東大での大学紛争，東京都精神衛生センターでの体験から必然的な道だった．それについては別に記したので繰り返さないが，とりわけ大きな意味あることについて記す．

小阪英世との出会い．小阪が特異なキャラクターの持ち主だったことは著書にも紹介されているが，氏は小阪から多くを学んだ．人の外側でなく本質を見るところは精神病者への眼と共通している．特に小阪の精神衛生センターでの活動を目の当たりにして精神科医としての根源をゆすぶられ，東大紛争の渦中に身を置いて大学を中心とする学問体系や医療のあり方に疑問をいだく．それが東大を辞めて，東京都精神衛生センターで地域にいる統合失調症の患者の家を訪問することにつながっていく（『街かどの精神医療』〈医学書院，1983〉，『私の精神分裂病論』〈医学書院，2001〉）．

精神医療から置き去りにされて裸で布団に包まっている女性，訪れた彼を刺すような目でにらみつける家族など「ひどい精神病院よりもっと悲惨な状況」を前にして，行政官として彼（彼女）らを遠い精神病院に送り込むことの憤りと無力感に苛まれる．それはこれまでの自身のあり方への痛切な問いかけでもあった．

40歳を過ぎて自分と異なる価値観に遭遇して，自分をおいてそれを見つめ，受け容れ，生き方を転換するところに，氏の特質であるものごとをありのままに受け止める感受性の豊かさと柔軟性が現れている．そのことは人についても同じだった．信念をもって仕事をしている人にはわだかまりなく声をかけ親しくなった．人を見る目は厳しかったが，それを表に出すことはなかった．その包容力は類まれだった．

東大でのもう一つの大きな成果は，リハビリテーション科とのつながりである．上田 敏教授との信頼関係は篤く，好んで病室に往診した．そこで統合失調症とは別のさまざまな患者の治療にたずさわり，統合失調症への視点が広がった．私も松沢病院時代に，都立広尾病院の精神科開設の基礎資料のための外来診療を受け持ち，総合病院の神経症，うつ病，統合失調症，身体疾患の精神的問題などから多くのことを学んだ．

統合失調症の再発の多くは心因によると痛感させられた．症状に目を奪われるのでなく，生活環境，人間関係，仕事や学業での失敗などとの関連で患者の心理を考えることが治療に必要だった．それは当時すでに群馬大学の江熊要一，湯浅修一先生らが地域での臨床の積み重ねのなかで指摘し，「生活臨床」と命名した治療理論を提唱して保健師と連携して実践していることだった．生活臨床は，その後マニュアル化され実践が変質化して硬直したと批判を浴びたが，江熊や湯浅の臨床は豊かな臨床経験に基づいたきわめて柔軟なもので，彼らの仕事は今日なお輝きを失っていない．浜田先生は江熊，湯浅らを高く評価していた（臺 弘『分裂病の生活臨床』〈創造出版，1978〉，湯浅修一『精神分裂病の臨床―通院治療を中心に』〈医学書院，1978〉）．

3 浜田クリニックの開設

下町

　浜田先生が上野にこだわったのにはわけがある．東京の下町は仕事の場が生活の場でもあり，人と人のつながりがあった．とはいっても一面的ではなく，懐が広い一方で排他的でもある．氏はそういう下町を愛した．きれいごとよりドロドロしたところが好きなのだ．医師としてのかかわりも独特だった．往診をいとわなかった，というより好んだ．生活の場に出かけて患者や家族とかかわった．診察室と違って彼らの土俵で真剣勝負をした．家族から歓迎されないことも一再ならずあった．医師の権威を振りかざすことができない氏はそんな時，どんな顔をして家族に相対したのだろう．おそらくそれを楽しんでいたのではないか．診療を終えて帰る道で飲み屋から「先生！」と声がかかると暖簾をくぐって一緒に飲んだ．町医者として下町の風景に溶け込んでいた．診察室では症状を聞くより，旅先で撮った写真を見せて話し込んだ．患者たちを自宅に招いて自慢のこけしや版画を見せて半日を楽しむこともあった．自宅の電話番号や住所をひた隠す精神科医とは別のつきあいかたである．といってもいいことづくめではない．1対1の診察室で患者に襲われてドライバーで頭を負傷したこともある．このエピソードで氏は，精神病院と丸腰の診療所の違いを深く思い知らされた．

　クリニックの診療圏には山谷も含まれている．高度経済成長期，バブル崩壊，格差とリストラ，そして高齢化．山谷はそれぞれの時代のゆがみを引き受けてきた街である．そこにかかわり変遷をみつめてきた．「家族を呼べ」，「福祉事務所と相談しろ」が通用しない．何しろ福祉事務所が困って連れてきたのだから後ろがない．まさに崖っぷちの医療である．しかし，社会の底辺にいる人びとの明るさ，たくましさ，そしてしたたかさ，それらをひっくるめて愛した．そのドロドロした人間のあり方のすべてを….

患者たち

　浜田クリニックは"おかしな"患者が多かった．ふつうの精神科外来の患者はもっと"まとも"だ．ところがここでは荒唐無稽な妄想を毎回話していく患者，ニコニコしながら支離滅裂な話をする患者，精神病院でも見かけなくなった古色蒼然たる統合失調症の患者，区役所で担当ワーカーの態度に怒って大暴れしてから何食わぬ顔で受診する強者など，それぞれが個性的なのだ．空想的な世界に住んでいることも，1か月以上風呂に入っていないことも糾そうとしなかった．社会に適応すべく"まとも"な人間を再生産したり矯正したりするのでなく，彼らをありのままに受け入れた．治すのでなく，かたわらにいて苦しみは共有する，そうすることでともに育っていくという信念があった．著書で徹底的に事例にこだわり，類型化や教科書風の記述を拒んだのもその現れである．

「老人もある」

　クリニックを開いてまもなく「統合失調症だけではない，老人もある」と思う．それが地域の精神科診療所の使命だ，と．診察ではとことん老人の話を聴いた．そのいきいきと話す姿を見てかたわらにいる家族は目をみはる．家では黙っているか，妄想しか語らない老人が，怒りや不安，悲哀，さびしさ，孤独などを語り，今の姿からは想像もつかないこれまでの人生が明らかになる．家を訪れると喜んで，家族に自分の客をもてなすよう指示する．現代社会や家族はこうしたいきいきとした老人の姿を見ようとしない．だからこそ精神科診療所は地域で暮らす老人を支える役割があると強調した．

　ところが昨今の潮流は，高齢者とみれば知能テストと画像診断，そしてお定まりの「認知症」宣告と薬の処方．話を聞かない．受診の目的だった妄想やせん妄は，認知症によくあるBPSD（異常行動と心理症状）ですと片づけておしまい．それでは「人」は見えない．「物忘れ外来」の氾濫は「認知症」患者を大量につくりだしている．氏は高齢者の精神的問題について精神科医がなすべきことは別にあると早くから気づいていた．地域で診療していればこそである．

4 人となり─蒐集家浜田

　泥臭さを好んだといっても，根は貴族的だった．お洒落な帽子，背広，シャツをダンディに着こなし，1～2週ごとに散髪に通った．そんな多彩な人となりの一端を紹介する．

　版画蒐集家としてその世界では知られた存在だった．本人の意思で500余点が多摩美術大学に寄贈されたが，それが決まったのは死の4日前だった．2012年に多摩美術大学美術館で約半数が展示され，その後，全国を巡回している．蒐集した作品のレベルは高く，残りの200点余も展示される予定である．版画に関心をもったきっかけ

I. 地域に根ざして患者と家族を支える―地域ケア志向タイプ／A. 地域密着型

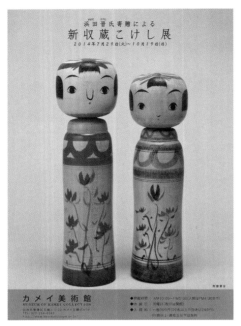

「新収蔵こけし展」のリーフレット
（カメイ美術館提供）

はジャンセンだが，無名の作家でも気に入ると継続して買い求め，その後有名になった人の作品が多い．そのため一人の版画家の歩みがわかるユニークで教育的価値の高い蒐集と評されている．

「こけし病」でもあった．その蒐集は昭和40年代の第1次こけしブームからの数年に集中している．東北は氏の第2の故郷である．鳴子や秋田，青森の山を登って木地師を訪れて，帰りはこけしでいっぱいになったリュックサックを背負って（夫人も）山を降りたという．氏はこけしの世界とは，毎日こけしの頭をなで愛でながら，人にあげたり捨てたりしながら手許に残すのは数本と記しているが，亡くなった後に残されていたのは数千本．身近な人に相当数をあげたはずだが，それにしても…捨てる境地にまでは至らなかったらしい．それらは仙台市の「カメイ美術館」に引き取られ，2014年に特別展で200点余が展示された．

所蔵していた書籍も厖大だった．そのうち精神医学関係の図書は平成帝京大学に，一般書（小説など）は長野県立こころの医療センター駒ヶ根に引き取られて，『浜田文庫』として患者に開放されている．そのほかに美術書や画集，写真集，演劇全集など多岐にわたる．

その一方で，クリニックが終わると場末の映画館で娯楽映画を見るのを楽しみにした．テレビのエンターテインメントや漫画本もよくみて，その世界に精通していた．世で"低俗"といわれるものに好んで近づいていった．シンフォニーでなく，演歌を愛した．鶴見俊輔氏の影響であろう．詩を愛した．谷川俊太郎氏とは対談が出版され，石垣りんさんとも深いつながりがあり，亡くなるまで夫妻が生活面にもかかわっていた．このような精神世界の広がりが臨床に通じていたのだろう．

5 おわりに―「老い」を見つめる

　遺書とでもいうべき『街角の精神医療―最終章』(医学書院, 2006) は，クリニックを開設してまもなく遭遇した自死のケース，身体疾患で若くして亡くなったケースの話から始まる．精神科病院と違い，クリニックでは 1 対 1 の関係であり，それが長年にわたる（ときには一生）．自死はその関係の断絶である．自分の治療の何が足りなかったのか，求められていたメッセージをきちんと受け止めていなかったのではないか，と点検を迫られる．臨床から身を引く段になって，である．治療者にとって患者の自死はとりわけ重い．

　もう一つの晩年の特徴は，家族について饒舌なほどに書き，語っていることである．なかでもご母堂については怨念に近い感情を吐露している．「家族は私の心のひだの奥にひそみ，時にマグマのように私の根底をゆるがす」と．それが，老いたときに，両親から人生の大事な宝を受け継いだ，だから今の自分があると思えるようになる．「家」はやはり「生」の拠点となっているのだろうという．年をとって過去を振り返ったとき，若い頃に気づかなかった意味に気づく．老いとはそういうものだ．「老い」が精神科診療所の重要なテーマだという理由もここにある．氏は精神科クリニックの医師を同志として大切にしていた．そして多くのメッセージを残している．

A 地域密着型

2 先達の臨床活動と業績②
おーい，フジサワ，どうしている
——時代を彩ったひとり，藤澤敏雄を偲ぶ

吉川武彦
清泉女学院大学・清泉女学院短期大学学長
国立精神・神経医療研究センター精神保健研究所名誉所長

1 プロローグ　ねえ，フジサワ，おれ困っちゃったよ

「おまえを偲ぶ，何か書けってよ．おまえ，いまさら偲ばれたいと思う？」，「ねえ，答えろよ．おれ，困っちゃってるんだから．何とか言えよ」という問答を何回繰り返したか．おまえの返事がもらえないままに書くことになるけど許して欲しいと思う．頼む．

2 やっぱりあのことから書くよ

それは島 成郎のこと．なぜならおまえと出会えたのは島さんがいたからだから．多少みんなにわかってもらうために，島さんのことを語りたいと思う．島さんは，まさに知る人ぞ知るブントの大物だったけど，それはそれ，おれから見た島さんを書いておこうと思う．そしてその島さんがおまえに引き合わせたときのことを書こうと思う．

おれが島 成郎を意識したのは，あの「60年安保」を率いていたブントの大物としてだった．トラックの荷台の上に立ってマイクを握り，物静かに語りながらもきわめて強い意志を伝えている島，声の抑揚まで覚えている．そのときは遙か彼方の島 成郎だったが，その島さんが大学を離れ，復学して東大を卒業し，インターンを終えて

吉川武彦（きっかわ・たけひこ） 　略歴

千葉大学医学部卒，同大学院修了，医学博士．国立精神・神経医療研究センター精神保健研究所所長（現在名誉所長）から，中部学院大学大学院教授（現在名誉教授）をへて，2011年から清泉女学院大学・清泉女学院短期大学学長．精神科医．臨床，教育，研究，行政，地域活動にかかわった．公益財団法人日本精神衛生会理事，社会福祉法人江古田明和会理事などのほか人事院心の健康づくり指導委員会委員（職場復帰相談担当医），公益財団法人原子力安全研究協会研究参与を務めている．
著書に，『いま，こころの育ちが危ない』（毎日新聞社，1998），『徹底図解・うつ病—こころの正体を知り，確実に治す』（法研，2000），『「引きこもり」を考える—子育て論の視点から』（NHKブックス，2001），『精神保健マニュアル 改訂3版』（南山堂，2003），など多数．

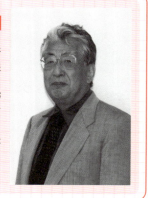

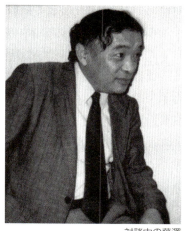
対談中の藤澤

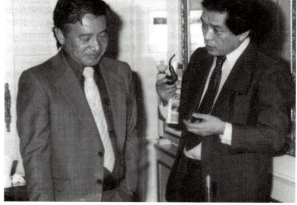
島 成郎さん（左）と藤澤（右）

藤澤敏雄（ふじさわ・としお，1934〜2009）

1934年新潟市に生まれる．1961年新潟大学医学部卒．1962年東京大学医学部精神医学教室に入局．1966年東京都立松沢病院勤務．1967年国立武蔵療養所（現・国立精神・神経医療研究センター武蔵病院）勤務．この間，厚生省派遣医として沖縄に医療援助に向かう．1973年東京都地域精神医療業務研究会（東京地業研）を設立，代表に就任．1981年東京練馬区にある医療法人一陽会陽和病院院長に就任．東京都新宿区において，柏木診療所開設．1985年東京都立川市において，にしの木クリニック開設，院長に就任．1986年東京精神医療人権センターを設立，代表に就任．1990年医療法人社団東迅会を設立，理事長に就任．雑誌『精神医療』編集委員会代表（編集長）に就任．2009年3月永眠．

著書として，『精神医療と社会』（1982），『精神医療と社会―こころ病む人々と共に』増補新装（1998），『メンタルヘルスライブラリー2 精神分裂病の謎に挑む』（2002），『メンタルヘルスライブラリー5 トラウマ』（2002）〈以上批評社〉，ほか，分担執筆，論文多数．

精神科医になったと聞いたときは驚天動地，まさに「へー」であった．

　昔の武蔵療養所を覚えているかい，いま，まるで変わってしまったけど昔の武蔵は広々としたまさに関東平野の一部であり鬱蒼としていた．おれはその武蔵の関根時代を知っている．関根先生の回診にもついて回った．その武蔵に秋元波留夫先生が所長となってこられた．島さんはその秋元先生を終生慕っておられたことは多くの人が知っている．だから秋元先生は島さんを東大の医局から武蔵に呼んだのだと思う．

　武蔵は古い体質を帯びた陸軍の精神療養所で東大系，一方，千葉にある下総療養所は海軍の精神療養所で慶應系，話は飛ぶけどおれはその2つの療養所と，陸軍病院であった国立国府台病院に勤務したという変な男．お陰で，武蔵に集まった強者どもともおつきあいをしてもらったし，慶應ボーイともつきあいがある．話を変えよう．

3　あの金沢学会から書いておこうと思う

　ここからは少しまじめに書こうと思う．私が精神科医になったのは1962年，昭和37年だった．その翌年の1963年は第2回全国精神衛生実態調査が行われ，その結果

をふまえて1965年，昭和40年に当時の精神衛生法改正が行われた．この法改正によって，精神障害者の外来医療費公費負担制度が敷かれた．こうしてわが国の精神障害者は在宅ケアの道が開けたのであった．病院収容型の医療から在宅医療型の精神科医療体系が確立した…，と思ったのだがそう簡単には進まない．

若手の精神科医の焦りはそこに集約され，医局講座制によって医師の"配分"が決められるとともに"配分"を受けた病院からの上納金で医局が運営されているという医局講座制に反対する動きが高まってきた．向精神薬の開発も進み製薬会社は争って医局に献金することで売り上げを伸ばそうとする作戦に出ていた．こうした動きに対してプロテストしたのが医局講座制反対闘争であり東大をはじめとする医局解体の動きである．

前年の長崎学会に続いてそれが沸騰点に達したのが1969年5月の金沢学会，すでに多くの人の脳裏から消え失せたであろう金沢学会であった．金沢学会では事前に登録されていた学会発表などはすべて取りやめになり，ひたすら「学会のあり方」に議論は集約されたといえようか．そこで闘わされた議論を再現することは不可能だが，論点をいくつかに絞ることはできる．もちろんその絞り方はその場にいたものとしての私的なものではあるが，それほど偏りがあるものとは思えない．

論点の一つは，それまでの学会運営が学問の自由性をそぐ形で，「ボス」中心に行われているという批判であった．大学教授という権威を笠に着て，学会を私物化しているという批判があった．その帰結が，当時の学会理事長をはじめ理事全員の不信任決議に発展し，理事が総辞職するという展開になった．

論点の第2は，精神科医を最上層とし，精神科患者を最下層とするヒエラルキー構造に対する精神科医としての自己批判であった．この論争は，自己批判であったのでその深まりはみられなかったものの，その後の経過をみると精神科医の変質は明らかであろう．

その3が医局講座制に関する批判であった．これは大学の如何を問わず，それぞれの大学に見られる問題で，製薬会社と結託して研究費と称する金銭の授受が教授を頂点とする医局で行われていることや，出張病院という名のものに医師を派遣することによって病院からの金銭授受が医局という名のもとに公然と行われていることへの批判であった．それは金銭授受にとどまらず学位崇拝にもかかわる問題であり，教授や医局長が医局員の人事権を一手に握っていることへの反発でもあった．

これらの問題が3日間にわたり学会で論じられ，学会が終わってからも各大学に持ち帰って議論が継続されていた．その結果，医局解体闘争という形に発展したのが東京大学であり千葉大学であった．ほかにも徳島大学のように教授を閉め出すといった激しい動きを示したところもある．

4 さて藤澤敏雄はどうしていたか

　新潟大学出身である藤澤敏雄は，東京大学精神神経科に入局し，ごくごく当たり前の精神科医として歩み始めていたようである．その頃の彼を私は知らない．あの金沢学会のときに激しい言葉で理事をつるし上げたのは，どちらかというと西側の精神科医たちであり東側の精神科医はそこまでの激しさを見せてはいなかった．しかしながら先にも述べたように東京大学や千葉大学は医局解体闘争を始めたし，決して論争を避けたわけではなかった．したがって，金沢学会での藤澤は目立つような動きを見せていたわけではない．

　ここで藤澤の声を聴いてみよう．

　「私が沖縄にいる間に，日本の精神医療，精神医学を改革しようとする気運が全国に拡がっていたのでした．療養所に戻った私は，改革へのうねりとは離れたところで，長期在院者の退院促進の仕事に没頭していましたし，東京の基地の街立川の保健所の嘱託医となったことを機に，多摩地区の地域精神衛生活動にかかわるようになっていました．

　そして，1969年5月，金沢．第66回日本精神神経学会総会で，若手精神科医を中心とした人々の告発が展開されました．強制収容所的精神病院の悲惨な状況，手配師的な人事支配で精神病院をコントロールすると同時に，それに寄生している教授を頂点とした医局講座制，唯々諾々と状況に従う精神科医総体，製薬資本との癒着，研究至上主義……が自己批判を込めて告発されたのです．この告発は，関西精神医師連合，東大精神科医師連合などの人々を中心として準備された反乱だと知りました．

　経験7年，ひたすら臨床に埋没しながらも，「どこか変だ」，「どこか間違っている」と感じてきた私にとって，すべて納得のいくことでした．貴方はその先陣を切った人々の中に居ました．精神医療改革運動に私がかかわることをインスパイヤーした先達の一人だったのです．自分が精神科医として生きるということは，臨床医としての着実な実践は当然のこと，病者がこの日本という社会で置かれている状況とも切り結ぶことなのだと思い決めました．過重な負担であっても，過渡期の時代の中にいる精神医療従事者の一人として，やむを得ないのだと考えられたのです．」

　藤澤敏雄は，おとなしかったわけではない．彼は日常の営為として携わる精神科医療が「どこか変だ」という思いを抱き「どこか間違っている」という思いをもちながら臨床医としての日常を過ごしていたことがわかる．その彼を動かしたのが先の島成郎だった．

5 うちに秘めた情熱こそ藤澤の本領だった

　森山公夫は島 成郎とのつながりにふれながら「自治会仲間だった鈴木良雄や宇野正威，そして石川信義や広田伊蘇夫なども続き，外からも藤澤敏雄・中川善次なども集まってきて，けっこう面白い場ができていました」，「島さんは（中略）国立武蔵療養所に常勤医の職（だったが）はるばる小平から本郷までかけつけ，終始この東大精神科の若手が主導する運動にかかわり，節目節目の大きなところでその運動の基本方針をリードしてきた」と述べ，島 成郎と藤澤の出会いにふれている．

　島 成郎と藤澤敏雄は，その後，秋元波留夫先生率いる国立武蔵療養所に勤務した．秋元先生は沖縄問題に深い関心を寄せており，日本精神神経学会が設置した沖縄委員会の委員長をお引き受けになっていた．その関係もあって国立武蔵療養所からローテーションを組んで沖縄へ派遣医を出していた．島さんも藤澤もともにそのルートで沖縄にかかわることになる．

　私はまったく別ルートで沖縄問題にかかわっていた．すでに沖縄の本土復帰が日程に上がり，私は厚生省の課長補佐として沖縄の「精神衛生法」と本土の「精神衛生法」との整合性を図ることに従事していたからである．すでに日本精神神経学会は新たな息吹で再編され，私も理事として学会業務を担う立場に立っていた．こうして私は秋元先生の沖縄委員会の一員にもなり，秋元先生から引き継いで委員長を引き受けることにもなった．

　ともに沖縄委員会委員を務めた島さんが「藤澤とつきあってみないか」といってくれたのはこの沖縄問題がきっかけだった．そのときの島さんは「藤澤は，激しいことは言わないがものごとを徹底的に分析するし，決めたら動かない奴だ」と言った．つきあい始めるとまさに藤澤はそういう"奴"だった．それを私流に言い換えれば「うちに秘めた情熱」は高いがそれをひけらかすことなくじわじわと実行に結びつける男だった．

　それは彼のその後の行動をみるとよくわかる．

6 情熱は静かに燃え続けた

　いきさつはよくわからないが，藤澤は，東京都練馬区大泉にある「一陽会陽和病院」の院長になる．1981 年，昭和 56 年のことであった．彼は 1968 年，昭和 43 年には東京都地域精神医療業務研究会，略称「地業研」をつくり，東京都における地域精神保健活動の推進を図ってきた．おそらくその流れのなかにあってのことであろう，病院を核にした地域医療を拓くために火中の栗を拾った彼であった．どんなにか大変なことだっただろうと思う．「血ヘドを吐いた藤沢を助けなければならない」と私に告げて島さんは沖縄を離れた．

　藤澤はそのサポートもあって見事回復し，仲間を募って新宿に診療所を開設する．「柏木診療所」といった．その新宿柏木に診療所を開くとき，私に手伝えと言ってきた．

私は私なりに国行政にかかわりながら精神障害者の地域生活支援の道筋を立てようと考えていたところでもあったし，国立研究所の職員でもあったことからその要請をお断りするしかなかったが，ともあれ開所式には駆けつけるなどした．それから数年，いや10年は経たなかったと思うが，藤澤は，精神病院が軒並みに立っている三多摩に拠点を移すことになった．これが立川に開いた「にしの木クリニック」である．1985年，昭和60年であった．この診療所開設のときには，さすがに私に声を掛けてくることもなく，開設の連絡をいただいただけである．だが私は，先の柏木診療所開設のときのいきさつもあり，万感の思いを込めてお祝いに花を贈った．

　藤澤敏雄は，一医療者として診療に従事しただけではない．秘めた情熱は精神障害者の地域医療というシステムそのものの変革を期した運動家でもあったし，それだけではなく，私の長友でもある佐藤英之が本郷の片隅につくった出版社「批評社」が創刊した『精神医療』という雑誌の編集代表も務めるなどしてわが国の精神科医療の歪みを告発し続けた．さらに数多くの出版物も刊行し，抑えた調子ではあるが「私的医療改革の試み」などを含む章立てで『医療と社会』（批評社）を書いている．そこには物静かではあるがたぎるような情熱を込めて「外来診療活動の可能性と限界」を示しており，その増補版には序文に「精神医療の転換を」と呼びかけている．

7　エピローグ—再び，藤澤に呼びかけたいと思う

　「おーい，フジサワ．いまのおれたち，これでいいのか．いいはずねーよな．どうしたらいい，答えてくれよ．おれ，長生きしすぎたのかな．島さんも逝っちゃったし，おれ，相談する奴がだんだん少なくなって困っちゃってるんだよ．助けてくれよ」

　「おまえのこと書けといわれて，書いたけど，書ききれなかったことがたくさんある．許せよな．それにしてもおまえからSOSを貰ったとき，助っ人にいけなかったこと，本当にすまなかったと思っている．いまになれば外来診療所はたくさんできたし，地域ケアもそれなりに進んできたけど．助っ人に駆けつけなかったこと，いまでも申し訳ないと思っている．許してくれ」

B 地域ネットワーク重視型

3 メンタルクリニック開業から20年余の歩み
——診療の楽しみと苦労

石井一平
石井メンタルクリニック

1 クリニック開業の経緯・企図

　大学を卒業し，大学院に在籍途中の昭和54年（1979年）から1年ほど都立病院精神科に勤務しました．その後，大学院を修了して，大学病院精神神経科の外来を担当していました．昭和59年（1984年）より公立総合病院の精神科に10年ほど勤務し，科長の立場にいました．

　その頃には，両親が年老いて同居の必要性を感じていました．勤務先の総合病院の新築や精神科病棟開設も一段落，優れた後輩を迎えられ，職場の心配も減ってきた状況でしたが，宮仕えの立場では，病棟運営や新規薬剤採用の決定などにも歯痒いところがありました．

　昭和から平成に入る頃には通院精神療法などの診療報酬も評価され，精神科でも開業して経済的に成り立つらしいとの噂が入るようになりました．実際に何人かの先輩が精神科診療所開業を始められていました．

　自分でも思い切って開業をしてみようと考えました．幸い，精神科診療所では医療機器などは少なくてすみ，開業場所も父親が戦前から商店街のなかで薬局を開業をしていましたので，その場所にビルを新築し薬局とクリニックを併設する計画としました．平成3年（1991年）当時はまだ精神疾患に偏見が残っている状況でしたが，地元で育った者が開業するということ，まだ珍しい「精神科クリニック」が当地にも必要と思われる頃で，地元からの表だった心配の声は聞かれませんでした．

石井一平（いしい・いっぺい）　　　　　　　　　　　　　　　　　　　略歴

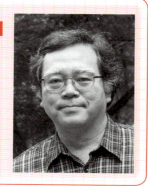

1948年	東京都生まれ
1977年3月	東京医科歯科大学医学部卒業
1979年10月〜1980年12月	東京都立松沢病院に勤務
1983年3月	東京医科歯科大学・医学部・精神神経科大学院卒業
1984年3月〜1991年6月	東京都教職員互助会三楽病院精神神経科に勤務
1991年7月	石井メンタルクリニック開業

当時でも薬卸問屋さんなどが開業の手伝いをしてくれているようでしたが，私は無謀にも自分で保健所に出向いて開業の手続きをしてみました．地元保健所管内には，大学病院の精神科と総合病院の心療内科がそれぞれ1つずつ診療されておりました．しかし精神科診療所はまったくなく，開業に際して地元医師会とともに保健所もたいへん協力をして下さいました．地区医師会では精神科医としての嘱託業務がいくつもあり，開業直後から多くのものを任される状態となりました．

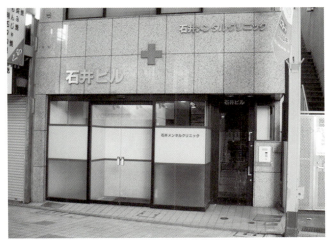

石井メンタルクリニックの外観

　大学や公立病院の勤務医時代には，いわゆる「往診」はほとんど皆無でした．開業するとさっそく，保健所などから往診の依頼もありました．開業の一つの理由は，地元の方が気安く「下駄履きでも精神科受診」できるように，必要なときにできるだけ早く対応する，というものでしたので，往診も可能な限りお引き受けしていました．

2 日頃の診療で留意していること

　当院の特徴は，小規模の診療所で，院長1人・事務員1人のほぼ最小規模です．開業当時の当院では，機器と呼べるものは心電図のみでした．この小規模診療所でも一応の診療は可能と考え，開院時より診療方針を工夫しました．自分の診療技術と診療時間などを考慮し，「当院は薬物療法を主体とした精神科診療所です」と説明して初診を受けます．すなわち，毎回の診察でゆっくりとした診察～カウンセリングをご希望の場合には，当方の診療は合わないかも知れませんとご説明します．また初診者は，それぞれ諸般の都合や状態で来院されるのですから，基本的には時間内に来られた方は，当院の診療方法でよろしければ断らず受けるようにしています．当方の能力に余る場合には，その旨を説明し適切と思われる医療機関をご案内いたします．

　小規模診療所のため各種検査設備は不備であり，比較的大きな都市商業地での開業ですので，てんかんや器質性精神疾患が疑われる場合には，すぐ近くの大学病院や総合病院などに受診をお勧めしており，大きな不自由はない状況です．実際には，初診をなさる方の多くはすでに他院で諸検査を受けておられます．そちらで異常がないので精神科への受診を勧められた，という場合が多いのです．

　上記のような共同作業が必要で，地域の医療機関との連携は大切にしております．実際には地元の医師会に所属して，意識して医師会の集まりや勉強会などへの参加を

するようにしています．各種の会への参加で，他の先生方との交流がたいへんスムーズに取れるようになっています．

また，地区行政設置委員会などの委員を引き受けることで，行政職員との連絡も取りやすく，そのメンバーとしての他の医療機関スタッフ（医師，看護師，コメディカルスタッフ）と知り合うことも，連携に役立つものと感じています．

当院は自宅と同じビルに入っている自宅併設の診療所です．患者さんなどから診療時間以外の連絡もよく入ります．携帯電話番号まではお知らせしないことにしていますので，自宅に不在のときには連絡を受けられません．このため緊急のおりには，対応ができないこともあります．FAXやメールで準緊急のものには対応しています．実際に受ける連絡の多くは，診療時間や休診日の確認や，ちょっとした不調や確認の電話です．電話などに対応できずに，本人や周囲の人の協力で，緊急に他院での診療を受けざるをえなくなる場合もあります．この場合には，後ほど診療情報提供書を依頼され，急いでお送りする状況です．このようなこともあり，普段からの交流や連携の必要を感じます．

自宅併設の診療所としての不便は特に感じません．先輩の話からは，家族が怖い思いをすることがあった，などとうかがったこともありますが，これまでのところ当院ではそのようなことは経験しないですんでおります．

3 診療，臨床研究，経営の楽しみと苦労

当院の診療時間は，午前は8：30〜11：30，午後は3：00〜6：00です．初診の受付は，各診療時間終了の1時間前までとしています．日曜・祝日と水曜日は休診日で，木曜の午前と土曜の午後も休診にしています．一見のんびりとした空きのある診療時間にみえますが，後述の通り，水曜と木曜は嘱託の仕事で埋まり，土曜・日曜も役員としての仕事で埋まることが多く，夜も半分ほどは会議が入っていて，実際には月に3〜4日の休日かと思います．

受診者は1日にすると30〜40人ほどで，そのなかに1〜2人の初診（新患）が入ります．院内処方をしていますので，薬剤管理もいくぶん手間になります．診療日にはほぼ毎日薬剤卸問屋さんに発注をしています．調剤もしなければならないので，かなり気を遣います．このような状態のため，再診の方の診療時間は5〜10分ほどになると思います．これがギリギリですので，当院の広告はしないで，ひっそりと診療しています．現在まで医師1人，事務員1人の体制で診療を続けております．

開業期間が20年を超え，長くなってきますといくつかの公的な仕事の手伝いも増えてきます．開業時に医師会へ入会しました．入会とほぼ同時に地域施設（知的障害者施設，老人施設，保健所など）の嘱託医を任されることになり，相談や診察の業務も担当しています．また，地区の精神保健医療関係の委員会や協議会などの委員も担当し，会議への参加や講演会の企画や講師担当なども行います．地区医師会の理事になると，理事会参加や担当事業の企画運営なども増えます．地区の福祉事務所の嘱託

医として，各種申請書や意見書の審査なども担当することになります．

　さらに精神神経科診療所協会にも入会し，いつしか役員としての仕事も担当するようになりました．毎月の理事会や委員会などのお手伝いもあります．協会の関係で精神障害者手帳の審査も担当しています．また精神科夜間休日救急事業の当番医としての仕事もしてきました．

　ほかに先輩精神科医が立ち上げられた精神障害者支援団体である社会福祉法人の活動にも参加するようになり（現在理事長），会の運営や行政との交渉，また職員との事業検討なども行うこととなりました．

　勤務医当時はほとんどかかわりのなかった，地元の商店街や町会，さらに地元神社の役員なども担当させられてしまうことになりました．イベントや集まり，祭礼行事などの参加も多くあります．

　診療時間であるはずの時間が，これらいくつもの役割のため使えなくなります．つまり患者さんには迷惑な話ですが，不本意な休診をせざるをえなくなります．臨時の休診は，できる限り早く患者さんにお知らせして，受診日の調整をお願いしたいところです．実際には行政などの委員会の開催日は，かなり一方的に日時を決められ，開催日までに短期間しかない時期に連絡が入ることも多くあります．このため，患者さんにはだいぶご迷惑をかけてしまう結果となり，たいへんに心苦しいのです．

　私のまわりでは，東京都医師会や東京精神神経科診療所協会の重責を担っている方もおられ，その方々のお役目は想像以上に多くあります．自院の診察の多くは他の医師に任せたり，診療時間を減らしたり，休診を増やしたりしなければならず，まさに滅私奉公のお気持ちで尽くされていると思います．私の場合はお仕着せられるものもありますが，自分で好きで行っている役割もあります．地域の方々のお役に立ちたいとの気持も多少あり，担当する期間がいくぶん長くなってもなんとか継続してきました．

　ほとんどの開業医は，自院の診療や経営を中心とした生活を考えると思いますが，実際には上記のような諸種の業務や雑用などが増えて，勤務医以上と思える役割が出てきてしまいます．このため医師会に所属せず診療を行っている診療所医師も散見されます．最近はレセプト（診療報酬請求書）の提出を，医師会を通さずにオンラインなどで請求できるようになり，医師会に入っているメリットを感じにくくなっています．内科など一般身体科では，医師会に所属していないと地域の検診事業を請け負えないらしく，ほとんどの開業医は入会しているようです．

　精神科診療所には協会があり，社団法人日本精神神経科診療所協会（ホームページ http://www.japc.or.jp）という親団体と，地区団体があります．東京の団体である東京精神神経科診療所協会（ホームページ http://www.tapc.gr.jp）（以下「東精診」と略）は，「町のこころのかかりつけ医」として，精神科疾患等に対する保健・医療・福祉の充実・増進をはかり，地域で暮らす方々のメンタルヘルスの向上に貢献するとしています．また知識の普及，関係諸機関・他科との連携を通じ，精神神経科診療所を中心とした地域精神保健・医療・福祉事業および援助活動を実践しています．設立以来

30余年，平成25年（2013年）9月の時点で会員数が250名ほどです．都内で精神科を標榜する医療機関は1,000を超えるといわれています．その何割かの医療機関は精神科を標榜していても実際には脳外科・内科・小児科などを専門科とされると考えられます．

東精診での入会資格は，精神神経学会の「認定精神科専門医」や，厚生労働省の「精神保健指定医」等の精神科領域の専門資格をもっていることとなっています．精神科の臨床経験が5年以上で，東京都内において精神科を主たる届出科目とする診療所の管理医師，またはそれに準ずる医師で，正会員は1診療所に1名とし，他は賛助会員とします．この条件ですので，東精診の会員であれば，一定の精神科医療水準が担保されています．

協会としても精神科医療＝入院医療，精神科＝精神病，精神病＝治らない病気といった，精神疾患や医療への誤解や偏見を解消することに力を注いでいます．精神科を受診する抵抗感は以前とは比較にならないほど少なくなりました．精神科医療に対する国の施策も，「入院」から「地域生活中心」へ大きく舵が切られ，今では精神科診療所が地域精神科医療の中心的な担い手となっています．

東精診の果たすべき役割，責任もより大きなものとなり，救急事業，シンポジウムや公開市民講座の開催など，さまざまな公益事業が行われています．具体的には，年1回の総会の開催，年10〜11回の例会（講演会〜勉強会）の開催，雑誌「こころのクリニック」の発行，ホームページなどによる会員医療機関情報の案内，各種委員会の開催，産業メンタルヘルス研修講座の開催，「こころの電話相談」事業，「東京精神科夜間休日救急診療」事業，などを行っています．診療所協会への所属で，開業医の孤立しがちな状況が，安心して活動の場を守られる状況になると思います．

4 現在の所感とこれからの抱負

自動車の安全運転装置などの進歩で外傷などの件数は減る，衛生機材や抗生物質などの進歩で感染症も減る，ということは考えられます．しかし，社会や生活の複雑化や家族関係の変化により，精神疾患を患う人の数は減りそうにありません．機械で診療補助をしてもらえることも考えにくいでしょう．自分自身もできる限り診療を継続したいと思いますし，後進の方々にも引き続き力を発揮していただきたいと思います．そのことで地域の方〜国民が少しでも安心して暮らせるようにお手伝いしていきたいと思います．

5 現在の精神医学界への提言

私の精神科医活動の基底は，教職員の職域病院にありました．公立学校教職員健康相談員，健康審査員などを担当していました．当時から教職員の精神的負荷は強く，戦場並みのストレスを受けているといわれていました．教員では昭和60年（1985年）

頃でも精神疾患による長期休職者が多くみられ，対応に苦慮されていました．教職員への休復職の支援は，他の職種よりも早くから対応が行われていました．昭和60年頃から職場復帰〜復職プログラム（復帰訓練）の検討を開始し，実際の始動は平成9年（1997年）から後輩の先生が中心となり継続されています．この復帰訓練の内容は，年3回（1クールとして3か月間），10人ずつの職場復帰訓練です．週1，2回の模擬授業のほか，自分の体験を話し合う集団精神療法，太極拳，社交ダンスなどが行われています．病院での訓練が問題なくこなせると，第2段階の学校訓練が可能と判断されます．すると次には，所属校での簡単な作業を行いながら回復状況をみます．午前中に職員室に出勤することから始め，徐々に勤務時間を延ばしていきます．指導案の作成から授業参観，自習の監督やチームティーチングの補助，通常に近い授業へと進んでいき，本来の業務に戻れる状態かを確認します．現在広く行われているリワークプログラムの先駆けと思います．今後もこの復職支援は重要なものでしょう．

このように勤務病院の特性で，私は産業メンタルヘルスへの興味を強くし，日本医師会認定産業医や労働衛生コンサルタントの資格を取得しました．開業しますと，日常の地域診療でかなり時間や労力を割かれます．都会では歯科開業医の数が増えて，診療時間を延長したり，休日や夜間診療を行ったり，それぞれだいぶ工夫され，ご苦労も多いようです．この状態は地域の方々にはありがたいことですが，医院の経営者にとっては将来が思いやられるでしょう．なおかつ，診療報酬改定などにより，診療に精を出していても，安定し始めた収入が急遽減らされてしまうことになる場合もみられます．このことから，私の場合は日常の診療とは別に，産業医としての仕事を請け負い，収入の補完を工夫しています．実際には「産業医」契約ですと，健康診断の事後指導，健康相談（メンタルを含む），作業環境の指導，安全衛生委員会への参加，職場巡視，健康教育・講演会などの実施，復職相談，長時間労働者の面談，医療機関の紹介，などの役割を担うことになります．私の場合は「産業医」としてではなく，「精神科相談医」，「精神科指定医」などの名称で契約をし，「産業医」の役割のうち，精神科の部分を担当しています．月に1回の義務がある職場巡視や衛生委員会への参加をしなくてすみ，必要に応じての対応ですんでいます．いくつかの企業と契約していますと，自分の専門性を活かすことでの満足感も得られ，経営的にも安定してきます．私の専門性は上記のように限られておりますが，それぞれの先生方の経歴や能力に応じて，ご自分のクリニックの特色を表現し，専門性を発揮することで，仕事での達成感や満足感を得て，経営の安定にも役立つものと思います．知り合いの精神科開業医で，特色のある専門性を活かしておられる方は，「自費カウンセリング」，「高齢者」，「小児」，「発達障害」，「リワーク」，「デイケア」，「睡眠」，「生理的検査」，「地域医療〜往診」などを前面に出されている方もいます．精神科医としては一般診療が主体となるでしょうが，これらの専門性があると，診療に深みや充実感が得られます．ともすると日常診療で閉塞感を感じる場合もありますが，特色のある分野を維持されると，張りのある仕事になることと思います．

B 地域ネットワーク重視型

4 精神障害者就労支援と精神科診療所

田川精二
くすの木クリニック
NPO法人大阪精神障害者就労支援ネットワーク

1 はじめに

　近年，精神障害者の就職件数が急激に増えている．ハローワークの統計によると，精神障害者の年間就職件数は2010年度に知的障害者を上回り，2012年度には身体障害者の約9割まで迫っている．数年後には精神障害者の年間就職件数が身体障害者を上回り，3障害で最も多くなるのではないかといわれている（図1）．精神障害者の就労は，もはや難しいものとは言っておられない状況にある．

　筆者は，今でこそ精神障害者の就労支援を行っているが，もともとは精神障害者の就労に熱心な医者ではなかった．中小零細の町で友人と精神科診療所を始めた30余年前，筆者の前には，病気を隠し，潜り込むように就労する大勢の通院者がいた．景気の良いときには「働いてくれればよい」，景気が悪くなると真っ先に解雇される理不尽．病気を伝えると，陰湿な退職への誘導．病気を理解しない周囲の「働け！」，「働かないで一人前と言えるか！」という声．そのなかで，病気を隠し，無理を重ねながら就労し，そして，つぶれていく現状があった．「あなたは，病気の療養という"大仕事"をしているのだから，焦って仕事をしようと思わなくてもよいのでは…」と伝えていた．

　ちょうど，くすの木クリニックが開院5周年を迎えた年，通院者に対しアンケート調査を行った．満足度調査のようなものであったが，その最後に「これからやりたいことは？」という質問項目を入れた．予想だにしなかったが，85％以上の方がその質問に「仕事をしたい」と答えた．この結果には正直なところ驚いた．そして，その

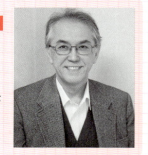

田川精二（たがわ・せいじ）　略歴

1951年大阪府生まれ．
1976年大阪大学医学部卒．
1980年八戸ノ里クリニック勤務を経て，1989年くすの木クリニックを開設する．
NPO大阪精神障害者就労支援ネットワーク理事長，（公社）日本精神神経科診療所協会理事，（公社）大阪精神科診療所協会理事，大阪府大東市障害者自立支援協議会副会長などを務める．

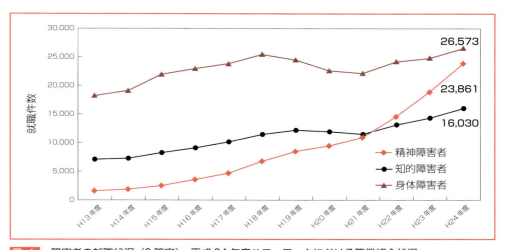

図 1 障害者の就職状況（3障害）―平成24年度ハローワークにおける職業紹介状況
年間就職件数をみると精神障害者（◆）の伸びが目立つことがわかる．
精神障害者は平成22年度には知的障害者（●）を上回り，平成23年度には就職件数で知的障害者をさらに上回り，身体障害者（▲）の約9割近くまで迫っている．

「仕事をしたい」気持ちに筆者がどう応えてきたのかを考えると，忸怩たる思いに襲われた．こんななかで，知的障害者や精神障害者の就労支援を精力的に行っている人たちとの出会いがあり，就労支援に首を突っ込むことになる．

わが国では精神障害者に対する就労支援・就労は「疾病侵襲的」ととらえられる向きが大多数である．しかし，実際に就労支援を行うと，しっかりしたサポートのもとでは「疾病侵襲的」どころか「疾病治療的」とも感じることが多い．ちなみに，わが国でもよく知られている，重度精神障害者の24時間ケア，ACT（Assertive Community Treatment）のフィデリティ尺度にも職業専門家スタッフが必要という項目がある．なぜ，ACTというプログラムのなかにも職業専門家スタッフが必要とされているのかを考えてみて欲しい．

2 なぜ精神科診療所が就労支援なのか―背景としてある精神科診療所活動

精神障害者の就労支援に取り組むことになった背景には，精神科診療所活動があると思っている．筆者は，これまで33年間精神科診療所で臨床を行ってきた．初診で診た13歳の統合失調症の方が今は40歳…．その方の人生を感じる．あのときもう少しこうしておけばと悔やむことも，もちろんある．そうしたなか，遠慮がちに「仕事をしたい…」，「結婚して家庭を…」という通院者の声を聞く．一人ひとりの患者には，一人ひとりのかけがえのない人生があるというあたりまえのことに気づかされる．こうしたことを，精神科診療所で多くの精神科医は経験しているのではないだろうか．

精神科医療は，それが行われる場によって大きく違ってくる．精神科診療所は「転勤」できない．「その場限り」の医療では通用せず，数年後に起こるであろうことを想定し，手を打たなければならないことも多い．そして，生活が身近に，具体的にみ

えてしまうこと．お金がない，一人暮らし，高齢の親と2人，母子家庭等々，さまざまな制約のなかでかろうじて回っている生活を決して無視はできない．もう一つ，権威がなく，力もない．「薬を飲みなさい」，「飲まないなら注射」，「ダメなら入院」ではすまない．どう納得して治療を受けてもらえるかを考えなければならないし，もちろん入院も退院後を想定しながらのものとなる．精神科診療所という場は，通院者の考えや気持ちを，当然にも受け止め，尊重しないと成り立たない場と思っている．

2004年，（公社）大阪精神科診療所協会が就労に関するアンケート調査を通院者に対して行い，994枚のアンケートが回収された．当時，精神障害者に対する就労支援は今よりもさらに少なかった．この調査によれば，統合失調症圏でも13％が就労し，一方，作業所などの福祉施設にも13％が通所．また，非開示（病気・障害を会社に伝えない）での就労では，54％が1年以内に失職するという結果であった．当時，障害者自立支援法が成立し，福祉から就労への流れがつくり出されようとしていたが，福祉に13％しかつながっていない状況からすると，この流れからも精神障害者は取り残されてしまうと感じていた．

一方，精神科診療所1か所の力は弱いが，いくつかの診療所が集まることで必要とされる事業を立ち上げられないか，という議論が精神科診療所協会のなかで展開されていた．

3 JSN（NPO法人大阪精神障害者就労支援ネットワーク）の設立と活動

● JSNの設立

こうした背景のなかで，精神科診療所医師を中心に障害者就労の実践者にも加わっていただき，2007年5月JSNは設立された．

JSN設立時の問題意識は，①仕事をしたいと強く希望する精神障害者が大勢いること，②精神障害者の「仕事をしたい」強い気持ちに応えられる支援体制がなく，国が就労支援の中心と考えている精神障害者福祉機関の現状では，就労支援は難しいと思え，このままでは取り残される可能性が大きいこと，③先進的な取り組みはあるものの，やはり医療・生活面のサポートと就労支援サイドの連携が必要，④最も就労に消極的であるとされている医療が一歩前に出ることで，この閉塞状況を切り開くこと，などであった．そして，働きたい強い気持ちをもつ精神障害者が，主治医に「働きたい」と伝え，主治医がそれを受け止め，JSNを紹介し，その後，しっかりと連携さえすれば，その「働く」が実現する仕組みをつくりたいと考えた．そして今，JSNはその機能をそれなりに果たせているように思っている．

● JSNの活動[1]

JSNには4つの事業所がある．JSN門真（2007年6月），JSN茨木（2008年4月），JSN新大阪（2011年4月），そして，事務系のトレーニングに特化したJSN新大阪ア

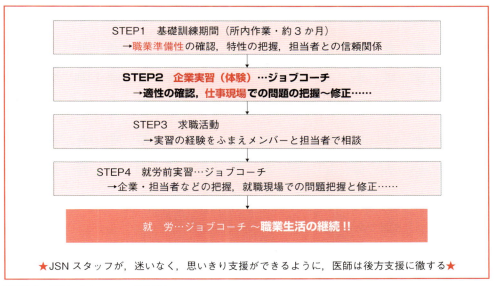

図2 JSN・トレーニングの流れ

ネックス（2013年4月）である．定員数はあわせて82人，いずれも障害者総合支援法の就労移行支援事業を使った事業所である．JSN利用に際しては，①働きたいという強い意欲，②精神科医療の継続，③3日/週以上の通所，④朝からの通所，⑤3点セット（本人アンケート，主治医意見書，支援者アンケート）が条件となる．障害開示～障害者就労関係の制度を利用するという意味でも，原則，精神障害者手帳を取得していただいている．

図2のようなトレーニングの流れになるが，所内で手作業をしていれば就労できるとはまったく思っていない．JSNのトレーニングの中心は企業実習であり，まさに働く現場でのトレーニングが必須と考えている．企業実習は，メンバーが希望する職種，JSNスタッフからみて向いていると感じる職種，求人の多い職種など何か所かで行う．こうすることで，メンバーがより具体的に仕事内容や自分の得手不得手を理解することができる．ただ，就職してもそれがゴールではなく，仕事を続けていくことのスタート地点に立ったことにほかならない．「精神障害者は就職してもすぐ辞めてしまう」といわれている．朝が何となく起きられず，ずるずると仕事を休んでしまい，そのまま仕事を辞めてしまうパターンである．しかし，本当に辞めたいと考えて辞めてしまう人はむしろ少ないと感じている．

いかに，職業生活を継続できるように支援していけるかが現在の最も大きな課題といってもよい．この職業生活の継続には精神科医療機関の力が必要になる．企業からの情報が支援機関に入り，医療機関と連携しながら早めに手が打てる態勢をつくらなければならない．

また，JSNにかかわっている精神科医は直接メンバーにはかかわらない．その役割はもっぱらJSNスタッフの相談役である．JSNスタッフがメンバーの状態を把握できず，ふらふらと迷いながらの就労支援ではうまくいかない．JSNスタッフが思いっ

きり支援できるよう，しっかりと後方支援するのがJSNにかかわる精神科医の役割である．この役割は，けっこう味わい深い．

JSNからの就職者など

JSN門真が開設された2007年6月から2013年3月末までの6年弱にJSNから154人の就職者が出ている．また，2013年度は，3事業所であわせて49人の就職者が出た．今後，毎年50人前後の就職者が出ると予想される．

全就職者の病名別分類をみると，統合失調症圏が5割弱，気分障害が2割強，神経症圏が1割弱，広汎性発達障害が2割弱となっている．気分障害の就労支援で少々手こずっている．医療機関（主に精神科診療所）との連携のなか，就職継続率はおよそ8割であった．

就職者の年齢別分布をみると，30歳代が最も多く約5割を占める．次いで40歳代が約3割，20歳代が約1割5分となる．一般就労では，40歳代，50歳代の求人はたいへん少なく，仕事に就くのが難しい状況にある．しかし，障害者雇用では少し違うようだ．

JSNをふり返って

JSNにかかわり，驚いたことがいくつかある．一つは9割近い出席率．もちろん，仕事をするうえで休まないことは大切ではあるが，JSNのメンバーは休まない．あたりまえのことではあるが，精神障害者も「やりたいこと」のためなら頑張れるのである．また，統合失調症のメンバーで，トレーニング中調子を崩す人がたいへん少なかった．JSN開設当初は，メンバーが次々と調子を崩していったらどうしよう…と，真剣に悩んでいたが，そのような心配は無用であった．中途半端な，おっかなびっくりの支援では違ってくるだろうが，しっかりとした支援のなかでは，それほど調子は崩れない．さらに，自分の「病気」，「障害」，「今の力量」などを知っているメンバーは強い．多少の負荷がかかっても大きく崩れないと感じた．そして，「仕事」のある人生．顔つきが変わってきた．ひとまわり人間が大きくなったように感じられる．仕事を通して得た経験はその人を大きく成長させるのだと思う．

しかし，JSNの支援だけでこの実績が生まれたわけではない．企業関係者，ハローワーク，障害者就業・生活支援センター等，そして医療機関の協力があり，はじめて就労が実現し働き続けることができると考えている．特に精神科診療所の精神保健福祉士を中心としたコメディカルスタッフとの連携は，「血の通った」ネットワークと呼ぶのがふさわしいほど力強く効果的であった．先に述べたように，職業生活の継続に向けた支援はとても重要なポイントであるが，まだ制度的にたいへん弱く，現状では就労支援機関と医療機関が連携しながら進めるほかないと考えている．

そして，トレーニング中，しばしばメンバーから「何か，少し昔の自分を思い出したみたい…」との感想を聞く．これまで，「まあまあ」，「ぼちぼち」，「焦らんと」，「無理せんと」等々と言われ続けてきた精神障害者が，「働きたい」と強く願い，自身の

希望に向かって力を出して行くなかで，ふっと昔の自分を感じるのだろうか．とても考えさせられる体験であり，リカバリーに通じるものではないかと感じている．

4 精神科診療所での就労支援[2]

それでは，精神科診療所での就労支援は現実的にどうなるかについて考えてみたい．

多くの精神科診療所ではさまざまな方を対象にデイケアを実施している．統合失調症や若年層を対象としたデイケアでは，デイケアを通して就労を目指したいとする参加者も多い．しかし就労支援には，職業準備性の向上，企業開拓，企業実習時の支援，就職時の集中的なジョブコーチの支援，その後のフォロー（職業生活継続への支援）など，やらなければならないことは多岐にわたる．これを，医療機関だけでやるのは現実的に難しい．やはり，医療機関が無理なく力を発揮できるのは，デイケアなどにおける職業準備性の向上（決まった時間に来ることができるか，わからないことは聞けるかなど）とその後のフォロー（職業生活の継続への支援）と考えている．

職業準備性の向上はデイケアの就労支援プログラムを使って比較的簡単に行える．また，就労後のフォローは，就労支援機関，企業などとの連携をいかにしっかりできるかにかかっている．しかし，企業開拓，企業実習時の支援，就職時の集中的なジョブコーチの支援などは就労支援機関に依頼することになる．就労移行支援事業所，障害者就業・生活支援センター，障害者職業センター，ハローワークなどである．ただ，就労移行支援事業所はその力の差が大きいので，連携するにあたってその力量などを調べておく必要があると思う．また，就労支援を考えている精神科診療所では，医師だけではこうした連携は難しいことから，精神保健福祉士などのコメディカルスタッフの配置が必要と考えている．

5 おわりに

精神科診療所で30年余り診療して，思うことがいくつかある．まず，長い経過の統合失調症を中心とした精神疾患に対し，「その場限り」の医療を繰り返すだけでは決定的に不十分であること．たとえば，統合失調症の「治癒」は難しく，病状のコントロールが中心．その先の目標をどのように設定するかを念頭におき，その後の治療を考えるべきではないか．

また，精神障害者であれ，誰にとってであれ，その「人生」はかけがえのない，ただ一つのものであり，それを決められるのは本人自身であること．就労支援のなかで明らかになったように，精神障害者であれ，誰であれ，その「夢」や「希望」，やりたいことのためなら頑張れるのである．医療者は，狭義の治療にばかり目を奪われるあまり，その「希望」や「人生」を押しつぶしてはいけない．そして，できうるならば医療も単に症状の緩和・安定だけを求めるのではなく，精神障害者の「夢」や「希望」，そして「人生」などに目を向け，それを応援する存在を志向すべきと考えている．

文献

1) 田川精二．大阪精神障害者就労支援ネットワーク（JSN）の取り組み．精神科 2013；22（5）：535-539．
2) （公社）大阪精神科診療所協会．デイケアで職業準備性を高める―テキスト資料．平成21年度大阪府精神障害者就労促進プログラム事業．2009年3月．

B 地域ネットワーク重視型

5 藪医竹庵・駅前ただの医者開業顛末記

松﨑博光
ストレスクリニック

　ストレスクリニックを開業して20年が過ぎた．地方中都市，JR駅前，ビル診．界隈は飲み屋街．1年もてば老舗といわれる．20年もった．しばらくは，この道の第一人者といわれた．市内人口36万に対し，精神科開業医は小医だけだったから．最近は，5～6軒に増えたので称号剝奪．先行事例としてクリニックの運営理念と実際を開陳せよとの御下命．駅前ただの医者にお見せするほどの立派な理念や行動原理などありはしない．徒手空拳，無手勝流，変幻自在，融通無碍．あるようでない，ないようである．不在の在．

1 万事塞翁が馬

　もともと，医者になるなど思ってもみなかった，いや，なりたくなかった．まして，開業医．何代も血族婚が続き，親の因果が子に報い，母親は同胞全員，若年性○○○○○○氏病，二十代から寝たきり．そんな子どもが将来をはかなまないわけがない．寝たきりでもできる数少ない職業として数学者に憧れた．岡　潔先生に勝手に私淑し，思春期は数学三昧．特別才能があったわけではない．意気軒昂入った大学（理系）は5月連休から全学無期限スト．ぽっと出の18歳，ヘゲモニー争いを横目にノンポリ生活．この1968年は後に68年問題として歴史的意義あることを知る．犬のキ○タマ（過ぎ去ってみないと見えない）．自己否定ということだけが頭に残る．

　ところが，19歳の時，父親が41歳で急逝，スポンサーの懐をあて込んだ人生が狂

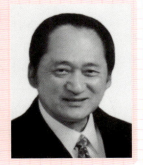

松﨑博光（まつざき・ひろみつ） 略歴

1950年福島県いわき市生まれ．1973年東京大学工学部計数工学科卒，1979年東京医科歯科大学医学部卒．1981年よりいわき市立総合磐城共立病院心療内科，1993年よりストレスクリニック院長．
専門は外来精神医学，心身医学，精神分析学．

著書に『自律神経失調症』（新星出版，1991），『マジメすぎて，苦しい人たち』（WAVE出版，2005）などがある．

った．途方に暮れる．とりあえず計数工学科に進学したが，病気の家族やその他もろもろの重圧．世捨て人はよすて，となった．田舎の遠縁の病院長に身上相談に行った．医者に相談すると，医者になれというのが相場．医者の世界は軍隊と同じだ，出身はどこだ，何年入隊だと聞かれる．とにかく医学部ならどこでもいい，早く入って早く出て来い，との御託宣．

隣に医大があったので潜りこんだ．モラトリアムは延長．学校に行かなくとも学校は出られることを学習しているのが役に立ったのかどうか．好きなことだけ独学，これも無常感のなせる業か．この習性は一生続く．優秀な年下の同級生に恵まれた．彼らの敬老精神と憐れみがなければ卒業できなかったろう．卒業時に教授陣との面接があった．君はどこの医局に入局するんだねと聞かれた．田舎に帰って，コネで市立病院に入りますといったら，医者の世界はヤクザの世界と同じだ，地方に行くと何組だと聞かれる，一匹狼は野垂れ死にだ！と恫喝された．うちの医局に入って地方研修に出る形にしたらどうかと言われた．落ち武者みたいな劣等生に情をかけてくれるとは，涙が出るようなありがたい申し出．恩義を感じると義理が生じる．逃げろや逃げろと辞退．人の行く裏に道あり花の山．

2 心ならずも医者になり

もろもろの腐れ縁を整理し，地元の市立病院へ赴任．ひょっとして受かっているかもという国試がやっぱり．遊蕩生活のツケが回り，年貢の納め時．江戸の敵は長崎でか．4年分の医学を4〜5か月で履修した．余力を残して卒業した甲斐があった（当時は，ツーシーズン制）．病院は病床数1,082床の巨大総合病院，救命救急もやっている．何でも来るが，精神科はない．ありがたいことに，オーベンは毎晩徹夜で研修医を指導してくれた．麻雀部屋で院内待機，ピーポーが鳴ると，お前行って来い．チョンボがないよう，オーベンがバックアップ．野戦病院で鍛え上げられ，怖いものなし，いや，恐いものがよくわかるようになった．

内科研修が終わる頃，40床から1,000床を超える病院に育てたジェロニモのような傑物院長によばれた．チミ，チミ，チミはどうするんだ（チミとは秋田弁で君のこと）．オレは既知外（声を出して読んではいけない）はでえっきれえだ．（しかし，現実に大勢の患者が来る）既知内ならよい．心療内科なら許す．ということで，小医は内科，心療内科，隠れ精神科医としてハイブリッド医人生をスタートした．

大学から派遣の心療内科，精神科の先生の診察に付く，技を盗む，門前の小僧で，そのうち経も読めるようになった．学会や研修会に行く，偉い先生と顔をつなぐ，親分子分の関係がないから直に第一人者とわたりあった（というほどのものでもない）．T大心療内科の医局に顔を出した縁で，小寺の精神分析セミナーに出ることに．分析家の継時的観察は興味満点．三十数年続く．門前の小僧も毎日のお勤めで経が読めるようになると，読まれない部分が気になる．明示された知識の下に，何をなすべきかを学ぶことも大事だが，暗在系としての自分（患者からは，何かを知っていると思わ

れている主体〈Lacan〉）は何者であるか，何を求められている存在であるかを意識することも必要ではないか．治療者は自己言及の不可能性による存在の不確かさに耐えねばならない．患者のまなざしによって保証される存在なのだ．これを体験的に感受したのがただの医者としての最大の収穫であった．小難しい医者だ．

　結局，病院在職14年．精神科医や心療内科医は，戦地における野戦病院の傭兵の如きもの（この例えは中井久夫先生からの引用），正規軍ではない．苦しい時の傭兵だのみ．傭兵も精神科医も状況を超えることができない．ときに突然解雇される．決して秩序回復の日に招待され表彰されることはない．そして信頼できるのは自らの技術と状況把握力のみ．最も必要とされる資質は「即興能力」．とにかく精神科医は，以上のことを「歎き節」ではなく，いうまでもない自明の前提条件として受け容れるものでなくてはならないと思う．

　ビンスヴァンガーに，「きみは2階の陽光をたのしみたまえ，ぼくは地下室で仕事をする」といったフロイトは，この辺りの事情がよくわかっていたのであろう——以上，中井久夫．治療文化論—精神医学的再構築の試み．岩波書店；2001. pp203-205より——．

　この例でいくと，2階は何する者ぞと思ったり，地下室に入り浸ることもできない凡医としては，結局，中2階と半地下のあいだをチョロチョロし，1階で一介の土着医者をするしかなかった．

　ここで，中井先生の精神科医としての前提条件を自分なりに難しく解釈すると，（客観的）技術が，主客の対立を前提として得られたものである限り，個別適用には限界があると見極め，自分のものとすること．状況が瞬時に消滅と生成を繰り返す場においては，即興的に行為的直感（西田幾多郎）に頼るしかないこと．さらに付け加えるなら，言語に感染した存在の人間（Lacan）の病理性に思いを馳せるとき，西田の「色を見，音を聞く刹那」という分節以前の境地を想定すること，であろうか．

3 社会復帰—盲蛇におじず

　転機が訪れたのが平成4年（1992年），勤務医生活14年目．時は，バブル経済の破綻と金融システムの危機，政治献金問題に揺れる政局，高齢化と過疎に悩む地方．明治以来の集権的国家システムの制度疲労だ．この中央依存体質を改め，画一化，硬直した行政制度のため個性を失った地方を再興，真に自立したものにしたい．こんな崇高な理念のもと，全国の自治体首長，議員に呼びかけ，第1回地方主権全国フォーラムを当地で開催することにした．同志たちに担ぎあげられ，小医が実行委員長を勤めることになった．小人閑居していると思われたか．臨時行政改革推進審議会会長ほか，錚々たるメンバーが参加，熱い討議で盛り上がった．日本新党の躍進，細川政権樹立の頃．

　ところが，小医，医者であるが，身分は地方公務員．病院をやめるハメに．それで，一時凌ぎとして開業．皆さんが期待した，用意周到，満を持して地域精神医療に貢献

する所存ではなかった．当院の開院式には，こやつ出馬するつもりかとビビった衆参両院議員や医療関係者以外が多数つめかけた．たびたび，どうしてそういうメジャーな名前が取れたんですかと聞かれる（当院のストレスクリニックという診療所名のこと）．時効だから白状すると，当時の政治的パワーに許認可当局者が気おされたのだろう．いつやめてもいいように駅前雑居ビルの4階一室を借りてのビル診．不純な動機で申し訳ないが真実は隠せない．すでに県内他市で開業していた同窓会の先輩Sクリニックの S 先生が，開業マニュアル一式を伝授してくれた．ほぼ丸のみ，有難い．浜田 晋先生の『町の精神科医――精神科診療所開業のすすめ』はバイブル．今も色褪せない．何とかなるかもと勇気づけられた．病院のほうは憐憫の情，兵糧の足しにと，地元大学の保健体育の非常勤講師，保健センターの学生相談の職を紹介してくれた．教えるには勉強せねばならぬ．人のためならず．開業医の父をもつ H 先生の痛いアドヴァイス．君はすぐ町へ街宣活動に出る．開業医は在宅医療が大事だ（医者は診療所に居ろということ）．

　2月28日退職．3月1日開院．

　金を貸してくれた銀行員が貸金回収の不安か，待合室に陣取る．保険証をもったプロパー（当時こう言った，現在は MR）が人身御供に来る．はたして患者が来てくれるかの不安はすぐに杞憂に終わる．これまでの患者が来るわ，来るわ．毎日新患数十人．精神科の開業で飯が食えるかと心配されたが，飯を食う暇がない．病院には行きたくなかった．敷居が低くなって来やすくなったという新規患者．先生，悪い，やっぱ病院に残る．いい先生だけど病院でないと不安と，詫びを入れる電話．義理堅い．あまりの混雑に，銀行員とプロパー退散．

　繁盛しだしたら，S 先生から潜りでやっているのはよくない，日精診（日本精神神経科診療所協会）に入れという．有床，無床．郊外一戸建大駐車場テニスコート付．デイケア，グループホーム併設．病院付属クリニック．病院勤務兼の片肺開業．もちろん小医のようなビル診．いろいろ何でもあり．しかし，人は人，我は我．その後，県で日精診総会があった時，総会議長をやれとの命令．何でも前回，前々回，大荒れとなり収拾つかなくなったとのこと．あの頃の精神科医には熱い人が多くいた．いつも医者の腕より，仕切り屋の能力が買われる．何しろ，人を診るのが商売だから．

4　ただの医者の無知の知

　毎日毎日，外来診療に明け暮れる．息つく暇もない．暇を持て余し溜め息をつくよりまし．野戦病院で働いた御蔭．苦にならない．しかし，何ができるのか，何を知っているのかと聞かれると返答に困る．何ができないのか，何を知らないのかを知る，すなわち分を弁えるのが大切．色気を出して，何度も痛い目にあった．知っていると思うことが邪魔になることもある．何も知らないという意味で，精神医学的文盲である．しかし，土着のただの医者にとって，これは悲劇ではない．

　ここで，スラヴォイ・ジジェクの文盲の聖堂番の話を紹介しよう．ジジェクもたい

へん共感したようだが，小医にとっても我が意を得たりだ．

> 　私は若い頃，教会の司祭を助ける一人の聖堂番の話を読みました．すばらしい物語で，その聖堂番は二十年間仕事を続けていましたが，ある日，高位聖職者から，従事している者は全員読み書きができなければならないという命令が下ったのです．司祭はその聖堂番が文盲であることに気づき，「残念だが君にはここを出て行ってもらう，もうここで君を雇うわけにはいかないのだよ」と告げました．その聖堂番は激怒し，帰宅中にふとタバコが吸いたくなるのですが，そういえば家へ帰る長い道のりに，タバコ屋がないことに気づくのです．そこで彼はなけなしの金を投じて一軒のタバコ屋をはじめました．その後，彼はもう一軒オープンすることに成功し，ますます繁盛して，わずか数年で大金持ちになったのです．莫大な富を手にしたため，彼は口座を開設しようと銀行へ行きましたが，そこで銀行の取締役に会わされることになります．銀行の取締役は彼が申し込み用紙の記入やサインができないことに気づき，こう叫ぶのです．「なんてことだ，あなたは文盲だというのにこんなにも大金を稼いだのですか！　もしあなたが読み書きできたらどんなことになったか想像してごらんなさい！」と．彼はそれにこう答えます．「ちゃんと想像はついていますよ．教会で不当な低賃金を受け取る貧しい堂守でしょう」と．
> 　これはまさしく私にもぴったり当てはまることだと思います．もしあの時点で職を手にしていたら，私はおそらく貧しく愚かで無名なリュブリアナの教授で，デリダを少し，ハイデガーを少し，マルクス主義を少しかじっているのでしょう．ですから間違いなくこれは不幸中の幸いで，海外に出るチャンスを得たというだけでなく——私はパリへ行き，食べるためにそこで講義をし，ジャック＝アラン・ミレールなどと一緒に研究をしていました——，もっと重要な事実は，教職を許されず研究員の職を与えられ，そのときから研究員の地位に死に物狂いでしがみつこうとしたことです．これはもちろん永久の安息日（サバティカル）を意味しています．ですから私の人生を終末論的観点，神学的に隠された〈神〉の手という点から見たならば，当初は不幸に見えたことがどれもありがたいものに変わっていったのだと思います．

——以上，Slavojv Zizek and Glyn Daly. Conversation with Zizek. Blackwell；2004／清水知子（訳）．ジジェク自身によるジジェク．河出書房新社；2005. pp48-49 より——．
　この件は，もう多言は用すまい．

　寄らば大樹，でなく寄らば大衆．来る者拒まず，去る者追わず．当院はネオリベ（ネオリベラリズム）社会の取り付く島，すがる藁．別に小医の腕が上がったわけでもなく，DSMのインフレ政策，製薬メーカーの腕の向上，患者発掘プロパガンダによって，患者といって来る客は増える．当然，薬が出る．薬だけでいいという患者も増える．

まるで薬の売人だ．多少は精神病理や薬理が頭を掠めるバイニンガル．タバコの売人よりいいか．

それほど，自己卑下せずともと同業者は思うだろうが，もっと過激，精神科医売春婦説をとなえるのが中井久夫先生．以下に引用する．小医など思っていても，なかなか口に出せない．

> もうひとつの，私にしっくりする精神科医像は，売春婦と重なる．
>
> そもそも一日のうちにヘヴィな対人関係を十いくつも結ぶ職業は，売春婦のほかには精神科医以外にざらにあろうとは思われない．
>
> 患者にとって精神科医はただひとりのひと（少なくとも一時点においては），unique one である．
>
> 精神科医にとっては実はそうではない．次のひとを呼び込んだ瞬間に，精神科医は，またそのひとに「ただひとりのひと」として対する．そして，それなりにプロフェッショナルとしてのつとめを果そうとする．
>
> 実は客も患者もうすうすはそのことを知っている．知っていて知らないようにふるまうことに，実は，客も患者も，協力している．一種の共謀者である．つくり出されるものは限りなく真物でもあり，フィクションでもある．
>
> 職業的な自己激励によってつとめを果しつつも，彼あるいは彼女たち自身は，快楽に身をゆだねてはならない．この禁欲なくば，ただの promiscuous なひとにすぎない（アマチュアのカウンセラーに，時に，その対応物をみることがある）．
>
> しかし，いっぽうで売春婦にきずつけられて，一生を過まる客もないわけではない．そして売春婦は社会が否認したい存在，しかしなくてはかなわぬ存在である．さらに，母親なり未見の恋びとなりの代用物にすぎない．精神科医の場合もそれほど遠くあるまい．ただ，これを「転移」と呼ぶことがあるだけのちがいである．
>
> 以上，陰惨なたとえであると思われるかもしれないが，精神科医の自己陶酔ははっきり有害であり，また，精神科医を高しとする患者は医者ばなれできず，結局，かけがえのない生涯を医者の顔を見て送るという不幸から逃れることができない，と私は思う．

——以上，中井久夫．治療文化論—精神医学的再構築の試み．岩波書店；2001．pp205-206 より——．

一般に，治療する側は健康であって，それを代理する健康な治療者への同一化が患者の心を安定させ，社会生活を送ることができるというモデルは自明のことのように思われている．医療制度もこれを前提としている．ところが，小医のような生産性に代表される社会の進歩や適応によって疎外された無意識や欲望を人間の中に見出そうとする医者は，体制側からは当然奇異に映る．患者を，この社会に正常に適応させる

のが医者の役目だろうと．

　実は，小医が精神科のビル診だとわかった時，酒の席だが，元厚労省高官から面と向かって，先生はクレバーだといわれたことがある．俺は賢いかと自惚れたが，実は賢く立ち回っている不埒なやつと思われたようだ．

　宮仕えの医者からは，先生はいつも元気でいいねと言われる．暢気にみえる（長年のつらい厳しい修行の末だ）というのは一種の羨望だが裏に攻撃性を秘めている．御同輩，心せよ．

　こんなはみ出し，落ちこぼれでも業界に役に立つことがあった．学位も指定医もある立派な若い先生が開業したいので見せてくれという．何にもないただの医者でもこれくらいやれるのなら，まして我が輩をおいてをや，と安心して開業した．ご繁盛の由，ご同慶の至り．

C 専門療法—リハビリ組織併設型

6 認知症高齢者を在宅で支える
——精神科診療所のチャレンジ

三原伊保子
三原デイケア＋クリニックりぼん・りぼん

1 はじめに

　まずこの項を始めるにあたり，私がなぜ認知症に強く関心をもつようになったかを述べたいと思う．

　私は昭和50年代半ば（1975年頃）に，福岡県北九州市にあるMという精神科病院に勤務していた．当時，痴呆と称されていた認知症の方たちは，内科でも精神科でも診療対象外とされることが多く，診断さえも単なるレッテル貼りだとして受けられない状態であった．

　昭和58年（1983年）に老人保健法が施行され，高齢者医療が徐々に充実するようになるにつれ，痴呆（認知症）医療への関心も高くなるようになった．この関心は，介護保険法が平成12年（2000年）に施行されてからスムーズに加速していくのだが，それに先んじて昭和50年代半ばに，M病院では通所による治療・ケア，つまり現在の介護保険の通所系サービスや，精神科専門療法の一つである重度認知症患者デイケアの前身といえるような試みを始めていた．そこでは，老人保健施設（当時の中間施設）のモデル施設も併設し，高齢者医療や認知症において，先進的な環境で仕事をする経験を得た．後年，管理者の交代で，この病院が他科を中心とする方針となった．そこで私は，長年一緒に勤務しており，友人でもあった作業療法士と介護福祉士と「痴呆（認知症）の方を続けて拝見したい」という思いを共有し，私が診療所を開業して一緒に仕事をすることとした．開業準備は決して順調なばかりではなかったが，平成13年（2001年）にどうにか開業にこぎつけ，一緒に仕事を始めることとなった．

三原伊保子（みはら・いほこ） 　略歴

1952年東京都生まれ．
1978年順天堂大学医学部卒．
東京大学心療内科，順天堂大学精神科を経て，北九州市へ．医療法人共和会 南小倉病院，雁ノ巣病院等に勤務．
2001年北九州市小倉北区に「三原デイケア＋クリニックりぼん・りぼん」を開業．
りぼん・りぼんは，re-born／live onの言葉遊び．

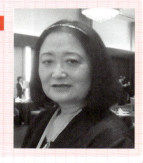

私は，認知症の治療・介護はチームで行うことが基本であると思っている．医師一人では完結できるものではない．そういう点でも，私は最初から非常に恵まれた環境で開業できたといえるだろう．彼女たちとは，現在も一緒に仕事に勤しんでいる．

2 当院の認知症治療の特徴—重度認知症患者デイケアとチームによる訪問

重度認知症患者デイケア

　重度認知症患者デイケアは精神科専門療法の一つに位置づけられているが，その有用性は，介護保険の通所系の普及のなかに埋もれ，誤解のもとに存在意義すら問われることもあった．しかしながら，認知症高齢者の増加に伴い，認知症の診断・治療はもとより，在宅生活の支援，退院促進等において，精神科の外来機能として大きな役割が期待できる．

◆重度認知症患者デイケアの歴史

　当院のデイケアについて述べる前に，重度認知症患者デイケアの歴史について述べておく．認知症高齢者のデイケアは，前述したように昭和58年に，老人保健法のもと「老人デイケア」として医療保険のなかで開始された．当時のデイケアの対象は"精神障害，運動障害を有する者"と定義され，認知症などの精神障害を有する者に限られており，施設基準には精神科医師の専任と精神科を標榜していることが必要であった．「老人デイケア」は，"虚弱，寝たきり，痴呆を有する者"が対象であって，昭和63年（1988年）には，施設基準が変更され，精神科医師でなくともよい「老人デイケア」と，精神科医師を基準とする「重度痴呆患者デイケア」に分かれた．「老人デイケア」は，リハビリテーションをサービス内容として，老人保健施設や内科等，他科の病院，診療所などで増えていった．一方，「重度痴呆患者デイケア」の対象は，"精神症状および問題行動の著しい患者"と定義され，認知症があるだけではなく精神症状や行動障害が激しく，危機介入や薬物療法など，より医学的な介入・医療行為が必要な病態の認知症高齢者であった．老人デイケアと比較して，より厳しい施設基準が設けられ，「重度痴呆患者デイケア」は精神科専門療法として位置づけられた．

　平成12年の介護保険法の施行で，「老人デイケア」は介護保険による通所リハビリテーションとなったが，「重度痴呆患者デイケア」は医療保険のなかで，精神科専門療法のデイケアとして残ることになった．通所リハビリテーションを利用する認知症高齢者は精神症状や行動障害は認められないか，比較的軽い高齢者が中心である．一方，重度認知症患者デイケアの対象は，平成18年（2006年）の診療報酬改定では，「精神症状及び行動障害が著しい患者」として「認知症である老人の日常生活度判定基準がランクMに該当するもの」という規定が加わった．

◆重度認知症患者デイケアの専門性

　精神科専門療法としてのこのデイケアは，著しい精神症状や行動障害をもった認知症高齢者を対象とし，厳しい施設基準をもつ．参考までに，表1に重度認知症患者デ

表 1　重度認知症患者デイケア・通所リハビリテーション・通所介護の比較

	重度認知症患者デイケア	通所リハビリテーション	通所介護
申請者（設置母体）	精神科を標榜する病院・診療所	介護老人保健施設，病院，診療所	法人
対象者	精神科医が適応と認めた認知症患者	要介護認定を受けた利用者	要介護認定を受けた利用者
施行単位	1単位25人で2単位まで	利用者人数によって人的基準あり	左記と同様
人的基準（通所介護については25人で換算）	精神科医　1人　常勤専任 作業療法士　1人　専従 正看護師　1人　専従 精神科経験のある看護師，精神保健福祉士，臨床心理士のうち1人　専従（1単位につき）	医師　1人（利用者40人につき） 以下利用者20人につき 看護職員*・介護職員のうち2人　専従 理学療法士 作業療法士　｝うち常勤換算で0.2 言語聴覚士	看護職員　非専従 生活指導員　1人 介護職員　3人 （生活指導員または介護職員のうち1人以上は常勤）
施設基準	通所者1人あたり4m²以上	利用者1人あたり3m²以上	利用者1人あたり3m²以上

＊：介護保険における看護職員とは理学療法士・作業療法士・言語聴覚士・看護師

イケアと介護保険の通所系サービスとの施設基準の違いを示しておく．重度認知症患者デイケアは，施設の広さに加えて，精神科医，作業療法士，正看護師が1単位（25人）につき，それぞれ1人以上，また，精神科経験のある看護師，精神保健福祉士，臨床心理士のうち1人以上が必要であり，計4職種4人以上の専門職が基準となっている．精神科医師は専任であるが，他の専門職は専従である．介護保険制度の通所系サービスの人的基準と比較すると，きわめて厳しい基準であり，精神科専門療法としての重度認知症患者デイケアのもつ高い専門性が示唆される．

◆ **なぜ当院が重度認知症患者デイケアを行っているか**

① **精神科医療がかかわることにより認知症高齢者の在宅生活を支える**

当院のデイケアでは，精神症状・行動異常により，通常の介護保険による通所系サービスを続けられなくなった方や，なかなか開始できなかった方が通所しているケースが多い．平成18年度の老年精神医学会で，筆者が発表した「重度認知症患者デイケア対象者の検証」をもとにその対象者の特徴を紹介する．

対象者は，当院の平成13年7月〜平成18年2月の通所者114人である．この対象者の，通所開始時の機能の全体的評定（Global Assessment of Function：GAF）尺度による精神症状・行動異常の程度，通所系サービス利用経験の有無等を比較検討した．

図1にみられるように精神症状・行動異常の程度はGAF尺度を参考にすると，87％が40以下である．このことから，このデイケアの通所者が重度のBPSD（behavioral and psychological symptoms of dementia）を呈していることがうかがわれる．このデータは平成18年の診療報酬改定で対象者がMと明記される以前のデータであるから，現在の対象者はBPSDの観点からみれば，より重症度が高くなっていることが予想される．

次に，図2にも示されるように，介護保険の通所系サービスの利用経験者は全通所者の36.8％であり，その71％は精神症状等により通所を継続できなかったケースであった．利用を経験していない患者には，介護保険の通所系サービスをケアプラン作成時に検討しても，実際には拒否等により開始できなかったケースも少なくない．

このことから，通常であれば入院あるいは入所となるケースの在宅期間を支えることに，重度認知症患者デイケアが一定の役割を担っていることが示唆される．

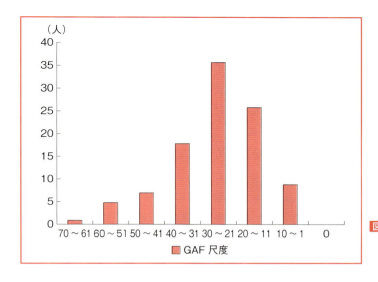

図 1　精神症状・行動異常ありの通所者のGAF尺度

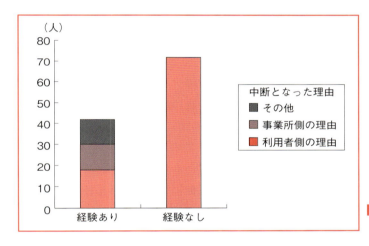

図 2　介護保険による通所系サービスの経験

② 認知症の BPSD と要介護度の矛盾

　軽度〜中等度の認知症患者は，要介護認定において，その在宅生活を支えるに十分な要介護度と認定されることがなかなか難しい．しかしながら，この時期の認知症においては，むしろ高度の認知機能障害のある患者よりも BPSD の発現が多いことはよく知られている．また，BPSD の認められる認知症患者は，家庭や地域に与える影響がしばしば大きく，実際には多くの支援が必要な状態である．

　特にレビー小体型認知症や前頭側頭型変性症等においては，その初期にしばしば精神症状や行動異常が目立つため，軽犯罪等と誤解されたり地域住民から苦情が出ることも少なくない．実際は常の見守りを要するような状態でありながら，要介護度にその状態が反映されないことがほとんどである．

　重度認知症患者デイケアでは，こういった，介護保険では必要なサービスを受けにくい認知症当事者の治療・介護や家族の支援も行うことができる．

　これは，担当精神科医が必要性を認めれば，デイケアによる支援をすぐにでも開始

でき，また原則として通所頻度に制限がないからである．

◆当院の重度認知症患者デイケアの実際

当院の重度認知症患者デイケアでは，精神科薬物療法としてのコントロールや当院処方薬の管理はいうに及ばず，内科など他の医療機関で処方している薬も含めての服薬管理や，血糖値の測定等も必要に応じて行っている．これは，生活習慣病が認知症の進行に深いかかわりがあると再認識されていることにも鑑み重要なことではあるが，通所者の多くは独居者をはじめとして，服薬管理が適切でない例が多いからでもある．

非薬物療法に関しては，実施医療機関により特徴があり，集団精神療法等で効果をあげているデイケアもあり，実に多種多様である．しかしながら，通所者の状態は十把一絡げにできるわけもないことは自明の理で，手法的にグループで行うとしても，あくまで個別のプログラム編成を必要とする．

当院の場合は，非薬物療法の中心は作業療法（OT）である．これは広義の作業療法であり，個別のOTプランにより，狭義の作業療法，音楽療法，リアリティ・オリエンテーション，ADL（activities of daily living）エクササイズ等を個々の患者の状態に応じて組み合わせる．

また，特徴的なこととしては，当院のデイケアでは，規準外の専門職として多数の介護福祉士が勤務しているのだが，介護にあたっても単なる"介助"にとどまらず，中核症状，周辺症状，ADLの改善を常に頭においたデイケアプランをたて，これを"治療的介護"と名づけて実践している．この，デイケアプラン，OTプランは3か月ごとの評価を行い，プランを再検討している．

無論，作業療法士，看護師，精神保健福祉士，介護福祉士は精神科医と医療方針をカンファレンス等で検討のうえ，チームとして活動していることはいうまでもない．

● 訪問を中心としたチーム医療の特徴

当院では，重度認知症患者デイケアにおけるチーム医療だけではなく，当院のデイケアの通所者ではない地域の認知症高齢者を支えるために訪問を行っている．これは，医師による往診・訪問診療にとどまらず，精神科訪問看護を中心としている．

当院の場合，訪問は精神保健福祉士（PSW）と作業療法士（OT）が中心となり，医師・看護師とともに在宅の認知症高齢者の生活の質（QOL）の維持・向上のために活動している．

◆どのようなときにチームによる訪問が必要か

現在，訪問の対象としているのは下記のような方である．

- 専門医療機関への受診拒否
- 通所系サービスの拒否
- 身体的なハンディキャップがあり通院治療が困難な場合
- 生活状況の把握が，治療上特に必要な場合
- 服薬管理が困難

- 受診に付き添ったり，通所の準備を手伝う家族等がいない場合（要介護認定未申請の期間）

などであるが，当院で気をつけていることは下記の点である

① 期間を決めずに漫然と訪問を行わないこと．つまり，訪問には必ずゴール設定をし，通常の受診や通所が実現できることを目標とする．
② 多職種で訪問している場合は，常に情報を共有すること．
③ 医師は他の専門職の意見を積極的に参考にすること．

◆訪問チームの医師の立ち位置

　医師は，他の職種に指示を出す立場ではあるが，リーダーとして訪問チームをみるだけでなく，それぞれの専門職としての視点を尊重しなければならない．ときに謙虚に耳を傾けることによって，治療上にも思いがけないヒントを得ることもあるのである．

これからの課題

◆経営的な観点

　重度認知症患者デイケアは，介護保険の通所系サービスと比較されることが多いが，精神症状・行動異常を伴う認知症患者の治療，在宅支援，退院促進等に，医療，特に精神科医療に基づくデイケアとして，独自で他に代えがたい役割を担っている．

　しかしながら，平成18年度の診療報酬改定でこのデイケアの診療報酬が大きく下がったことで，経営的にはどの実施医療機関も楽とはいえない．良質の地域精神科医療の提供や認知症患者のQOLの向上等を願っての社会的使命感だけで継続していくのは，経営的視点からみるとまことにつらい現状といえる．

◆地域連携について

　認知症の方たちの在宅生活を支えていくためにかかせないのが地域連携である．かかりつけ医，介護保険事業所やケアマネージャー，包括支援センターをはじめとする行政機関，民生委員等地域住民，認知症サポート医等の専門医療機関との横の連携，それらが有機的に連携してこそ，認知症高齢者の在宅生活を質高くサポートできるのだと思う．

　一医療機関では，すべてを背負うことはとうてい無理であり，またすべきことではないと思っている．地域での連携づくりもこれからの認知症診療を行っていく精神科診療所に与えられた課題である．

参考文献

- 三原伊保子．重度認知症患者デイ・ケア対象者の検証．老年精神医学雑誌　2006；17（増刊号1）：115．
- 三原伊保子．重度認知症患者デイ・ケアと障害者自立支援法．日精協誌　2006；25（3）：45-48．
- 高橋幸男，三原伊保子．重度認知症患者デイケア．老年精神医学雑誌　2008；19（1）：35-40．
- 精神保健福祉協会．我が国の精神保健福祉（精神保健福祉ハンドブック）．東京：厚健出版；1999．

D 往診重視型

7 往診と地域精神医療

和迩秀浩
わに診療所

1 はじめに

　私が精神科医になった1969年，往診といえば収容往診がほとんどだった．
　家族の相談．「息子がここ2，3か月チョットしたことで暴れる．食事もとらず，ぶつぶつ言いながら，夜も寝ず手がつけられない．何とかしてほしい」．私，「何とか説得して連れて来られませんか？」
　無理な問いかけを母親にしながら，私は何とかその場が過ぎるのを後ろめたい気持ちですごした．きっと家族には冷たく聞こえていたと思う．しかし，気を取り直して（勇気を出して），「わかりました．3日後に行きます」と．そして私は，屈強な事務員と運転手と看護師でその家に向かった．私はこうしたときの入院の仕方は手馴れたものになっていた．「あなたは眠れず，混乱している．あなたに今大事なことは，しっかり睡眠をとることだ」ともっともらしいことを言って，仰向けに寝かせ，看護師が用意するアモバルビタールの注射をゆっくり行い，「眠れるから良くなるよ」と言って，運転手，私，看護師，事務員の4人で車に乗せ，舌根沈下だけは気をつける日々が続いた．後は，保護室に直行．クロルプロマジン25 mgを1日2回注射．保護室に入るのも3人であった．不思議に10日くらいすると患者はおとなしくなっていた．注射が効いたのか，毎日，保護室で患者と会うことが良かったのかわからないが，これで良かったと思う自分と後味の悪さを感じる自分と，そして，帰宅しても家族には何も話さず黙って読書する日が続いた．

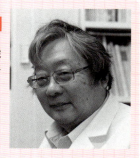

和迩秀浩（わに・ひでひろ） 略歴

1944年滋賀県生まれ．1969年京都大学医学部卒．京都大学医学部精神科神経科，高梁病院（現・こころの医療たいようの丘ホスピタル）などを経て，1974年わに診療所を倉敷市に開業．外来と往診による地域精神医療を実践している．
主な受賞歴
2005年　　岡山県井笠保健所感謝状表彰
2007年　　倉敷市保健福祉功労賞受賞
2008年　　日本病院・地域精神医学会浜田賞受賞
2011年　　岡山県精神保健事業功労者県知事賞受賞

5か月後に退院. 予想通り, 退院後来院せず. 半年後に再発, そしてまた, 病院から収容入院. 私と彼との関係は, 病状の安定とは反比例して埋めがたいものになっていた.

当時, 生活療法なる入院生活管理（起床時間, タバコの制限, 現金所持の禁止, 家族同伴のみ外出の許可等）が主流であった. 私は R.D. レインを読んでいたこともあり, これらの規則を少しずつ廃止していった. 私は「収容入院のもつ精神医療の侵襲性と管理による侵襲性」がこの人たちの dignity を侵し, その人らしさを奪い, 入院者がみんな同じ顔に見えた. その瞬間, 私はこれ以上続けることが私の感性も麻痺させ, 私自身が私の心を凍らせてしまうことになると直感した. 以後, 少しでも「強制」,「管理」から距離をおくために入院患者にタバコを1日1箱とし, 月単位で現金を本人管理にし, 作業も廃止した. 多くの入院患者は生活療法をやめた後, 案の定, ごろごろし始めた. 患者は横着になった. しかし, 4か月後に「退屈だ」,「散歩に行きたい」,「買い物に行きたい」,「タバコを吸うときコーヒーも飲みたい」と言う声が出始める. 曜日を決めて, 近くの店に看護師同伴で買い物に行く. 店から「あんな人たちが来たら, 店が潰れる」と苦情. それなら少しでも多くの買い物をする人海戦術とたくさんの患者を連れて行く. お店の売上げは上がり, 近所の人の出入りも増え店は賑やかになった.

しかし, 入院生活の管理の廃止だけでは強制医療の問題を問うことはできず, 患者の求めに応じて, その生活のなかでの精神医療を構築することが大切だと痛感し, 精神科診療所を開設し往診を始めた. 1974年の7月だった.

2 往診事始め

家族相談を受けたとき

「本人を連れてこないと診られない」という言葉は, 家族が勇気をもって精神科に来所した思いを失意にさせるだけでなく, すでに家族間で本人に受診を何度となく勧めていたうえでのことなので, 家族の関係を悪化させ, 本人の受診のチャンスを逃してしまうことが多い.

家族相談の際は, 家族からひととおり聞いたうえで次のように語るのがよい.「『お母さんは心配だ心配だ, 不安だ不安だというが, 本人はもっと心配で不安ですよ』と先生に叱られた. 話を聞いてもらったら先生が『本人のことが心配. 医師にできることがあるかもしれないのでぜひ会いたい』と言っていたと伝えてほしい」と話す. そして帰ってから, 本人にこのことを伝え,「黙って病院に行ったのは悪かったが, 病院の先生がそう言われたのでぜひ会って欲しい」と伝えることを打ち合わせる.

また, 家族も疲弊していることが多いので, 家族に少量の安定剤を処方する場合がある. 2〜3回の受診後, 本人に家族から「何となく体調が悪いので病院に受診していたが, 先生から『家族（患者）にもついて来てもらったら』と言われたので一緒に

行ってくれるか？」と伝えてもらい，話をもって行く場合もある．

　どちらも，家族のやむにやまれない気持ちを汲み，かつ本人を最初から病気と決めつけず，自尊心を奪わないようにする配慮が必要であり，本人の「不安，焦燥」の気持ちに焦点を当てる言葉が肝要だ．こうした言葉に本人がハッとすることが多いように思う．家族がこれらの表現が苦手な場合もあり，当院では精神保健福祉士などスタッフがロールプレイをすることもある．

　こうして受診につながる人もいる．

　本人が受診した時，医師は，決して「よく来た」とは言わず，「私（医師）が家族の話を聞いて不安になったので」と，あくまで家族の要請でなく医師の気持ちを話す．また，家族から得ていた情報は話さず，本人に会って，顔色，表情，緊張感，体重，食欲等を聞いたうえで，最近，何か困ることや不安なことがあったのかを聞く．気をつけることは，家族からの情報をもとに「音が耳ざわりか？」，「以前の趣味が今できているか？」などと聞くのは本人の心への侵襲となる場合もある．さらに，「悪口が聴こえますか？」という問いかけは，この医師にも聴こえている，と思ってしまい，二度と受診しないだろう．医師の問いかけ，言葉が「侵襲性」にならないように気をつける事が大切だ．

● 往診するうえで気をつけること

　往診を通院，入院の第3の方法と考えないことが大切である．そのうえで，まずは，往診するべきか，または保健師やコメディカルの訪問がよいかを判断する必要がある（保健師，看護師，精神保健福祉士と同伴で訪問する場合もある）．ここでは往診に絞って述べる．

　家族相談の際に，家族から家の間取りや近所の様子を詳しく聞くことが重要である．どこに車を停めるかということから往診は始まっているのである．とりわけ，裏口と本人の部屋の確認は必須である．玄関から入ると，患者は身構える．本人の自室は本人の最後の砦なので，よほどの緊急の場合以外は踏み込まないのが鉄則である．そしてどこの部屋で話せるかも家族と相談しておく．往診カバンも必携．家族には「○○先生」と紹介してもらうだけでよく，後は，自ら自己紹介を丁寧にし，家族から相談があって心配で来たことを伝える．このあたりの言葉は，家族相談の時に本人にどんな言葉をかけるのがよいかを話しあっておくのもいいかもしれない．「気になる」，「困っている」から来てみたという表現は，周りのことが気になっている人には，「自分のことが知られて気になる」，「迫害されて困っている」と関係づけをより強くさせる場合もあるからだ．

　当初は本人に会えないことも多い．そのようなときでもドア越しに一言声をかけることが肝要である．また，帰る際は去りゆく医師の後ろ姿を見ている患者も多いので，ゆっくりと歩く．もちろん，時間は3分ですむこともあれば3時間を要することもあり，後の予定をいれず，トイレもすませておく．私の苦い経験では，正座が必要で足がしびれたこともあり，足は鍛えておくのがよい．

3 症例

症例1─緊張が強い人

32歳女性，Aさん．離婚後，発達障害の長男と実家に帰る．その後，母親が保健所に相談に行き，当院を紹介される．

母親「この1か月，ほとんどしゃべらず，独語しながら近所をウロウロし，夜はほとんど寝ていない．たびたび警察に行くが，何も話さないので連れ返される．先生は往診してくれると聞いたので何とかしてほしい」

私「帰ったら，『お前に黙って行ったのは悪かったが，診療所の先生が，お母さんは不安だ不安だと言うけれど，娘さんのほうがもっと不安ではないですか，と叱られた．私にできることがあるかもしれない，と言われた』と言って下さい」

これで，2割の人が渋々でも来所する．あと8割の人はよほど本人の断りがなければ往診する．夜診が午後9時に終わり，10時に診療所を出て30分かけて本人宅に着く．母に促され，Aさんが茶の間に来る．顔面は蒼白．不安，緊張のためか額の血管が浮いている．全身が小刻みに震えている．

こちらの問いかけにはすべて無言．座らない．私は独り言のように「今，あなたは不安が強く，不安な気持ちで周りを見るから，聞くこと，見ること，すべてが不安にみえていると思う．でも，今，あなたが感じているほどのことは起こっていないかもしれない．まず少し不安をとろう」と，ゆっくり，静かに，穏やかに，姿勢も力を抜き，繰り返し何回も語り続ける．「医師が処方するのでなく，医師，自らを処方することが大切である」と40年間，私が大切な一つにしてきたことである．「私もトンネルの真ん中にいる時は恐かった．何よりそこがトンネルの中であることもわからなかった．でもトンネルの出口のかすかな光が見えた時，ここはトンネルと気がついて少し安心した．きっと今のあなたもそのような状態なのだと思う」と，「私」を処方する．「安心感がもてるといいね」と話し，ゆっくりアリピプラゾール内用液3mLを渡す．手に持ったままの状態が30分は続く．Aさんは，意を決したように服用する．手が震え，なかなか口に入らない．私は30分，Aさんの側を離れず，「少し楽になった？」と語りかける．Aさんは黙ったままだが，白湯をすすめると，口に含む．Aさんの血色が少し良くなった．さらに30分後，Aさんはやっと座る．服薬をすすめて1時間がたっていた．果物か麺類をすすめて帰る．翌日の夜診が終わって，往診．Aさんは座っている．体の緊張が少し和らいでいる．私「少し力が抜けたね」．5日後，Aさんはこちらの問いかけにポツリポツリ話すようになり，少し食べるようになった．夜もうとうとできるようになった．服薬も少しずつできた．2か月後の往診．Aさんは少しずつ話し始める．「あの時，話したら自白することになり家族も逮捕されるから話せなかった．『薬を飲むな』，『飲んだら死ぬぞ』と聞こえて来たので恐かった．でも，先生が大丈夫と，何回も夜遅くまで，不安を取ろう，とゆっくりゆっくり2時間も話してくれたので，口に含むことができた」

Aさんは，今の自分に起きていることを表現する言葉がなく，自分が言葉を発すれば，逮捕されると思っている．また，寝たら死ぬ，食べ物に毒が入っている等の症状がある．症状（徴候）といった「部分」の総和が疾患ではない．病者の苦悶（恐怖・不安・焦燥感）に焦点を当てることが大切である．

● 症例2—興奮している人

28歳男性，Bさん．19歳で発病．ある病院でオランザピン10 mgを処方され，6年後ほぼ安定し，就職も決まり薬物中断し，2年後再発．本人28歳の時に母親が相談に来所．常套句を母に伝える．土曜日の診療が終わり，午後5時に往診．母親に促さるも，出てこず．1時間もした時，2階から本が5冊ぐらい飛んできて，「出ていけ！」と怒鳴った．30分間は私も動かず．ここで動いたらもっと恐怖感が強くなると直感した．「何に怯えているのかわからないけど，私は安心してもよいように思う」と話す．2日後，往診．やはり本や枕を投げる．私もちょっと驚くが，30分間待ってみる．5日後，往診．すると，本人が2階から降りている．「何か，とても怯えているね．蟻地獄にいるようなもの．這い上がろうとすればするほど，ずり落ち，這い上がろうとすると，下に落ちる．動いたらいけない．今は動かないことだ．そうすれば，蜘蛛の糸が降りてきてここから出られるかも知れないよ」と，「私」を処方する．そして，リスペリドン内用液3 mgを安心感とともに本人の手に渡す．2週間後，表情がとても良い．眠れたし，少し食べた．2か月後，「先生，あの時，先生の横に悪魔がいて，先生を殺そうとしたので本や枕を投げた」とBさんは話す．「あ〜，私を守ってくれたのだね」と応じる．その後順調な回復をする．1年後結婚した．

● 症例3—昏迷状態の人

35歳男性，Cさん．2週間前から，食べずに夜，独語しながら歩きまわる．家族の言うことをまったく聞かず．保健所の紹介で母親が来所し，往診．母親に常套句を伝えてもらっていたが，「うるさい！ 来たら殺す！」と．少し迷うが，Cさんの趣味が車だと聞いて，私の愛車のスポーツカーで行くことにする．ちらっと私の愛車を見るも無視．Cさんの好きなフェラーリの本を持って行くが目もくれずに2階に上がる．本人の自室は本人の最後の砦であるから，決して入らないことにしている．3週間後，往診．Cさん，緊張性亜混迷状態．静かに側に行く．唇をわなわな震わせながら無言で急に立ち上がる．目は大きく壁を凝視し，ハアハアと，息遣いが荒くなる．私は黙って脈をとる．強く，速い．私「F1のレースで走るときはこんなんだろうね．たいへんな緊張だ……」と「私」を処方する．「でも，こんなのを続けたら身がもたない．少し焦りを取らないと勝てないよ」と続けて「私」を処方する．そして，「焦っては勝てないよ」とリスペリドン内用液2 mgを安心感とともに渡す．しかし，口に入れて吐き出す．私とCさんの無言の会話が続く．2時間後，勇気を振り絞るように，薬を口に入れる．1週間ごとに往診．1か月後，Cさん「周りが真っ赤に見えた．壁に人がいっぱいいた．いろんな顔の人．みんな恐い顔をしていた．座ろうとした椅子に

は死人の顔がいっぱいに見えて，僕がここに座れば僕も死ぬと思い，座れなかった．でも，先生が静かに，『本当は大丈夫だ』と言ってくれたので薬を飲んだ．2日寝たら周りがだいぶ普通に見えてきた．僕も現実に戻ってきたと安心が少しずつ出てきた」という．「ゆっくりでいいよ」と私．

●症例4―閉じこもっている人

　45歳女性，Dさん．20年間家に閉じこもり，「自分の過去が封印されている．私の過去はテレパシーで伝わってくる．私は記憶が消されているのでテレパシーでしかわからない」と．本人は自室に閉じこもり，部屋の鍵は開けてくれない．食事は母親が2階の本人のドアの前に置くとそっと自室に入れ，食べ終わるとドアの外に出しておくのだそうだ．母親が相談に来所．私は常套句を伝える．Dさんからはもちろん返事がないが往診する．ドアには鍵がかかっている．Dさんを呼ぶが返事はない．私は，ドア越しに独り言を言う．自己紹介し，そして，今日車から見えた花と雲と空の色．層雲，雷雲，積乱雲に桔梗，撫子，金木犀，水仙の花と花言葉．こんなときは自分の趣味や好きなことがものをいうこともある．桔梗の花言葉にたとえ一期一会の話をする．往診をドア越しに続けること10か月，Dさんのドアの前に桔梗の花が一輪ざしに飾ってある．私，思わず涙が出る．ドアの向こうでDさんも泣いているように感じる．そして，2か月後，Dさんと1年越しに顔を合わせることになる．「自閉」，「感情鈍麻」の言葉のもつ虚しさが私の中で「実感，現実感」として生き返る．

4 往診で考えてきたこと

　「病識がない」という言葉についていつも考えさせられてきた．「病識がないから拒薬」なのだろうか．「病識」とは「心身の苦痛の表現」であると考えるが，それができなかったり，表現する言葉が見つからなかったり，言葉を発すれば殺されるという恐怖感のある人もいるように思う．それは病識がないのであろうか．「拒薬」も「薬で解決し治ることではない」，「薬に頼りたくない」，「薬でコントロールされる」，「薬に毒が入っている」等，ある意味では正しい薬への認識が病者にはある．

　不眠に対して薬をすすめると「寝ている間に殺されてしまう」，落ち着きなさいと言うと「こんなとき落ち着いておれるか」，敏感になっているねと言うと「こんなとき，敏感に周りを察知しなければ，何されるかわからない」などは病の症状である．しかし，安易に「病識欠如」，「拒薬」といった言葉を使うのは病になった人の人格への侮辱であり，否定であり，その人の苦悩をわかろうとしない感性の問題ではないかと思う．Freudがいう「病者は自分のことのように妄想を愛する」のだとすると，早すぎる病識をもつことは危険であるように思う．

　こうしたことを頭において，「私が処方する」のでなく「私を処方する」ことが大切なように思う．病者の苦悶（恐怖，不安，焦り）に目を向けて，私を処方していく．たかだか2時間の服薬の説得とその人が飲み続けるだろう何十年のことを思えば，私

の服薬説得のエネルギーは，きわめて小さいように思う．病とその病によるハンディも含めて薬を飲み込むことのたいへんさを私は引き受けないといけない．病者のそうした思いを汲みながら「私」を処方し，そして差し出す薬は，「病になったことはつらいが人生不幸ではない」という「希望」につながるように思う．

5 地域精神医療

　私は，入院か通院かでもなく，また，通院できない，しない人への第3の道としての往診をしているのではない．精神医療の根本，基本，それもその時代に措定された「精神医学・精神医療」の在り方と問題点を「往診」という形で問い続けている．

　1994年頃，「国保連合会」から精神科にしては往診が多すぎると削られたり，診療所から患家までが20 km以上あったとき，途中に精神科医療機関があるため20 kmを超えた場合は保健請求でなく全額本人負担であったりした．往診が通院精神医療算定可能になったのは，やっと2009年のことである．

　40年前，地域で保健師と歩くと，患者の家族が孤立していることがわかり，1976年より地域家族会を立ち上げた．しかし，家族以上に孤立しているのは，病者自身だった．

　家族会と相談し，病者のフリースペースを作った．「人間関係の再獲得と，経験・交流の場が必要」と考えた．保健所に相談に行ったとき，確かに使える場所があるのに，「あんな人に保健所でウロウロされたら困る」と保健所職員に言われた．私「すみっこでいいのです」と説得するが，けんもほろろにされた．冷たい表情で家族に，「いくら言われてもだめなことはだめです」と，とりつくしまなしだった．その時の職員の顔を今も忘れない．

　そういうわけで，診療所の隣の部屋を借りることとし，私は「待合が狭くなったので，もうひとつ待合を増やしたい」と，家主さんに申し出た．当時ビル診療所だったので家主さんには気を使った．責任をもってされるのならいいでしょうという返事．さっそく，家族，ボランティアの人に集まってもらった．家族，ボランティアの人が交代でついてくれた．家族，ボランティアの人たちは献身的だった．作業所に対して補助金が出る10年も前のことである．当時，そういう場所が必要だったし，行政に期待せず自分たちの足で歩いた．そこからは早かった．フリースペースを3か所作った．ある町では，近くに火の見やぐらがあるので断られた．家族は1年かけて議員の家を一人ひとりまわった．議員は「とんでもない話だ．何かあったらどうする」と門前払いだった．でも家族は雪の日も，雨の日も「子どもは好きで病気になったわけではない．子どもを思う親の気持ちは変わらないです！」と，頭を下げ続けた．怒りとか抵抗でもなかった．ごくあたりまえのことを認めてほしいという思いだけだった．でも，なぜか熱かった．1年後，別の所にフリースペースが認められた．フリースペースでは人間関係の再獲得と経験の共有がなされた．

　往診をしていると，その人の生活，歴史がみえてくる．病者が生活者としてみえ「生

活支援」が取り組まれているのだろう．そこはすでに医師主導型は終焉となっている．ただ，「生活支援」が，たとえば1週間に1回しか風呂に入らないことを自分の生活としている人に，毎日入ることが清潔だ，と個人を理解しないデリカシーのないセンスで迫ることは，「生活管理」になってしまっているということをいつも見つめていくことが大切だと思う．「私らしさ」というその人固有の文化（好み，癖などの属性）の否定になってないかということは常に問わないといけない．

6 おわりに

　私は往診を，どれだけその人を大切にして，「私」を処方しつつ，そして精神医療の在り方をもう一度，今一度見つめ直す行為であると考えている．「生活支援」も同じであると考えている．対象としての「病者・生活者」以前に，「ともに」という意味をもっと吟味する必要があるように思う．中井久夫氏の「世に棲む患者」という言葉は今も新鮮に聞こえる．精神医療に携わる者はその時代に規定されている精神医療についてもっと敏感であってもよいと思う．病者の「歴史と生活」抜きの精神医療はないのであるから．

参考文献

1) 和迩秀浩．精神医療を歩く－私の往診記．東京：日本評論社；2012．
2) 中井久夫．世に棲む患者．中井久夫コレクション1巻（ちくま学芸文庫）．東京：筑摩書房；2011．

D 往診重視型

8 ACT-K

高木俊介
たかぎクリニック

1 はじめに

本項は，ACT（Assertive Community Treatment：包括型地域生活支援プログラム）の簡単な紹介と，日本の医療制度のもとで外来診療所によって ACT のような体制をとることができるのかどうかを，筆者自身が京都で行っている ACT-K（ACT 京都）の実際をもとに報告したものである．

しかし，はじめに次のことを断っておかねばならない．筆者は，ACT という仕組みが診療所の現実を含む今日の日本の精神医療状況において，最適のものだと考えているわけではない．ここで目的とするのは，あくまで ACT をひとつの参考事例として，重度精神障害者に対する支援の方法を各人の診療所運営のなかで組み立てていただく一助となることである．

2 ACT とは何か

ACT とは，重度精神障害者に対して，多職種の専門家やピア・スタッフから構成されるチームが，24 時間体制で地域生活現場への訪問によって医療・福祉の包括的なサービスを提供する援助プログラムである．

ACT は，1960 年代後半に，アメリカウィスコンシン州マディソン市メンドータ州立病院における脱施設化の試みから発展してきた．以後 30 年以上に及ぶ調査研究か

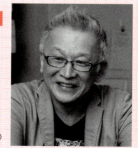

高木俊介（たかぎ・しゅんすけ） 略歴

- 1957 年　広島県生まれ．
- 1983 年　京都大学医学部卒業，京大精神科評議会入会．
- 1984 年　光愛会光愛病院勤務．
- 1992 年　京都大学病院精神科勤務．
- 2002 年　同大学退職．
- 2004 年　たかぎクリニック開設，現在に至る．

著書として，『ACT-K の挑戦―ACT がひらく精神医療・福祉の未来』（批評社，2008），『こころの医療宅配便』（文藝春秋，2010），『精神医療の光と影』（日本評論社，2012）などがある．

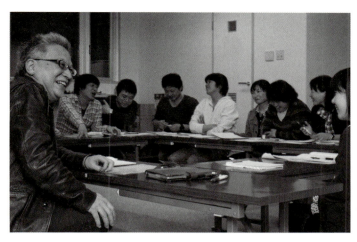

チームで会議をしている風景
(写真・遠藤基成)

表 1 ACT プログラムの特徴

1. 伝統的な精神保健・医療・福祉サービスの下では地域生活を続けることが困難であった，**重い精神障害を抱えた人を対象としている**
2. 看護師，ソーシャルワーカー，作業療法士，職業カウンセラー，精神科医など，**さまざまな職種の専門家から構成されるチーム（多職種チーム）によってサービスが提供される**
3. 集中的なサービスが提供できるように，10人程度のスタッフから成るチームの場合，100人程度に**利用者数の上限を設定している**
4. 担当スタッフがいない時でも質の高いサービスを提供できるように，**チームのスタッフ全員で1人の利用者のケアを共有し，支援していく**
5. 必要な保健・医療・福祉**サービスのほとんどを，チームが責任をもって直接提供する**ことで，サービスの統合性をはかっている
6. 自宅や職場など，利用者が実際に暮らしている場所でより効果の上がる相談・支援が行われるように，**積極的に訪問が行われる**
7. 原則として**サービスの提供に期限を定めず継続的な関わりをしていく**
8. **1日24時間・365日体制**で，危機介入にも対応する

ら，入院期間の減少や居住安定性の改善，サービスに対する満足度の向上などの効果が証明され，現在までにアメリカの多くの州で導入されている．さらに，カナダ，イギリス，スウェーデン，オーストラリア，ニュージーランドなどの先進諸国では，脱施設化を進めるための地域精神医療体制の重要な要素として ACT が導入されている．

このような ACT の組織が備えている特徴は表1のようにまとめられる[1]．つまり，ACT とは，

① 多職種による多角的支援
② チームによる継続的支援
③ アウトリーチによる現場支援
④ 24時間365日の危機介入支援

という特性をもった精神障害者支援である．

このような特性のために，対象者数と支援エリアの制限という枠組みが自ずとできあがる．これは自由アクセスを原則とする従来の日本の精神科医療・福祉にはなかったことである．しかも往診訪問というやり方をする限り，合理的理由による制限である．

ACTの運営にとって大切なのは，多職種のあいだのチームワークである．そのために，ミーティングが全体チームでも個別援助チーム（Individual Treatment Team：ITT）でも頻繁に行われる．このような組織では，チームメンバー間の風通しのよさと，職種にかかわらず自由に意見を言える雰囲気と平等性が大切である．職種間のヒエラルキー構造が強い病院と違って，診療所はこのような雰囲気を保ちやすいであろう．

　24時間365日の支援というとたいへんなことのように感じられるかもしれないが，日中の支援がしっかりとしていると，夜間休日の緊急事態はほとんどなくなる．現在の精神保健体制のなかでは，精神科救急は非常に負担が大きい分野であるが，救急圏域が広すぎることと，地域における日中の支援がほとんどないことから生じた弊害である．

　重度精神障害者の社会生活を支援するためには，医学的治療と福祉的支援のどちらかが欠けても満足のいく結果は得られない．このため，ACTでは一つのチームのなかにさまざまな職種の専門職を配置しなければならない．これらの職種が日常のチームカンファレンスを通して，一体となって「超職種」[1]的に支援に取り組むことになる．そして，さまざまな支援が必要に応じてできるだけすみやかに提供される．

ACT-Kの実践

ACT-Kの組織形態

　ACT-Kは，京都を地盤としたACTを行うために，2004年に立ち上げられた．現在では，精神科診療所である「たかぎクリニック」，会社経営による訪問看護ステーション「ねこのて」の組み合わせによってACTとしての条件を満たすことが可能となっている．診療所は在宅医療に特化しており，「在宅支援診療所」の認可を得ている．

　ACT-Kの実践の中味は，スタッフ，利用者，コストを含めて高木の著書[2]に公開している．現在のスタッフは，訪問に特化した常勤コメディカルがクリニックと訪問看護ステーションを合わせて12人，現在準備中の相談支援事業や就労支援事業を担当する者や事務が4人，ほかに非常勤が数名いる．医師は筆者のほかに非常勤が3人である．これらのスタッフによって，150人程度の利用者に対して，月平均1,200回程度の訪問を行っている．利用者に対しては，夜間・休日の24時間緊急電話を受け付けており，スタッフが交替で当番にあたっている．この電話が細かな生活支援と夜間休日の安心感保障に役立っている．

ACT-Kの利用者

　ACTは重度精神障害者が対象であり，種々の理由から訪問している認知症や発達障害を除いて，ほとんどが統合失調症をもつ人たちである．統合失調症はその障害によって日常生活の些細なつまずき，ストレスから増悪し，日常生活に即した調整によ

って病状も落ち着くという特性から，ACT に最も適した精神障害だからである．

利用者の約半数は，保健所や福祉事務所を経由して紹介された，医療中断あるいは未治療ケースで，特に重症者が多い．最近では，病院から頻回入院の防止のために退院後のケアを依頼されるケース，他の診療所通院中で訪問看護を依頼されるケースが増えつつある．

● ACT-K の経営

ACT-K の経営については初期のものを高木の前掲書[2)]に公開している．その後，診療報酬の改定が在宅医療に有利に改正されているので，さらに経営内容は良くなっている．

訪問看護ステーションについては，本来，専門職が独立して生計をたてられるように設計された制度なので，1日の訪問件数を確保できれば経営上の心配はない．しかし，訪問看護ステーションでは，看護師，保健師，作業療法士しか雇うことができないので，ACT に必要な多職種を確保することができない．そのために，精神保健福祉士や臨床心理士をチームに加えるには，診療所と協働することが必要である．

診療所では，さまざまな工夫によって精神保健福祉士と臨床心理士を雇用することができる．ACT-K では，在宅支援診療所の制度を使ってそれらの職種を雇用できている．現在，精神保健福祉士の訪問は，1日4訪問を行うことで看護師水準の給与と同程度の診療所収入を得ることができる．医師の訪問によって「在宅医学管理料」の加算を得ることができ，それによってクリニックの諸経費，スタッフの福利厚生費，診療報酬を得られない不採算部門のスタッフを雇うことができる．

それにしても，人件費以外の経費の中味は家賃，パソコン・車など設備の減価償却費，ガソリン代，駐車場代などであり，諸設備のいらない在宅支援専門の診療所であることの経済的メリットは大きい．これらの経費は，病院など設備費に多くをかけねばならない営業形態にとっては，信じがたい低額であるかもしれない．それほど，在宅医療・在宅支援はコスト・パフォーマンスが良好なのである．

これは，現在の日本で在宅医療に対する診療報酬が，それにかかわる専門職の標準的な給与がまかなえるように設計されていることを考えれば，ごく当然の結果といってよい．日本では，そのあたりまえのことが，たまたま実証されてこなかっただけである．

4 ACT-K を運営して

私たちの運営している ACT-K は，厚労省が ACT に注目して国としての試行事業を開始したのとほぼ同時に始めたこともあって，各方面からの注目を集めた．その影響か，ちゃんとお金になるかどうかもわからない段階から熱意のあるスタッフが集まり，運営，利用者へのかかわり方や援助方法についても手作りの工夫をスタッフ全員で重ねていくことができた．幸いにして，在宅支援診療所の制度ができてからは経営

も安定し，それまで福祉分野の低賃金で働いてきた福祉系スタッフは，結婚して家庭をもつこともかなうようになった．仕事は厳しいが，チームで私生活の事情まで分けあい，協力する雰囲気ができあがってきた．

こうした経緯のなかで改めて実感したのは，スタッフの力である．重症の精神障害者は，重症であるほど生活支援によってみるみるよくなる．また，医療拒否や医療中断によって病状が悪化している人たちの多くは，過去の精神医療に傷つけられてきた人たちである．彼らにとって，スタッフと平等で必要な援助がいつでも受けられる関係がいったんできあがると，もう一度精神医療や支援を，さらにいえば社会と人間を信じてみようという気にさせる．そうして世界への信頼と，ここにいてもよいという自尊心を回復した人たちは，彼ら本来の繊細で優しい性向をとりもどしていく．

そういう道をたどった利用者の人々とのつきあいは，スタッフにこれまでの支援では味わったことのない充実感，すなわち私たちも彼らを信頼しているのだという感覚をもたらすようである．そのようなとき，スタッフたちがそれを私に，あるいは仲間に伝えるときの喜びに満ちた顔と声．彼らは，やはり心底，他人のためになりたくてこの仕事を選んだ人たちなのだと実感する．それは医者という特殊でそれだけで社会的地位が得られてしまい，なお絶対的な専門職として疾患に関する知識を通してしか患者と接することのない職種には，なかなか純粋に体験することができないことなのかもしれない．

このごろの私は，自分の技術で疾患を治療した喜び，という医者としての職業的満足は昔に比べてどうでもよいことになった．患者一人ひとりの本当の気持ちはスタッフたちが受け止めていてくれる，私はそれを喜ぶスタッフたちの喜びを自分の喜びとすることを日々の糧とすることができつつある．これは何事につけ，リーダーとしての本懐であろう．

同時に，10年ACTという仕組みにこだわり，そのなかである程度の成果をおさめてきたのではあるが，気がついてみると，私たちは一つのチームとして固まりすぎて，地域の他のさまざまな動きに取り残されてきたことに気づく．特に，自立支援法の成立以来，多くの批判はありながらも，福祉の世界は大きく様変わりしている．私たちが行ってきた24時間の支援の仕組みすら，障害者総合支援法のなかで実践可能となり，そして医療と違ってその道筋は，就労などの直接的な社会参加にまで広がっているのである．

今のACT-Kは医療という閉鎖した仕組みから脱却して広く地域に門戸を開き，そことつながって，そこから直接に教えを乞いながら協働していく仕組みに変わることを求められている．その第一弾として，自らの診療所の運営にこだわらず動くことのできる相談支援事業を2014年7月に開設した．今後，グループホームや就労支援事業によって，他の地域機関からの利用者を受け入れたり，ACTから卒業していく利用者たちとの交流をはかっていくつもりである．

5 診療所でアウトリーチを実現するために

　現在の遅々として進まない日本の脱施設化の現状を考えると，この国の精神医療全体として，診療所がアウトリーチを主体とした重度精神障害者に対する生活支援を行っていくようになるには幾多の困難がある．

　組織的な困難としては，人材の問題が一番大きいであろう．第一に，日本の医療体制では医師がリーダーシップを取らなければ事が進まないが，地域医療に対してきちんとした理解をもっている精神科医は残念ながらごく少数である．第二に，地域精神医療・福祉に携わるスタッフには，Mosher ら[3]が強調するように能力・適性が要求される．しかし，長年精神科病院への長期入院を基本としてきた日本の精神科医療のなかでは，このような条件を満たすコメディカル・スタッフが育っていない．

　理念的な可能性，つまり脱施設化・ノーマライゼーションという理念にそった形の ACT が日本に実現する可能性は，さらに低い．脱施設化がいっこうに進んでいない今の日本では，精神障害者に対する医療・福祉関係者の見方は，医学モデルによる疾病管理と措置的福祉の視点からいっこうに出ていないからである．

　しかし，ACT のような明確な構造でなくても，本来生活の場に近いところにある街中のクリニックでは，アウトリーチをうまく使うことでかなりの生活支援を行うことができる．また，危機介入にも往診をはじめとするアウトリーチは有効であり，バックに病院が控えていないぶん，精神障害者本人にとっても受け入れやすい．

　近年では精神保健福祉士や看護師の訪問に対する診療報酬による手当が次第に充実してきており，長時間の訪問を要する生活支援に対する体制も整いつつある．また，巨大な組織である精神科病院に比べて，クリニックでは職種間のヒエラルキーも少ない傾向があり，コメディカルにとっては活躍しやすい場となっている．

6 おわりに

　三家[4]は自らのクリニックでの長年の経験をまとめ，アウトリーチの可能性について次のように述べている．「精神科診療所は増え，うつ病圏や神経症圏の患者さんたちが多く列をなしているが，一方では，現状の外来医療において効果的な医療的支援を得られずにいる統合失調症など精神病を抱えた人たちが，回復のチャンスを見過ごされたまま，自宅の一室で，あるいは待合室の隅で待ち続けているのである．こうした人たちに再生のチャンスを提供するためには，精神科診療所からのアウトリーチ─統合的な地域外来ケアチーム活動─を保障する精神医療施策，診療報酬体系の再検討が急がれなければならない．」

　この指摘は，今後の精神科外来診療所が進むべき方向性とそのために必要な資源について，明確に言い表している．このような方向性のなかで，可能であれば ACT が備える特性を取り込んでいくことが，外来診療所が精神障害者の地域医療の発展を担ううえで大切なことであろう．

外来診療所という医療のやり方の最大のメリットは，その自由度にある．外来診療所は，患者の生活圏近くで疾病や障害をとりまく環境因に直接かかわることができるとともに，病院のような制度的縛りが少なく，多くのスタッフが平等に自らの技能を生かして働くことができる場である．アウトリーチ（現場支援）の長所を最も発揮できるのがACTという方法であるが，それを参照枠としてさまざまな工夫が広がり，精神科外来診療所が精神障害者支援の方法をより発展させることを期待している．

文献

1) 西尾雅明．ACT入門―精神障害者のための包括型地域生活支援プログラム．東京：金剛出版；2004．
2) 高木俊介．ACT-Kの挑戦―ACTがひらく精神医療・福祉の未来．東京：批評社；2008．
3) Mosher LR, Burti L. Community Mental Health : Principles and Practice. New York : Norton & Company；1989／公衆衛生精神保健研究会（訳）．コミュニティメンタルヘルス―新しい地域精神保健活動の理論と実際．東京：中央法規出版；1992．
4) 三家英明．精神科診療所からのアウトリーチ―フットワーク・チームワーク・ネットワーク．精神医療 2009；54：40-48．

E 小規模病棟併設型

9 ゆるゆる病棟の現状とこれから

佐藤順恒
上尾の森診療所

1 「ゆるゆる病棟」について

　2006年（平成18年）8月，筆者と山田 均の共著『ゆるゆる病棟—精神医療の新しい可能性を求めて』を上梓した．全国的にも数の少ない精神科の有床診療所を開設して10年間の実践報告である．「ゆるゆる病棟」は，「ゆるゆるとくつろげる」という意味と「規制がゆるい」という意味あいがこもったネーミングである．

● 開業のコンセプト

　自分の望む医療を実践したいというのは臨床家の共通した思いであろう．従来の精神医療，精神病院に対する批判を原点として精神科を選んだ私は，仲間との理想的な精神病院作りを夢見た．しかし，金も土地も何もない．そこでたどり着いたのが，気軽に入院できる有床診療所であった．

● 立地

　埼玉県上尾市は，地域に根ざす旧住民と東京に通勤する新住民が混在する小都市である．診療所はJR上尾駅から3.5 km，バスで15分程度の郊外に位置し，表玄関側には住宅街と団地がある一方，裏側は畑や小さな牧場に接していて，入院治療にも適した環境である．

佐藤順恒（さとう・じゅんこう）　　略歴

1949年東京都生まれ．
1974年東京大学医学部卒．精神科医として東大病院精神科病棟，毛呂病院大宮分院，富士病院，代々木の森診療所院長等を経て，1994年上尾の森診療所を開設．社会福祉法人あげお福祉会理事長を務める．
共著書として，『ゆるゆる病棟—精神医療の新しい可能性を求めて』（星和書店，2006）がある．

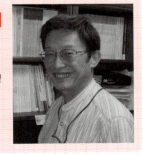

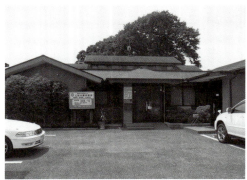
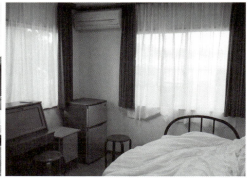

上尾の森診療所の外観（左）と病室（右）

施設概要

　上尾の森診療所は，ほぼ平屋造りの外観の木造建築である．病院らしくない，自分あるいは自分の家族でも入院させてもいいと思えるようなアメニティと処遇の良い入院施設作りを目指した．増改築時にデイケアを併設し，病室は個室7と2人室6の19床である．朝7時から午後7時までは出入り自由な開放処遇で，夜間は施錠している．

　上尾の森診療所桶川分院は，開業して2年後上尾市の北に隣接する桶川市に開業した．JRの駅に接するビルのワンフロアを借り，デイケアを併設．小児相談室を開いたが，あっという間に初診予約が半年先という事態に陥り，県内には数少ない児童精神科専門医の退職を機に撤退した．

職員配置

　現在医師は十数人．私と分院の院長以外は週半日から3日のパート医で，本院・分院ともおおむね外来2診体制を確保している．看護師，心理士などのほか，10人以上の心理学科や福祉学科の大学生と大学院生に看護助手として勤務してもらい，夜間・休日も看護師1・看護助手1の二人体制を維持している．

2 「ゆるゆる病棟」の現状―開設20年目を迎えて

外来診療

　十数人の精神科医で本院・分院ともおおむね2診体制である．心理士が個人カウンセリングとサイコドラマなどの集団心理療法を行い，デイケアは統合失調症だけでなく，発達障害やひきこもりなど集団適応力の弱いケースも受け入れており，単身生活を支える機能を担ったり，復職支援も行っている．

入院臨床

　精神科については，医療法上，診療所における入院治療が原則として認められてい

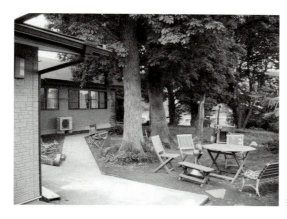
病棟の庭

ない．したがって，当院の入院治療は精神保健福祉法の対象からはずれて一般医療対応となるため，本人の同意に基づかない強制的治療は許されない．このことが当院における入院臨床の限界を規定しているのだが，逆に，精神科病院では担うことの難しいサブクリニカルな現代のニーズに対応する入院臨床を可能にする最大の要因であり，有床診療所の存在意義につながるものと考えている．

◆入院にあたっての条件

① 服薬も含めた入院治療について本人の同意が得られること，② 自傷行為も含めて他の入院患者の治療に悪影響を及ぼすことがないこと，③ 日常生活動作（activities of daily living：ADL）の自立，を入院にあたっての基本条件としている．実際にはこれらを遵守できない患者も多い．母親への依存が強く，自傷・過量服薬を繰り返しているが入院を渋っている思春期症例では，まず依存対象の母親と一緒に個室に入ってもらい，少しずつ母親のいない時間を増やして分離を図っていく．またADLが自立していないが回復可能性のある高齢者の場合には，家族に交代で付き添っていただく．なお，小学生以下の入院治療には対応できていない．

◆入院治療の環境

開放処遇で，行動制限はない．回復過程ではむしろ外出を促し，入院者も自発的にグループで散歩に出たり，退院祝いなどでお茶やカラオケに出かけたりもする．しかし，外出・食事等について治療上必要な制限は本人・家族との話し合いのうえで行っている．

毎日一人ずつ入浴できる，洗濯は院内のコインランドリー，テレビ・パソコン等の持ち込み可能…，できる限り日常に近い生活環境のなかで入院治療を行うことを基本にしている．病棟からアルバイトに出たり，学校に通っていただくこともある．

◆ゆるゆる病棟に適した入院治療の対象〜適応

開放処遇であっても上述の「入院にあたっての条件」を満たしていれば，統合失調症等の急性精神病状態と躁状態，認知症を除いて，かなり幅広い病態に対応している．病識は必ずしも必須ではない．当院での入院治療に適した病態は，当初と変わりはない．

① 気分障害圏〜うつ状態：主たる対象である．その原因，あるいはタイプのいかん

にかかわらず，うつ状態にある患者は，安心して休める環境で現実から逃避するだけでも脳の過労状態としてのうつ状態から回復できる．特に生活の場が"職場"である主婦の場合，入院して家事労働から解放されただけで外来での処方を変えないまま改善することは珍しくない．むしろ入院当初から躁転に気をつけることが大事である．パーソナリティレベルの要素が大きい場合や家族間葛藤が強い場合などには，当然のことながら入院による初期効果としての改善では不十分で，カウンセリングなど薬物療法以外のアプローチが必要になる．うつ状態の改善とともに，高血圧や胃潰瘍が改善して薬が不要になることもあり，これも日常から開放される入院治療ならではの現象であろう．

② パーソナリティ障害：慢性的な抑うつ，希死念慮と自殺企図，過量服薬やリストカットをはじめとする自傷行為を主訴とする中学生から30歳代のパーソナリティ障害圏は多くが女性である．こういう人たちの入院は10年前と比べると激減した．ベースに軽度の知的障害ないし発達障害が存在することがわかるようになり，外来治療が以前より適切に進むようになった結果なのかもしれない．

あなたには「死にたい」，「切りたい」という衝動が起きた時，そのことを周囲に訴える力があるはずだ，まず衝動を軽減するためにも薬を利用しよう，そして実行してしまう前に「死にたい」，「切りたい」とスタッフに訴え，相談できるようになることが入院治療の目標である，それができずに繰り返し実行してしまう場合には強制退院となり，閉鎖処遇での治療が必要になると本人・家族に説明し，これが行動化への抑止力となる．

③ 摂食障害：生命的に危険な状態でなければ，特別な治療はしていないが対応可能である．拒食の場合には，最低限の体力を維持できればよしとして，ひたすらしんぼうして何かしらの状況の変化を待つ．過食の場合には，過食を止めたいという目的で自ら入院を希望することが少なくない．主食を減らす，外出を制限する，体重測定を禁止するなど，適宜の配慮ないし行動制限を行う．いずれの場合にも，入院によって治療関係が構築できて外来治療の継続につながればよいと考えている．

④ その他：薬が嫌いな，あるいは薬への不安が強い患者さんに対して，まず服薬をできる限りすべて中止し，薬を飲まないとどうなるかを確認し，場合によってはプラセボを活用して薬の効果・副作用を本人−治療者間で確かめて，薬物療法の有用性を認識してもらう．入院環境下でないと困難な作業である．

思春期の家庭内暴力状況のケースでは，依存・攻撃の対象になっている親（多くは母親）は疲れ果てている．彼らは本人を入院させたいと相談に来るが，本人ではなく彼らに入院していただく．実際，彼ら自身も休養だけでなく治療を必要としている場合が多いのだが，依存対象の不在状況に置かれることによって，本人が外来に登場するようになるなど，膠着した共依存の状況を打開する突破口になる．妊娠中の主婦の場合は，できる限り少ない薬物使用で妊娠を維持するために，必要であれば夫や母親などの付き添いつきで入院治療を行う．

3 ゆるゆる病棟の臨床

 退行と依存

　居心地の良い安心できる環境に現実逃避すると，多少なりとも退行し，主治医および治療施設への依存を生じる．当院の入院治療が強く退行を促進する要因としては，①まずは入院したということ自体で，現実から離れることが保障されること，②その際，病院らしくない家庭的な雰囲気であることが肝要で，「精神科に入る」という"屈辱感"や"敗北感"が少ないこと，③しかも，生活面でも治療面でも抑圧・強制されることがなく，本人の主体性が大事にされること，④そして，看護者が徹底的に支持的～母性的であり，まずは訴えをよく聴くし，対応にも柔軟さがあること，が考えられる．

　暖かく，家族的な雰囲気のなかで休むことを保障され，さらにいつでも職員がいて相談できる環境下ですごすことにより，安心感が得られ，休養から回復への過程が進むのである．

症例P*：入院時61歳の女性

　東北のB県で看護師として働いていた．認知症の姑の介護のために退職し，姑をやっと施設に入所させたと思ったところ，夫が急死し，独居となった．次女の第2子出産も重なり，この頃から頭痛，動悸，めまいなどが出現した．内科で精神安定薬を投与されたが，意欲が低下して食事も摂れなくなったため，埼玉県の長姉宅に引き取られた．心療内科を受診したが服薬への抵抗感が強いこともあってうつ状態が改善せず，家族が入院を考えて精神科病院の受診も勧めたが拒否するため，有床診療所である当院を訪れた．

　個室に入院，長姉と次姉家族が交代で付き添い，点滴を施行して3日目には経口摂取が可能になり，服薬も受け入れて，順調に改善し45日で退院となった．

　本例は，一人でがんばった末の"燃え尽き"としてのうつ病である．B県では精神科に対する偏見が根強く，Pは当院が精神科病院ではなく診療所であるからこそ入院を受け入れることができた．家族が寄り添い，それをスタッフが取り巻くぬくもりに満ちた環境にPはすっかり身をゆだね，安心した様子で，すみやかに退行と依存が形成され，少量の薬で回復した．

 退行・依存から現実回帰へ

　思春期のケースでは，虐待例を筆頭として愛着形成に問題をかかえている場合が多く，彼らが当院に入院すると容易に退行し，職員，とりわけ主治医への依存が形成されて，さまざまな形でのアクティングアウト（行動化）が生じる．こうしたケースでは，本人が戻るべき現実，すなわち生活の場が問題となる．いうまでもなく，母親と

＊：症例PとQは，個人が特定できないよう，実在の症例に変更を加えたものである．

の関係が大きい．そして母親とそれを支えるべき家族の状況が治療の方向性，予後を規定する．外洋を航海する船が帰り着き癒される場は母港である．母港を失った，あるいはそもそもそれがないに等しい場合について考えてみる．

症例 Q*：初診時高校 1 年生の女性

　母親のネグレクト，継父から性的虐待を受けたケースである．不登校，母への暴力，万引き，異性交遊等により施設入所や精神科入院を経て，中学卒業とともに，再度児童養護施設に入所して当院への通院を開始した．高校に適応できず，無断外泊，さらに自傷行為・過量服薬も生じたため，2 週間当院に入院した．定時制高校に転校したが希死念慮が出現したため再入院．その後だいぶ入院生活になじんで他の患者との交流もみられるようになったが，興奮・自傷等の行動化も生じた．2 か月で退院したが，施設内では孤立して間もなくうつ状態が悪化，本人が希望して当院に 3 回目の入院となった．当院への施設依存がはっきりしてきたため Q にもその旨を伝えて 1 か月で退院としたが，数日後過量服薬して救急病院に搬送され，翌日退院後，施設スタッフが同行して当院外来を受診した．Q が当院への入院を希求していることは明らかであったが，行動化に基づく入院は避けたいと考え，精神科病院に入院を依頼する決断もつかないまま，「入院しないでがんばろう」と励まして施設に帰した．翌日，Q は投身自殺した．

　痛恨の事例である．発達障害〜自閉症性の要素をもち，診断的にも治療的にも難しい症例であったにせよ，後悔が残る．

　Q のように愛着障害のあるケースでは，治療者との関係で依存・退行を生じたうえで育ちなおしをするというのが基本的な考え方であろう．そして治療者は安心して育ちなおしができるよう，親・家族にかかわり，育ちなおしの環境を調整する．

　しかし Q の場合，家族の再統合は困難であり，施設も居場所ではなかった．そもそも施設はあくまでも通過施設であって心の成長に不可欠な母港にはなりにくい．そこで筆者は，病理をもち精神科治療が有効である Q に対しては，医療機関でありベッドをもつ当院が一貫してかかわり続けることによって，母港になる可能性を考えた．

　Q は当院に依存し，当院は Q にとって傷ついたときに帰るべき母港にはなりえていたと思う．しかし，高校や施設等の現実と比べて居心地が良すぎるがゆえに，再度厳しい外海に出て行く勇気を阻害してしまったのではないだろうか？　いや，父親としての主治医はいても，母親役割の存在が院内にはできておらず，母港にはなっていなかったのでは…．われわれは母港を出た後のビジョンを示すことができないまま，旅立たせてしまった．

4 ゆるゆる病棟のかかえる課題と今後の方向性

 課題

　精神科病院にも共通したことであるが，施設依存への対策が難しい．Q のような思

春期虐待例や，生活環境に恵まれない特に高齢者などの場合，当院の快適な環境と戻るべき場との落差が大きい．落差が大きいほど施設への依存が増大し，回復して退院することへのモチベーションが上がらず，退院が近づくと症状悪化をきたすという現象すら生じる．したがって，精神科病院以上に入院時に退院可能性について慎重に吟味することが必要になる．

思春期虐待例の場合は，将来への展望を提示しつつ，これから出て行こうとしている社会のなかに居場所をつくる作業を並行して推し進めなければならない．高齢者の場合も入院をおりまぜつつ，終の住処にたどり着くプロセスを支援することになる．

● 方向性〜可能性

その作業を進めるために不可欠なのが地域連携である．思春期虐待例の場合，行政，児童相談所をはじめ，精神科診療所と精神科病院等の医療機関，児童養護施設，児童自立援助ホーム等，児童にかかわる諸施設ばかりでなく，学校・教育機関や精神障害者・知的障害者の福祉施設など，子どもにかかわる多くの関係機関が有機的に連携してはじめて，社会のなかに足場をもたない彼らを支えることができるのだと思う．地域によっては，自立支援協議会，要保護児童対策地域協議会等のシステムも利用できればよいであろう．

こうした本人をとりまくサポート体制の軸を，緊急避難用の入院ベッドをもち，身動きの良い小ぶりな診療所〜ゆるゆる病棟が担っていければと願っている．

5 おわりに

当院も，経営に伴う諸問題，後継者問題など，多くの医療機関に共通する問題に直面している．そして制度上の不備に怒り，無力を感じ，多くの痛苦な経験を積み重ねてきた．しかし，事例を通じて上尾市周辺のさまざまな機関や人々との共同作業・連携を体験することによって，遅まきながら地域というものが見えてきて，筆者なりの将来への課題・方向性がうっすらとではあるが浮かびつつあるように思う．地域に根づく小さな有床診療所だからこそ，地域連携の"縦糸"として，制度のはざまにあって寄る辺なき人々に継続してかかわり，支える存在になりうるのではないだろうか．

F 包括的地域ケア志向型

10 多機能型精神科診療所における精神科地域ケアと精神科リハビリテーション

窪田　彰
錦糸町クボタクリニック

1 はじめに

　日本の精神科医療は，30万人を超える精神科病院への入院患者を何とかして地域に戻し，障害があっても共に暮らせる街をつくることが喫緊の課題になっている．そのためには，地域に機能的で柔軟な医療チームを生み出す必要がある．しかし，残念なことにこれまでの日本の医療は，患者が来るのを「待っている医療」であった．積極的に地域に出て行くことは求められていなかった．今後，長期入院をしてきたより重い課題をもった慢性疾患の患者を地域で支援して行こうとすれば，待っている医療だけではなく，チーム医療による地域をケアマネジメントできる道を開かなければならない．このような社会的なニーズに応えることを念頭において，当院は精神科診療所の可能性を検討してきた．

2 多機能型精神科診療所とは

　多機能型精神科診療所とは，地域で精神疾患をもって暮らす者を支援するためには，診察室での外来診療にとどまらずに，必要なことは何でも実践しようとするうちに，さまざまな機能が自然に備わってきた診療所である．多機能型に含まれるのは，精神科デイケア・ナイトケア，就労支援，訪問看護，訪問診療，自立支援事業所，計画相談，地域移行支援事業，地域定着支援事業，カウンセリング，グループホーム，ショートステイ，24時間電話対応，等々があげられる．

窪田　彰（くぼた・あきら）　　　略歴

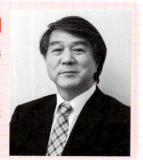

1974年金沢大学医学部卒．同年東京医科歯科大学精神神経科研修医．1975年社会福祉法人海上寮療養所勤務．1979年東京都立墨東病院精神科救急病棟勤務．1986年クボタクリニック開業．1990年デイケア併設のクリニックへ新築移転．1997年錦糸町クボタクリニック開設．

著書として，『精神科デイケアの始め方・進め方』(2004, 金剛出版)，『これからの退院支援・地域移行』(共著．2012, 医学書院)，などがある．

表 1 多機能垂直統合型精神科診療所の条件

必須条件	1. 精神科外来診療の実施 2. 精神科デイケア等通所サービスの実施 3. 訪問看護および訪問診療もしくは往診の実施 4. 24時間電話対応(今後の予定も含む) 5. コメディカルによる相談活動 6. 職員ミーティングが週1回以上定期的に行われている
推奨項目 (右記のうち2項目以上)	1. 複数医師(非常勤含む)の勤務 2. 在宅療養支援診療所の実施 3. 軽い緊急避難に用いる入院施設,もしくはグループホームがある 4. 自立支援事業所等との密接な連携* 5. 訪問看護ステーションとの密接な連携* 6. 相談支援事業所との密接な連携* 7. 精神科ナイトケアの実施 8. 医療観察法の指定通院医療機関の指定を受けている 9. 就労支援活動の実施 10. 包括的個別担当者(ケースマネジャー)がいる

*:密接な連携とは,医療法人等で直接運営している,もしくは実施団体の運営に何らかの形でかかわっている場合をいう.

表 2 多機能垂直統合型精神科外来を「地域精神保健センター」に

福祉拠点 「地域生活支援センター」	● 既設置,人口10万～20万人に1か所 ● 市町村の年間約2,500万円の委託費 ● 日本独自のもの
医療拠点 「地域精神保健センター」	● 未設置,人口10万～20万人に1か所を,日本の精神科外来の約10%の医療機関が手を上げて,委託の予算がつけば可能

　もし,日本全体で20万人の入院中の患者を地域ケアに切り替えることが可能になれば,これまで精神科病院の中で20万人分の支援をしてきた医師や看護師やコメディカルが実践してきた支援を,地域ケアに切り替えなくてはならない.精神科病院には相当数の当直職員がおり,地域ケアの側にもそれに代わる夜間対応が求められ,患者を支えられる人手が必要になると推測される.筆者は,以前精神科救急の都立墨東病院を辞めて診療所を開業したが,その時にうれしかったのは,もう当直はしなくてよいということだった.それは,精神科診療所の夜間は,精神科病院と都の精神科救急に支えられて存在できているおかげだった.しかし,今後,地域ケアを充実させて精神科病院に長期入院させずにすむ体制をつくろうとすれば,これまで精神科病院に支えられていた部分を,地域で支える必要が出てくる.当然,24時間対応も求められることになる.そのような意味で,日本の精神科地域ケアは今,質的な転換を迫られている.

　幸い日本は,すでに多機能型といえる精神科診療所が数百か所育っている.筆者は,表1にあるような条件をクリアしている多機能型精神科外来については,市町村から「地域精神保健センター」を民間に委託する制度をつくってはどうかと提案したい.日本には,人口10～20万人に1か所の福祉拠点としての「精神障害者地域生活支援センター」があるが,これは1か所あたり約2,500万円の市町村からの委託費で成り立っている.日本の精神科地域ケアは,福祉拠点は充実したが医療チームが未成熟な点が大問題である(表2).そこで,同じような規模で医療の地域拠点としての「地

域精神保健センター」に委託費を支出すれば，その市町村のエリアがキャッチメントエリアとして責任と公的な役割をもつことになる．委託を受ける外来は，診療所ばかりではなく，精神科病院の外来も総合病院の精神科外来も条件を満たせば参加するのが望ましい．そのように，委託を受けることはその地域のハイリスクな患者を診療する責任と，ひきこもりの患者にも公的な役割をもって支援ができる利点が生まれる．「地域精神保健センター」は，日本中の精神科外来のうち約10％が手を上げてくれれば，日本全体をカバーするのに十分な数になるのである．

3 「錦糸町モデル」への成長

　筆者は，金沢大学医学部を卒業後，東京医科歯科大学の精神科医局にて研修を始めた．大学病院での研修とともに土居健郎先生の土居ゼミに参加して精神療法を学び，その後，九十九里浜にある精神科病院の海上寮療養所に赴任し，鈴木純一先生から集団精神療法を学んだ．住み込みのような病院実践を約3年間体験した後に，東京での精神科救急事業への参加を勧められ，東京に戻ることになった．

　都立墨東病院精神科は1978年11月から，日本で最初の夜間休日の精神科救急事業を開始した．ここでは救急用保護室4床と一般精神科病床28床に，医師7人，看護師21人，精神科ソーシャルワーカー1人，心理士1人の職員構成で運営された．対象地域は東京の東半分の人口480万人という巨大なものであった．そのために，対象を入院を必要とするレベルの重症な患者に限っていた．それでも，入院期間が1か月間程度で退院できる患者が多かった．

　当時は地域に精神科の地域支援施設は何もなく，退院してもすぐには就職できず，行く場もなく家にひきこもる患者が多かった．もともと，東京下町は日本一の精神科病床過疎地であり，精神科デイケアもなかった．そこで，精神科救急病棟を退院した患者たちを対象に精神科リハビリテーションを考え，通院者クラブを立ち上げることにした．行く場もなく，病棟のホールに遊びに来ていた患者たちに，夏のハイキングを呼びかけたのが始まりだった．1979年夏，日曜日の任意の集まりだったが，職員を含めて50人ほどの参加者があり，以後，毎月1回土曜日に集まりをもって次の企画を立てることにした．このような通院者クラブ「墨東友の会」を続けているうちに，メンバーからは毎日集まれる場が欲しい，との希望が語られた．そこで，精神科デイケアを考えたが，当時の施設基準はあまりに厳しく都立病院では実施困難であった．やむをえず，寄付を募って街のなかに部屋を借り，憩いの場をつくることにした．家にいれば「仕事に行かないのか」と家族から言われ，街に出ても行く場がない現状の患者たちにとって，「そこにいてよい」と言われ安心できる場が必要だった．そこで，1981年に「出会いの場・憩いの場」としての「友の家」を立ち上げたのだった．ここは，地域の拠点として，メンバーは治療される場ではなく，何をしなくてもいられる場とした．その場に職員をおく資金はなかったので，学生ボランティアに毎日交代でいていただいた．学生には，何かしてあげようと思わずそこに一緒にいるだけでよ

いと説明した．その結果，トランプをしたり，おしゃべりをしたり，一緒にお昼を作ったり，この場がどうあるべきかと激論を交わすこともあった．さらに，その学生を目当てに，メンバーが集まってくるといった様相を呈したのだった．

その後，1982年頃に東京都では共同作業所への補助金制度が生まれ，友の家のメンバーのなかからも仕事をしたいとの希望が生まれ，共同作業所もつくることになった．さらに，その後には街との交流も図りたいとの希望から，店舗を実践する共同作業所もつくることになるなど，徐々に錦糸町の街のなかに小さな拠点がいくつも増えてきたのだった．

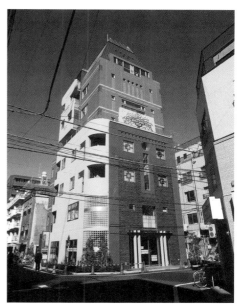

錦糸町クボタクリニックの外観

都立墨東病院に勤務して7年半ほど経ったところで筆者に異動の話があり，錦糸町に骨を埋める覚悟をして1986年4月に開業した．このように地域の拠点を共につくる目的で診療所を開業したのだった．患者たちが地域の拠点を利用するためには，ひきこもっていた外来の患者たちにグループ活動に慣れてもらう必要があった．人とのかかわりを避けて暮らしてきた患者が多く，社会で生きていくには，まずは他人とともにいられるよう「人に慣れ，街に慣れること」が課題だった．外来患者がつながりやすいところにグループの場をもち，そこで他人とともに過ごすことに慣れれば，次に街に活動の幅が広がることを期待して，精神科デイケアをつくろうと努力した．厚生省には何とか診療所でも実施できるようにして欲しいとお願いもした．開業直後の時期は，当院の通院者グループとして診療報酬のないまま，週に1回の集まりを始めた．間もなく東京都が小規模デイケアの補助金制度をつくってくれたおかげで，わずかではあったが活動に報酬が出るようになったのだった．

1988年の診療報酬改定には，ようやく精神科デイケアに小規模デイケアの枠が新設されて，診療所デイケアが可能になった．幸い，診療報酬も1日6時間で300点になり，事業として成り立つ制度になった．この時から，急速に全国に精神科デイケアが広まり始めたのだった．当院も，すぐにでも診療報酬の精神科デイケアを始めたかったが，医療機関の敷地の中にデイケアの専用スペースが40 m²以上の広さがないと，実施できないことがわかった．当時の当院はテナントビルで開業していたので，専用のデイケアスペースがなく実施は困難であった．幸いバブル期であったので，銀行から100％の借り入れで小さな土地を取得し，デイケア併設の精神科診療所の建物を新築することができた．この新築に2年間がかかり，当院は1990年になってようやく診療報酬の精神科デイケアがスタートできた．この，デイケアを始めた当時は100 m²

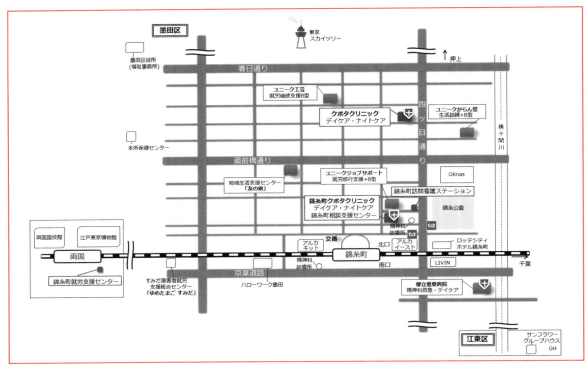

図 1 「錦糸町モデル」精神保健福祉マップ

の狭いスペースに30人近い患者さんが集まり，熱気にあふれていた．こうして，錦糸町北口には，「地域生活支援センター」になった友の家と共同作業所3か所に加えて，精神科診療所と精神科デイケアが地域の拠点に加わった．

　このように，同じ街のなかに複数の拠点があり，それぞれが少しずつ違った活動形態を取っていると，メンバーはそれぞれ自分の好みに合わせて行く場を選んでいることに気づいた．専門家の立場からいくらデイケアに勧めても乗らない患者たちが，何か自分に合うものを見つけると，自分の意志で通い始めたのである．小さな拠点を地域にたくさんつくることで，自分の意志で場を選び，自分から街に出てくる姿を見出したのだった．こうして，患者が「自分の意志で選ぶ」ということの重要性に気づくとともに，自分たちの活動が「街に溶け込んでいる」という実感がもてたのである．ひっそりと，一つ部屋を借りてそれが根付くと，また次をという具合だったので，近所の住民の方たちは，あそこが精神障害の患者たちの集まりだとわかっても，反対運動を起こすわけではなく「普通の人たちだね」と受け入れてくれたのだった．こうして，この三十数年間一度も反対運動はなかったが，東京というアノニマスな環境も幸いしていたと感じている．こうして図1，表3のような「錦糸町モデル」といわれる精神保健システムができあがってきた．

表 3 錦糸町モデルのさまざまな機能

社会福祉法人 おいてけ堀協会（自立支援事業所） 1979 年より
- 地域生活支援センター友の家（憩いの場・相談支援・地域移行・計画相談）
- ユニーク工芸（就労継続支援 B 型事業）
- ユニークジョブサポート（就労移行支援事業＋B 型）
- ユニークがらん堂（生活訓練事業＋B 型）

医療法人社団 草思会 1986 年より
- クボタクリニック（外来診療・デイケア・ナイトケア）
- 錦糸町クボタクリニック（外来診療・デイケア・ナイトケア）
- 錦糸町訪問看護ステーション（訪問看護）
- 在宅療養支援診療所（訪問診療）
- 錦糸町相談支援センター（地域移行・地域定着・計画相談）
- 錦糸町就労支援センター（就労移行支援事業＋B 型）

(有) クボタ心理福祉研究所 1988 年より
- 錦糸町カウンセリングセンター（カウンセリング・教育研修）
- 各種研修会（地域精神保健講座，成田セミナー，北山セミナー等）

関連機関・施設（嘱託医，グループワーカー等）
- グループホーム，福祉事務所，保健所デイケア，ゆめたまご（就労移行）等

4 多機能型精神科診療所への発展

　精神科診療所に精神科デイケアが認められたおかげで，医師と看護師の外来医療の世界にコメディカル職員が登場できて，これが多機能型の原点となった．職員が増えるとともに，コメディカルによる相談活動や訪問看護が行えるようになり，患者への支援に厚みができてきた．特に，当院では医師の診察の前にコメディカル職員の面接を実施するようにしたことで，医師の診察の前に抱えている課題の様子がわかるようになり，複雑な状況があっても医師の診察時の検討がしやすくなっている．また，医師のみでない複数の支援者がいるおかげで，多面的に患者さんを診ることが可能になっている．このようにして外来にチーム医療の道が開かれたといえる．これに，毎日のスタッフミーティングがあり，地域ケア会議やデイケア・ナイトケア会議があり，管理職会議があり，さまざまな会議の運営により情報の共有が図られている．

　また，当院独自の工夫としては，多職種で多様な機能を担っている法人内の風通しを良くするためにも，職員の相互交流として，週 1 日は別の部署に勤務するという「職員の相互乗り入れ」を実施している．こうすることで，他の現場も自分の職場となり，現場同士の批判は聞くことがほとんどない．個々の職員にとって，すべての活動が自分の仕事につながっているとの認識が必要と考えている．

　次に，近年は在宅療養支援診療所の実践が地域に発展している．これは，自力で外来診療に来ることが困難な患者の自宅に，計画的に月 2 回訪問診療を行う診療報酬制度である．症状が重い時ばかりではなく，高齢化とともに徐々に歩行が困難になり，訪問診療が必要になる患者が増えている．また，統合失調症だが糖尿病を併発しており，糖尿病性網膜症のため視覚障害が悪化し，自力での通院が困難になり訪問診療の対象になっている患者もいる．当院では，精神保健福祉士（PSW）が訪問コーディネーターとして全体の調整を行い，現在 3 チームが訪問診療に赴いている．コーディネーターが車の運転をして医師を患者宅に送るため，比較的医師の負担が少なく効率

的に訪問できていると感じている．この事業では，24時間電話対応が求められており，夜間休日は当院の職員数名が当番制で携帯電話を持って，問題があれば医師に連絡を取る体制で，緊急時対応を行っている．

訪問看護ステーションは，2008年に立ち上げた．これは，看護師3人を確保する必要があり，診療所からの訪問看護を約10年積み上げて，対象患者が80人程度に増えてから，「錦糸町訪問看護ステーション」を立ち上げた．2014年9月現在で，1か月間で約330回の訪問実数である．

また，2012年4月に相談支援事業所を医療法人として立ち上げている．これは，2009年に墨田区から委託された退院促進事業が，2012年に墨田区の補助金事業が打ち切りになり，新しい個別給付事業の形で自立支援事業としての相談支援事業に引き継いだものである．当初は，地域移行支援事業（退院促進）を中心に実施する目的だったが，近年は自立支援事業所を利用する利用者のための「計画相談」が増えて，事業の中心になっている．それぞれの単価が低いためなかなか黒字にはなりにくく，苦戦している．計画相談は，当院としては今後の活動をきちんとケアマネジメントをしていくために必要な事業と考えて始めたが，まだ外来医療チームのなかに位置づけることに苦労している．

長期入院患者の退院後の地域ケアを考えると，グループホームが必要になるが，錦糸町モデルでは，この点はまだまだ不十分である．それは，現在のグループホームの施設基準では，アパートに一人で住める程度の患者が対象であり，長期入院をしてきたハイリスクな患者を支援するには力不足なため，制度改定を待っている．もう少し職員を手厚くし，当直体制も組めて，医師がオンコールに控えているような「医療強化型のグループホーム」が今後は求められてくるのではないだろうか．そうなれば，軽い緊急時の患者も入院ではなく，数日間ショートステイですごすことで，危機を回避できる可能性がある．このようにして，入院を少なくできる一助に精神科診療所が果たせる役割があると考えている．

さらに，2006年の障害者雇用促進法に精神障害者が含まれてからは，徐々に障害者就労を果たす患者が増えてきた．これに対応しやすくするために，2014年3月から「錦糸町就労支援センター」と名づけた就労移行支援事業所を医療法人として開設している．精神科デイケアのなかでも就労支援は実施しているが，専門の部署を医療チームのなかにつくって機能アップを図っている．

このように，多職種・多機能型精神科診療所として包括的な地域ケアを完成していきたいと考えている．

5 おわりに

以上，私たちの「錦糸町モデル」といわれる活動のなかでの精神科診療所活動を紹介した．私たちの活動は，その時々の制度に支えられており，また縛られてきた．欧米諸国の地域ケアとはひと味違った地域ケアになっているのは，制度のなかでできる

ことを精一杯やろうとしてきたおかげである．しかし今，私たちがこれまでよりもより重い患者を診る決心をしなければ，長期入院を解消して日本に真の意味での地域ケアの時代をもたらすことができないと重く受け止めている．そのような意味で，日本の地域ケアが大きく変わらなくてはいけない転換点に私たちがいると実感している．

参考文献

- 窪田　彰．精神科デイケアの始め方・進め方．東京：金剛出版；2002．
- 窪田　彰．街を私たちの街に―多機能型精神科コミュニティケアとしての錦糸町モデル．精神神経雑誌　2009；111：1567-1570．
- 窪田　彰．包括的精神科地域ケアにおける医療の役割―多機能型精神科外来を精神地域ケアのセンターに．精神科臨床サービス 2013；4：430-435．

II

●この対象・治療法にこだわる ― **対象・治療法特化タイプ**

G 特定年齢層特化型

11 子どもの精神科——私のクリニック

小倉　清
クリニックおぐら

1 はじめに

　私は医者になってもう五十数年たっている．だいたいはもう引退してもいい年齢なのだが，もの忘れは多少あるものの，幸い健康上の問題はほとんどない状態であるし，また習慣もあって，今もフルに臨床活動をしている．

　今回この原稿の依頼をうけて，いったんはお断わりしたのであるが，それというのも私はもう生活の支えのことも含めて，昔からあったさまざまの状況や条件などから自由になっていて，普通ならば否でも妥協しなければならないような事柄もなくて，日々一般的でない臨床を楽しんでやっているのである．したがってどなたからみても，私の臨床なんぞあまりにも非日常的なものなので，参考になるようなことは何もないと考えたのであった．しかし再度の要請をうけ，慎しみもなくここに私の臨床の一端を披露させていただく次第である．

2 クリニックの概要

　まず私のクリニックの紹介から始める．私はある総合病院の精神科に28年間ほど勤めて定年退職した後，80人ほどの患者さんを継続して診ていく必要性にせまられて，1996年（平成8年）6月に開業して以来17年を過ぎたところである．その所在

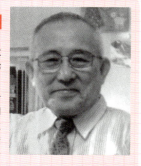

小倉　清（おぐら・きよし）　略歴

1932年和歌山県新宮市生まれ．1958年慶應義塾大学医学部卒．1959～67年米国イェール大学およびメニンガークリニックへ留学．帰国後，関東中央病院精神科勤務．1996年クリニックおぐら開設，現在に至る．
著書に，『子どもの精神療法—乳幼児期から青年期まで』（岩崎学術出版社，1980），『初回面接—児童精神科臨床1』（共著．1980），『入院治療2—児童精神科臨床4』（共著．1983）〈以上，星和書店〉，『精神保健—新現代幼児教育シリーズ』（東京書籍，1994），『子どものこころ—その成り立ちをたどる』（慶応義塾大学出版会，1996），『治療者としてのあり方をめぐって—土居健郎・小倉清対談集』（チーム医療，1997），『子どもの臨床—小倉清著作集1』（2006），『思春期の臨床—小倉清著作集2』（2006），『子どもをとりまく環境と臨床—小倉清著作集3』（2008）〈以上，岩崎学術出版社〉，『子どもの精神科医五〇年』（論創社，2012）など多数．

は世田谷区の三軒茶屋に近い上馬という交差点の近くで，環七に面しているビルの2階のワンフロア，200 m^{2}ほどの広さをもっている．面接室は5つあり，そのなかの一つは20 m^{2}ほどの大きさのプレイルームになっている．あとは受付，スタッフルーム，そしてエレベーターホールとトイレになっている．スタッフは10人いて，私を含めてフルタイムの医者が3人，パートタイムの臨床心理士が4人，受付の女性が3人いて交代している（あと臨床心理の大学院生が実習している）．経営会計は税理士の方にすっかりおまかせになっている．普通の健康保険でやっていて，自費診療の方はいない．すべての年齢の方を対象としているが，多分，半分近くの方は2歳くらいの赤ちゃんから思春期・青年期の方々である．上は90歳くらいの方もみえる．すべて予約制になっていて，予約料が2,500円になっているが，生活保護，自立支援の方，障害年金の方，母子家庭の方などは予約料なしになっている．

　原則60分の診察であるが，それより少し短い人もいればもっと長い人もいる．家族みんなで来られる新患では，子どもと親と別々にお会いしたり，全員でお会いしたりするので2時間とか3時間になる．ひどく重症な方は1週間に2〜3回面接する場合もある．逆に初診1回だけで終了にしたり，他の医者を紹介することもある．それは通院の距離とか不便さとかによる場合もあるし，まあ互いの相性のような問題のこともある．誰も彼もが私のことを気にいるわけはないし，私のほうにしても，この人とは合いそうにないなと思うことはある．そしてもう無意識のうちに状況が展開して，1回きりで終わってしまう場合もあるだろうと思う．患者を好みで選んでしまっているというようなことは臨床家は誰しもやっていることであって，それに気がつくかどうか，無意識のままにそうしていて自分ではわからない――というようなことはよくあるはずである．このことは気がつかないより，よく気づいているほうがよろしいと思う．それと同じくらいに重要なことは，治療者が患者のことをいうなれば個人的に好きになってしまって，やたら熱心になってしまっている危険性に気づかないでいるという場合である．治療者−患者関係も人間関係の一種だから，いろいろなことが起こって当然だといえよう．重要なことはそういう状況について治療者が敏感であらねばならぬということである．経過が長くなってしまって，随分遠方から今でも月に1回だけみえるというような方もいる．まるで友人のような感覚である．

　休診日は木曜・日曜・祝日だが，それが往診に使われることもまれにだがある．まれに朝8時半にみえる方もいるが，大半は9時か9時半から始める．開業した頃には夜10時半まで診察していたことがあったが，今はもう老齢になったので，最近は夜8時とか8時半くらいまでになっている．

　正月前後と夏には1週間ほど休みがある．ずっと以前は夏にスタッフとその家族とで旅行にいった．屋久島とか礼文島とかなど．でも最近は近い所の温泉の一泊旅行になっている．以上が私のクリニックの紹介である．

3 "診断"とは

さまざまの状況や問題があって、クリニックにおみえになる方々について医者は診断名をつけねばならぬ立場にあるわけだが、私は基本的にいって一つの単語をもってそれを断ずることには賛同しかねるのである。ある一定の歴史的背景や状況をもとにして、その間にさまざまの努力や工夫があったとしてもうまい展開が得られず、ついに精神的なバランスを失ってさまざまの病状が表出するに至ったという現在の状況全体を含めて、一つのカテゴリー名をつけようというのは本質的に無理があると思う。

診断というのはそもそもその語源からすると、患者さん一人ひとりを個々別々のものとして認識することを指すというのだから、その認識の内容となるものを十分に説明するものでなければならないことになる。つまり一つの単語ではなく、一定の長さの文章にならなければならないことになるのである。それは不便といえば不便だが、やむをえないことである。そしてそれは認識の問題なのだから、いろいろdebateされうるものであって当然である。私は診断というものをそのように考える。

そうなると発達障害とか行為障害とか注意欠如・多動性障害（ADHD）とか、反抗挑戦性障害とか学習障害とかという単語には意味がないことになる。それは一般科においてたとえば頭痛障害とか、嘔吐障害とか骨折障害とか、嚥下障害とか排尿障害とかを診断名として使うことはないのと同列である。そして精神科でも診断名として不安障害とか幻覚障害とか、思考障害とか暴力障害とか妄想障害とかを疾患名として使うことはないのと同じである（もっとも感情障害というし、自己免疫疾患とはいうし、救急外来ではDOA〈dead on arrival〉というのもあるにはある）。

しかし乳幼児に何か診断名をということになると、仕方なく被虐待児とかdifficulties to thriveとか、愛着障害という言葉を使うことになる。とりあえず状態名をもってするのだが、いずれもっとよくわかってくるであろうことを前提とするのである。

4 "診察"—まずはじめに

親子が外来にみえて、親が「診察は一緒でしょうか別々でしょうか」ときくことがある。私は「話しあって決めて下さい」ということにしている。小学生でも本人が「別々がいいです」ということが多い。小学生とだけで話がはずんで時間が2時間になったりもする。そうなるとお母さんにはまた別の日に来ていただくことになる。診察に先立ってアンケート様の質問表をわたし、ハイ、イイエに○をつけてもらうようなことは私はしない。それは治療的でないと思う。やらされるほうもきっと不愉快に思ったり、質問の意図がつかめなくて答えようがないと思ったりするのではないか。

私のクリニックでは住所・氏名・年齢・誕生日・電話番号などを書いていただく用紙に紹介者の氏名と、それから「今、最も困っていらっしゃることは何ですか？」という項目がある。ところが1/4くらいの人はここが白紙になっている。そんなに簡単

には書けないと思っておられるのだろうか．「学校の問題」，「友人関係」などというのもあって，いろいろ説明を要することが多い．もっともどうせ話の切り口として「今日はどういうことでいらっしゃったのですか？」ときくわけだから，この質問は不要なのかもしれない．

だいたいは患者さんは緊張していたり不安そうにしているものだから，多くの場合，患者さんの住所をみて，「電車をどう乗り継いで来られましたか？」とか，「どれくらいの時間がかかりました？」とか，「ひどいお天気のなかをたいへんでしたねぇ」とかといって口火を切る．紹介者について少しきくこともある．私はカルテの冒頭のところに患者さんについての第一印象とか，どんな服装でどんな語り口の人かということをごく短く書くことにしている．

家族歴を冒頭からきくことは少ないが，適切と考えられるときには，わりと早い時期にかなり細かくきくこともなくはない．そのほうが本来の問題についての話を展開するのに役立つこともあるからである．私は特に時間の配分を考えて計画的に項目を追った質問をするようなことはしない．患者さんと自分がもついうなれば呼吸のようなものがあって，一見無関係のような話にみえたとしても，私はそんなに先をあせることはしないということである．

初診の眼目というか目標は患者さんを理解するということである．症状の同定とかその取り扱い方が目標ではない．患者さんが自分をよりよく理解し，よりよく生きられるためのお手伝いをさせていただくのが目標である．そのためにはどうするか．基本的にいえばその人の歴史をよく知ることである．どんな事象でもその歴史を知ることなしに，それを理解することはありえない．私たちが人類の歴史（地球の歴史でも宇宙の成り立ちでもよい）を勉強するのはなぜか．それは現在の自分自身をよりよく知るためであり，人類の将来を考えるためである．

患者さんの歴史を知るにはどうするか．もちろん家族からさまざまなことについてお話をうかがう．両親それぞれの家族の歴史，家族関係のあり方，そして両親の出会いのこと，結婚生活のあり方，妊娠に至る経過と妊娠そのものの経過，出産そのものとその場合に起こったさまざまなことなど，ここまででもかなりの事柄が重要な情報になる．もちろん初診でこれらすべてが知られるわけはない．

現在では，小児科の NICU（neonatal intensive care unit：新生児特定集中治療室）では 200 g の超未熟児の手当てが行われるようになっている．胎児についてまことに詳細なことまでわかってきている．実際，妊娠のあいだに母親になろうとする人がどんな体験をしたのか，どんな思いで日々の生活を送っていたのか，そしてそれらの事柄によって胎児としてはどんな体験をすることになったのかなどはとても重要な情報である．

一般に 2〜4 歳の子どもは胎児期の体験をよく記憶していて語ってくれるものである．臨床の場に現れる子どもさんたちは 4 歳を過ぎてもはっきりとした記憶をもっているのである．成人の患者さんでも長いあいだずっと繰り返し見る奇妙で恐ろしい夢を語ることはままあって，それが胎児期や乳幼児期の体験と重なっていることを発見して驚くといったことはある．

患者さんをよく理解していく努力のなかで，私がとても重要視していることがある．それは患者さんが生まれた時以来の写真を全部持ってきていただいて，それらを一緒に丹念に見ることである．親が選んで持ってくる写真にはあまり意味がない．ある限りすべての写真を見なければならない．それにはある程度の時間がかかる．するとご本人はさまざまなことを思い出してくる．親だけでなく祖父母を含めた家族とのあいだのごく早期の体験を思い出す．そしてそれが，今現在の問題点とつながって理解されることがままある．生まれて以来，笑顔の写真が一枚もないこともある．これは相当たいへんなことである．生まれて以来，ずっと浮かない表情ばかりであるという事実に親が初めて気がつくということがあるのである．写真をしっかり眺めているうちに赤ちゃんの頃の記憶が再生されてくるにつれて，その後に続く年齢で体験された事柄も次々といもづる式に思い出されてくるものである．こういった体験がもたらす驚き，感動，そして得られる省察というものは激しい情緒的体験をよび起こさずにはおかない．そしてもちろんそれ自体が治療的な働きをもつものである．それというのも，そういう体験は自分自身についての新しい視点を提供し，新しい観点から自分を見直してみるという体験となるからである．これは思春期の患者さんにおいて特にみられるが，成人についても同じである．

　写真を見るときには，年齢が進む順にズラリと並べてよく眺める．そして表情の変化をみる．変化がみられないというか，表情がないままという場合もままある．写真のわきには思いがけない物や場所，人物，家の様子なども偶然に写っていたりして，それが何かの情報をもたらすこともまたある．写真の見どころはまだほかにもある．一人きりの写真ならば表情のほかに，服装，栄養状態，姿勢，癖らしきものなどに注目して見る．家族写真とか子どもたちだけ，学校での集合写真，運動会の写真などからはまた別種の事柄がわかるかもしれない．

5　子どもの"面接"について

　成人の場合と違って子どもでは面接をしなければならない人数が増える．家族だけでなく，学校，施設，地域機関などの関係の人々である．子どもの情報について，直接の家族よりもまわりのもろもろの人々による情報のほうが豊かで，治療に役立つ場合もある．ことに保育園や幼稚園の先生，小学校低学年の担任からの情報は貴重である．それはしかし治療者がどういうところに眼目をおいてお話をうかがうのかということと関係が深い．直接，間接に得られる情報を通して，治療者は子ども心をよく理解して，それとの関連において全体の状況が意味するところを把握しなければならない．もちろんそれが治療の進め方に反映されるはずであるからである．

　面接を重ねていくうちに，さまざまの修正・追加がなされていく．治療者自身のさまざまな気持が刺激されてわき起こってくるのだが，それらが患者さんの心のあり方，動き，変化などと同調していることは疑いがない．治療者は患者さんと同じくらいに敏感でなければならないわけである．

6　"治療者-患者関係"のこと

　年齢を問わず，患者さんは治療者が自分の心の痛み，悲しみ，怒り，淋しさ，やりきれなさ，虚無感などをしっかりととらえて理解し，そして苦しみを和らげてくれるものと期待している．しかし，かといって治療者のことを全面的に信じきれるとは思ってはいないであろう．だから，治療の経過は両者が願うほどにはスムーズには進まないのが普通である．お互いに試行錯誤の過程が生じないわけにはいかない．それが生じない場合は治療者-患者関係がまだ本物になっていないからだが，そのようなことはどんな人間関係においても常に必ずあるものであろう．だからあせることはないし，あせってもどうなるものでもない．ただそういう現象に治療者が敏感であらねばならず，願わくばよりよい対応になるべく早く思い至ってもらいたいものである．

7　子どもを診る際に大切なこと

　私は2歳の子どもと十分に心が通う精神療法を行えると思っている．言葉による以上に身体の動き，表情に現れるさまざまな心の動きの変容する様相を通して，それは行われる．この場合，時として思春期の人よりもずっと深く重く雄弁であると思う．生半可な小手先の技などが不要なだけ，つながりやすいし反応を直接的に感じることができる．しかも変化が非常に早く起きる．そして仕上がりがさっぱりしていて小気味よい．

　また3～4歳の人が示す，人生における理不尽さに対するやるせなさややりきれなさは，ずっしりとこちらに伝わってくるものである．しかも彼らは勇を鼓して，それなりに妥協点を見出そうとしているし，意を決することもする．その決然たる態度には深く感心させられる．resilienceという言葉に相当することとでもいえるであろうか．

　6歳にもなればもう私たちはすでに私たち自身になっていて，その後それほど大きな変化は起こらない．というか起こさない．そうでなければその後を何とかして乗り越えていくことが困難になるからである．幼稚園の先生や小学校低学年の先生たちは，このことを日々，実感しておられるであろう．

　そして10歳では私たちは最終的に「自分」となっていなければならない．さもなければもうその後を本当に生きることにはならないからである．いま現在，何歳であろうと，本質的にいって私たちは小学校3～4年生くらいからそれほど変わってはいないはずである．もし変わっているとすれば，その後によほどの事柄を体験しなければならなかったからであろう．保育園や幼稚園での体験，そして初等教育において，人生について学習することがいかに重要な意味をもっているかということである．

　子どもを診る精神科医は特にこれらのことの大切さを日々の臨床において，十分に繰り返し感得するのでなければならないと私は思う．そうでなくて，何で子どもの精神科の存在意義があろうか．

G 特定年齢層特化型

12 私の子どもの精神科臨床

川畑友二
クリニック川畑

1 クリニックを開く

　42歳でクリニックを開いて，早15年になろうとしている．私のクリニックは世田谷区の小田急線経堂駅から徒歩3分ほどのビルの一角にある．そのビルは3階建てで，商店街のもつ地区会館であるが，医療モールとして5軒のクリニックと薬局がある．駅の近くといってもわりあいと閑静な住宅街の中にあることがこのビルを選んだ理由であった．子どもの臨床，特に乳幼児や児童，その親を対象として考えていたため，駅近くという利便性があり，それでいて静かな環境というのが必須の条件だったのである．そしてまた，子どもの臨床では決まってその親と兄弟も伴って，ときには家族そろって来院することもあるので，広い待合室も必要となるため，45坪ほどの東京の精神科クリニックとしては比較的広めの面積も気に入っている．実は開院当初はこの近くの今の半分ほどの面積で始めたのであるが，私の臨床がより低年齢の子どもとその家族を対象にするという志向性が定まったことから，5年前に広い所へ移転した．

　診療は火曜の午後と日曜・祭日だけが休診で，つまりほぼ毎日休みなく診療していることになる．子どもの臨床では，新患が3か月待ちであるとかよく耳にするが，「今」を困っている子どもやその家族にとっては，3か月というのは苦痛以外の何物でもないであろう．そういうわけで当院では新患は平均1〜2週以内には診ようと心がけている．火曜の午後を休診としているのは，教育相談室や各地の特別支援学級を訪れて

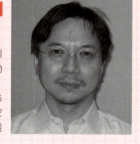

川畑友二（かわばた・ゆうじ） 　略歴

1957年鹿児島市生まれ．1983年国立長崎大学医学部を卒業後，2年間内科研修をしたのち，長崎大学精神科に入局．1989年公立学校共済組合関東中央病院に勤務．1999年クリニック川畑院長．乳幼児・児童・思春期を対象とした精神科クリニックで，精神分析的精神療法や精神力動的理解をもとにしたプレイセラピー，乳幼児期の子どもの子育て相談を中心に行っている．
主な著作には，『不登校の理解－事例に学ぶ－』(明治安田生命社会事業団，1995)，『治療者のあり方について』土居健郎，小倉清対談集（共著．チーム医療，1995)，『学級崩壊』（共著．明治安田生命社会事業団，2002)，『青年期前期患者の見立て：見立てを意識化すること』(思春期青年期精神医学，2003)，『「甘え」とアタッチメント』(共著．遠見書房，2012) がある．

事例検討などを行っているためである．

　スタッフは，臨床心理士延べ8人で，一日あたり3～4人が診療にあたる．臨床心理士が多いのが当院の特徴でもあるが，後述するように家族全体を診るためには不可欠のことなのである．全員非常勤だが，すべて複数日勤務している．週2日の非常勤医師が1人おり，また受付が延べ5人でシフトを組んで勤務している．

　子どもの精神科を銘打ってはいるが，以前勤めていた病院時代からの患者も診なくてはならず，午前中は大人（といっても中・高生も含まれるのだが）の患者を中心として診療し，午後からは予約診療で幼児期や児童期，そしてその親を中心として診ている．午後の診療では30分あたり2,500円の予約料をもらっているが，母子家庭や生活保護家庭のために減額しているケースも多い．

　私が開業に至った理由はいくつかあるが，総じてみると思春期患者の入院治療に対する無力感が一番大きかった．入院治療自体の効果がなかったわけではない．むしろ，かなり効果的であったと自負しているが，入院させたい患者が多すぎたのである．「自分ならどうにかしてやれる」という私の思い上がりもあったであろうことは自覚しているが，それを差し引いても子どもの精神医療を行っていくうえで余りある悲惨な現実があった．

　私が児童・思春期の病棟で勤務したのはもう25年ほど前になるのだが，その頃の入院患者は10代といっても高校生や大学生が大半を占めていた．しかし，勤務してしばらくすると中学生が中心となり，そしてすぐに小学生が7～8人いるというありさまであった．他科でもよくいわれる早期発見・早期治療をわれわれも目指していたが，そういう意図とは無関係に精神科にかからねばならない患者は年々若年化・重症化していたのである．最近，不登校やキレる子ども，落ち着かない子どもが増加しているといわれる．そして親の子どもへの虐待や子どもによる親への暴行・殺人などがあたりまえのように報道されている．親を信頼できずに育った子どもたちにどんな未来が来るというのであろうか．これらの問題は急速に日常化し，もはや子どもの心理発達的問題は病院を訪れる一握りの子ども達だけのものではないことは明白なのである．

　そしてまた，入院してくる彼らの詳細な生育歴・現病歴をとってみてわかったことがあった．彼らは思春期以前（乳幼児期，児童期）にも多くの問題やサインを指し示していたにもかかわらず，それを親や周囲の者が理解できなかったり，無視したり，あるいは専門家の「しばらく様子をみましょう」という言葉で早期介入や治療のチャンスを失っていた．より早い介入や適切な援助で，親も子どもも楽になれたはずで，もしかしたら病気という状態にならずにすんだのではないか．そこで，「大きな病院で（病気としてできあがった患者を）待つ」のではなく，幼い子どもをもつ家族がごく些細なサインや悩みでも比較的気軽に相談にのれるような「クリニックにうってでよう」と考えたわけである．

2　何を目指すか—私の臨床における苦労と工夫

　以上にあげた思いを形にするのはそれほど容易なことではなかった．子どもの臨床で師匠と仰ぐ小倉　清先生たちも開業されており，参考にする点は多々あったが，私なりの臨床を追い求める必要があった．

　病気が重症化する前に，子どもの治療を行いたいと思った．しかし，それを外来でどうやったらいいのかという方法論は文献を読んでもあまり見当たらない．また，実際にクリニックで診療していくなかで，虐待やその周辺群が予想以上に多いことにも困った．報道されるような事件性のあるものもさることながら，うまく子育てができないために幼少期からすでに関係がうまくいっていない親子が非常に多いことにいまさらながら驚かされたのである．いよいよもって，乳幼児や児童期の子ども，そして家族全体の治療の必要性を感じたのであるが，教科書に載っている介入法や治療技法では満足できなかった．というのも，それらのほとんどが海外の取り組みであり，輸入文化でしかありえない．それらは日本の子育てや日本の子どもとその家族，そして治療環境とはずいぶん実態が異なっており，そのまま真似しても表面的になるであろうと思われた．自分なりの方法論を見出さねばならなかった．

　わが国でも（世界中の問題になっている），家族を支えるイデオロギー（神話）が崩壊し，離婚家庭の増加や子どもをつくらない夫婦，単身赴任の増加なども認められ，家族形態も拡散の方向にある．家庭のなかで父親の権威は低下し，母子密着や大人の子ども化は家族関係を変化させている．核家族化や転勤による移動は家族を孤立させ，長期にわたる人間関係の経験を難しくさせ，地域社会の崩壊から大人同士も疑心暗鬼のなかで暮らしている．家族を支える人はごく限られてしまい，親は子育てに対しての不安を強め，その不安は彼らをますます閉鎖的にさせている．結果として，子どもに過剰な期待をかける，子どものいいなりになる，暴力を振るう，無視するなどの子どもとの偏った濃厚な関係ができ，家族機能不全あるいは崩壊といった状態に陥っている．家族は有機的に機能せず，「安心感をもてない」場になっているのである．

　その現状が逆に治療のヒントになるのではと，はたと思いついた．「信頼感」が失われた子どもとその親たちの世界に，その「信頼感」を伝えることができたらと考えた．幼児期や児童期の子どもの心理治療では，必ずその親の治療，家族全体を扱わねばならない．子どもに対しては，遊戯療法が広く用いられ，同時に親子並行面接を行って治療の効果を高めるというやり方が一般的であるが，家族が安定した集団として機能していないケースではそういった並行治療は効果が少なかった．両親に出来事を振り返って語ってもらい，子どもの気持ちを解説したり教えたりしても，here and now（その場・その時）ではないためなかなか実感してもらえない．そして，何よりも子育ては親と子どもの非言語的なコミュニケーションそのものであり，言葉でのやり取りだけではこちらの意図が伝わりにくい性質のものである．言葉だけに頼らずに，家族全体に信頼感を育てる治療法が必要であった．

　現在，当院では「家族-遊戯療法」という治療的工夫を行っている．これは，一つ

のプレイルームに家族全体で入ってもらい，それに治療チームが加わることで有機的な関係性が生まれることを期待する技法である．参加人数が増えるためそれなりの難しさは生じるが，上にあげたような治療困難な点を改善できる．子どもや母親のみでなく，兄弟や家族全体を holding し，支持する治療法であり，よってバラバラな家族に有機的なつながりをもたせ，また子ども個人の問題解決にも至るという効果が得られるのである．その変形である治療法も多く行っているが，いずれも家族全体をチームで診るというものである．家族力動を見立てて，当初問題となった子どものみならず，兄弟にも遊戯療法を行うため，あるいは母親や父親も支えるために複数の治療者が一家族にかかわるのである．

3　現在の所感とこれからの抱負

　上にあげたような治療的工夫を思い立ったのではあるが，それには何よりチームとなる優秀な「人」が必要だった．また，複数のプレイルームと，家族が各部屋から出て出会う場としてのホール的な広めの待合室も求められた．

　精神科は特別な「道具」を必要としない，「人」で治す診療科であるというのが私の信条である．そのため，多くの人件費がかかるのだがそれはやむをえず，その分，当院の内装はシンプルに抑えなければならなかった．その「人」の確保はわりあいうまくいっている．いろいろな研究会に参加して，さまざまな人と出会うことができているのが幸いしたのであろう．受付を含め，クリニックのスタッフみんながそれぞれの持ち味を出せているのではないかと思っている．人事を自分で行えるというのが，クリニック開院の面白さの一つではないかと思うが，院長としてスタッフ間の関係性に心を配り，その全責任を負わねばならないことも確かである．

　精神科の病気は治りにくい，再発しやすいといわれるが，それは根本の治療を行っていないからであろう．現在の精神科治療法の多くは，もうすでにできあがった病態と取り組むものであり，症状の軽減を図り，リハビリを行うといったものでしかないのではないかと思う．どうやったら根本治療により近づけるのであろうか．現在，脳の研究が進んでおり，心の病気をそれで説明し，解決しようとする動きがある．はたして，脳の研究が進むことで心の病気はすべて解決されるのであろうか．否，心の病気の多くは人間存在の悩みを抜きにしては語れないものであり，つまり脳内物質の流れだけで説明できるはずはないと私は信じる．それこそ人間の存在，尊厳にもかかわる問題である．むろん，脳科学の進歩を歓迎していないわけではなく，私も薬を処方するし，それが多くの患者の苦痛を軽減できていることを知っている．しかし，「心」イコール「脳」ではなく，「心」は「身体」をも含んだより全体的なものであり，脳の解明だけでは心の病気全般を治療することはできないであろうと考える．人間の心の成長・発達は，個体の素質と環境とが絡み合った相互作用でなされるものであり，人生という時間軸のなかで形成されていくものである．一様な成長モデルで心を判断することは不可能なのである．

「脳は（環境によって）つくられる」といわれるほど，脳の発達も環境による影響を強く受ける．それが急激に起きるのは胎児期や乳幼児期であり，その時期の子どもを取り囲む環境は重要であろう．身体疾患がそうであるのと同様，人間のあらゆる面で環境が強く影響するのであり，胎児期や乳幼児期の心の成長が安定したものであれば，精神疾患のあるものは未然に防げるであろうし，場合によっては治すことも可能かもしれない．結局は，予防医学的見地からだけでなく，根本治療という見地からも，精神疾患の治療には妊婦や乳幼児期の精神環境を整えることが求められると考えるのである．今後，周産期を含む幼い時期の子どもや親たちの治療をより積極的に行っていきたいと思っている．また将来的には，保育園や託児所を開きたい．クリニックという医療の場ではなく，より身近な場所でのふれあいで，そういった観点から親子にかかわれたらと願っている．

4 現在の精神医学会への提言

発達障害のいくつかの病名が，子どもを取り扱う医療機関や心理相談室だけでなく，さまざまなところで聞かれる日常語的なものになってきている．大人の精神科でも，ある新聞で「患者の悩みを聞かない」，「患者を怒鳴る」精神科医の問題が取り上げられていた．薬物療法の専門家が多くなり，心ではなく脳の専門家となっているというのである．精神科領域ではこのように診断名の独り歩きやマニュアル本の氾濫など，形になること（数量化，カテゴリー化，マニュアル化など）を求める傾向が強くなっている．何事に対しても「一般化する」というDSMなどの診断基準がもたらした弊害であろうか，個別性を失った表面的な，十把ひとからげ的な見方が横行している．心の専門家であるはずの精神科医が，小説などでも描かれてきた繊細で，複雑，時には奇妙ともみえる「人の心」の動きというものを忘れ，単純化した見方でしか人間を理解しなくなっているのである．本来の精神科臨床であるべき，「患者一人ひとりの内面の苦しさを慮り，解決の糸口を探るという臨床的営み」からほど遠いものになろうとしていることを怖く思う．つまり，精神科医としてのアイデンティティはどこにあるのか，専門性をどこにおこうとするのかという問題が生じているのである．

近年，医療全般で「エビデンス」をことに強調することが起こっている．もちろん医学は古今東西さまざまな経験を通して，そのなかで得られた確証をもとにして発展してきたことに疑う余地はない．しかし，「癒し」という言葉が現代医療には似つかわしくないとさえ言われたことがあるように，医療は自然科学であるというエビデンス神話のために，医療が「癒し」というものから乖離した．それは医者が患者の顔をまともに見ることもせずに，電子カルテにデータを懸命に書き込む姿にも通ずる．「癒し」という行為が否定された瞬間に，人間から，そして「心」から医療は離れてきているのである．

長年精神療法に携わってきたなかで多くのことを学んだが，そのなかでも特に重要と思われることがある．頑なに固定化された見方，偏った感じ方を保持しようとする

心理背景には，必ずやその人の不安や恐怖，怒りが隠されているというものである．それらの感情が物事の認知に影響し，そして思考の自由さを奪い，それ以外の可能性を否認させる．まさしく，人の「心」を想像するという自由さが失われている精神科医療にも同様の現象が生じているのではないだろうか．「エビデンス」至上主義の裏側には，何を信じていいのかわからなくなった現代人のもつ不安が存在すると思われるが，精神科医も「専門家としての不安」を否認するために，「形になること」を必要以上に求めているようにみえる．

　人間の「感性」が，ないがしろにされているのではないかと思う．人間の感受性，感性は形にはならないが，それを信じられないとすると，そこには「お互いに気持ちを感じ合う」という共感というものは存在しえない．どういった面に注目し，共感するのかは治療者の知識や意識的側面のみならず，感性によるところが大きい．感性はあくまでも個人的なものである．その感性は内面の情操，人間性と文化性に基づくものであるため，治療者の独りよがりな空想や偏見から免れうるものではない．共感そのものが不確かなものであり，それをつてとする精神療法は常に不自由さを伴うのである．しかし，「感性」，「共感」を否定するとそこにはもはや精神科医療はなく，また「人間の心」も存在しないのである．そのことをわれわれは忘れてはならないと思う．

H 疾患特化型

13 発達障害の臨床

田中康雄
こころとそだちのクリニックむすびめ

1 クリニック開業の経緯

　2012年3月末，僕は8年間勤めた北海道大学大学院教育学研究院の教員職を辞し，5月からこころとそだちのクリニックむすびめという小さいクリニックで精神科診療に専念することになった．思えば，1983年12月に精神科医になってから28年6か月たっていた．成人精神医学から始まり，児童精神医学に進み，国立精神・神経センター精神保健研究所の児童・思春期精神保健部室長と北海道大学教育科学部で研究，教育者としての日々を送り，再び精神科医に戻った．

　クリニックを開業しようという思いは唐突だったが，教育と医学の二足の草鞋を履き続けていくことへの心の負担はあった．終の仕事に何を選ぶかという時期になり，僕は日々の診療を選択した．臨床の責務を背負う力が衰えたときには潔く去ろう．許される時間があるうちは，臨床一つに自分を浸そうと決意した．

2 クリニックの業務内容

　僕たちのクリニックのモットーは「誠実に丁寧に」である．日頃の臨床も基本的にできるだけ心を込めた対応をさせていただくことに心がけている．これを開院以来スタッフ全員が意識している．

田中康雄（たなか・やすお）　　　　　　　　　　　　　　　略歴

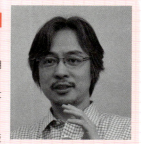

1958年栃木県生まれ．1983年獨協医科大学医学部卒業後，旭川医科大学精神科神経科医員．その後，道内の精神科で勤務し，2002年国立精神・神経センター精神保健研究所児童・思春期精神保健部児童期精神保健研究室長．2004年北海道大学大学院教育学研究科教育臨床講座，北海道大学大学院教育学研究院教授，附属子ども発達臨床研究センター教授．2012年北海道大学名誉教授．2012年5月より医療法人社団倭会こころとそだちのクリニックむすびめ院長．
最近の著書・編著
『軽度発達障害―繋がりあって生きる』（金剛出版，2008），『支援から共生への道』（慶應義塾出版会，2009），『つなげよう―発達障害のある子どもたちと私たちができること』（金剛出版，2010），『発達支援のむこうとこちら』（日本評論社，2011），『児童生活臨床と社会的養護』（編著．金剛出版，2012）．

13 ● 発達障害の臨床

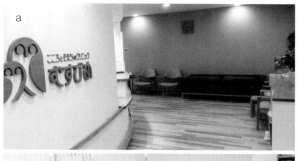
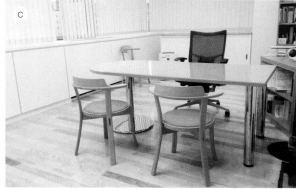
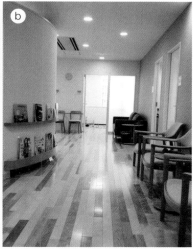

こころとそだちのクリニックむすびめのロゴと待合室（a），待合室から診察室へ（b），診察室（c）

　僕と一緒に働くスタッフは，受付から会計，そして数々の電話相談を引き受ける医療事務員，クリニック全般の司令塔で適宜僕の面接を補完する対応もしてくれる看護師，主に思春期以降成人の心理検査を担当する心理士，幼児・学齢期の子どもの心理検査や言語指導と親への心理的対応を受けもつ言語聴覚士，総勢5名である．

　精神科医療では，最初のかかわりが最も大切である．電話での対応，受付での接遇には細心の配慮を要する．

　日々の診療は，完全予約制といっても，突然体調を崩して受診される方も来られる．予定の面接時間を大幅に超過してでも対応する必要もある．予定した時間に診察室にお呼びできないという事態も生じる．小さなクリニックなので，時間がずれてしまうと予定通りに来られた方々を長くお待たせしてしまう．ときには発熱や急用のため受診がキャンセルされる場合もある．完全予約制といっても流動的で，なかなか予定通りにはいかない．受付では，これから来られる方々に時折，外来進行状況をお知らせし，受診時間の微調整を相談させていただいている．予定時間になっても来られていない場合には確認の連絡をし，できるだけ柔軟な対応を行う．

　診察時間は制限のあるなかで，できる限りの対応を心がけている．クリニックは電子カルテだが，診察中は，以前の診察内容を確認するとき以外はパソコンを見ない．手元のメモ用紙に書き込みをしながら，向き合って面接する．これは精神科面接の基本である．そのような面接を重ねても，相談者が未消化な部分を抱えることも多々ある．ときには診察後，看護師が相談を補完してくれる．

　僕たちのクリニックは，24時間救急対応できるクリニックではない．内服薬を変

更したとき，病状が不安定な場合，イベントを控えている場合など，診察場面で特に気になり，次回の受診日まで僕の心が落ち着かないような場合は，あいだで状況確認の連絡を入れさせていただいている．特に内服内容の変更時には気をつけている．

関係機関との連携が求められるときもある．子どもの場合は，幼稚園，保育園，学校の担当者から相談を受けることがある．大人の場合は，配偶者，職場の上司，ときに弁護士から，連絡をいただくこともある．どちらも守秘義務があることを伝え，当事者家族の同意をいただき同席のうえで情報交換をするようにしている．

診察場面外での対応が必要な場合もある．主に言語聴覚士か僕が，現場に足を運ぶこともある．

まれに，入院治療への移行が必要な場合は，札幌市内の精神科病院に協力を仰ぐか，僕たちの医療法人社団倭会の病院を紹介させていただいている．

3 クリニックにおける発達障害臨床の状況

クリニックを利用される方の男女比は3：2，20歳未満では男性が約3倍，20歳以降では女性が2倍と性差が逆転する．20歳未満と20歳以上の方の受診比率は2：1で，未成年のほうが2倍多い．抗えない偶然から始まった発達障害臨床が，現在の僕の仕事の大半である．現在受診された方の70％前後の方に発達障害の診断がついている．広汎性発達障害（自閉症スペクトラム障害）と診断される方が発達障害全体の60％，注意欠如・多動性障害（ADHD）と診断される方が18％程度である．どちらの発達障害も20歳以上の方が20％程度で，成人の方の受診も増えてきている．また，受診後にきょうだいや，親が相談に来られる場合も少なくない．家族に波及していくケースは受診総数の25％程度である．きょうだいは類似した発達障害傾向や情緒的なつらさについての相談が，親はわが子と似た発達障害傾向についての相談や，何かと衝突してしまう子どもへのかかわりに心を痛めての相談が多い．時に結婚生活が継続できるかどうかといった相談や離婚調停に絡む相談もある．児童相談所の嘱託医もしているので，不適切なかかわりへの対応も求められる．

● 子どもの発達障害臨床

最近の傾向は，診断の難しい子どもたちへの早急な対応が求められているということである．

早期発見・早期対応ということで，多少でも発達につまずきがある場合は，専門家への相談が勧められる．実際の健診場面で「ちょっと気になると言われました」，「高機能自閉症ではないかと言われました」，「就学後には学習障害になると言われました」と指摘された子どもたちが，親に連れられて受診する．最近は，これに加えて，「健診では特に心配はないといわれたのですが，何かしらの発達障害がこの子にあるように思えるのです」，「保育所に行って，それまではあまり気にしていなかったけれど，集団遊びができないように思えて心配です」と，親自らが率先してわが子を外来相談

に連れてくることも増えてきた．

　なかには，さすが専門家や親の気づきと思える子どもたちもいる．一方で現時点ではまだよくわからない，今後育ちのなかで大きく変化していくのではないだろうかという萌芽を感じさせる子どももいる．いずれにしても，適切なかかわりは有益な子どもたちである．子どもが小さいときは，周囲からの指摘であっても親の気づきであっても，実は丁寧なかかわりを必要としている子どもであることに変わりはない．診断がつくかどうかよりも，今できる最善のかかわりについて，親の負担にならない程度の助言（言うは易く行うは難しではあるが）を行うのが，僕の責務である．

　また，多くの親が子どもに寄り添いながら，「私が先に死んでしまう」という未見の不安を口にする．いいようのない不安を抱きながら，長い将来の果てを見据え，今なにができるだろうかと孤軍奮闘している．もっとよいかかわり方法，より確かな未来，もっと明確な判断を求め奔走される親もいる．僕は，その気持ちを受け止め，敬意を払いながら労い，今の子育てのなかにある小さな喜びを共有するようなかかわりを目指したい．子どもの発達障害の場合は，親をいかに労うかが大切で，応援することで，元気になってもらいたいと思っている．

大人の発達障害臨床

　発達障害ではないだろうかと自ら疑いあるいは周囲からの勧めで受診される大人の方も少なくない．子どもたちと違い，彼らは自らの思いで診察室を訪れる．「生活の困難さ」への苦しみを解決したいという願いと，もしそこに「生まれつきの障害」があるとしたらこれからどうしたらよいだろうかという不安ととまどいのなかで受診する．僕は診断名よりも，まず解決したい苦しみから尋ねる．

　大人の発達障害に対する過剰・過小診断は大きな問題である．そもそも幼児期にまでさかのぼって発達障害の傾向の有無を確認することは困難を極める．相談者自身も，これまでの人生から，嫌人，拒否，警戒心が強くなっている場合もある．生活に支障をきたすほどの生きづらさから，厭世観，抑うつ気分，無気力，低い自己評価などを抱えている場合もある．

　後天的な人間関係のつまずきから形成された傾向が発達障害と判断されやすい面（過剰診断）や，表出された横断面での精神症状から発達障害以外の精神障害と判断（過小診断）されることもある．

　大人の発達障害の診断は常に暫定的なものと理解している．そう仮定することで，今までの生活の出来事の意味を書き換えることができれば益はあると考える．面接を繰り返して得た生活歴や心理検査から，これまで生きてきた人生を浮上させ，一つの物語に紡いでいくことを目指す．他者理解を通して自己理解を深めつつ，これからの生活に対する新しい組み立てを一緒に考える．

発達障害臨床から浮上する家族の課題

　発達障害という特性は家族の生活にさまざまな影響を与える．診療を重ねるなかで，

家族それぞれが秘めていた課題が浮き彫りになることもある．

　発達障害のあるわが子とつきあうなかで，親は自らの親との子ども時代からの未解決な課題に気づくこともある．配偶者の暴力に悩むなかで，子ども時代に受けた不適切なかかわりを思い出す場合もある．発達障害のあるわが子とのかかわりを通してほかのきょうだいの子育てを振り返る場合もある．

　それまで封印していた過去の蓋が開いたのだろう．再び蓋をするのではなく，一つひとつに注目してできることから整理していくことも必要である．

4　果てない課題

　「誠実に丁寧に」をモットーに，相応の時間をかけての診療は，1日に診る患者の数に限度をつくる．週1回の面接を必要とする方もいれば，3か月に1回程度の相談でよい方もいる．課題は，新しく相談を希望される方をお引き受けすることが難しいということだ．患者さんが殺到しているでしょう，繁盛しているでしょうと言われるたびに，心に針が刺さる．患者さんはクリニックに殺到していない．できるだけ丁寧な対応を考えると，自分にできることしかできない．面接の質の向上は目指したい．生活を一緒に考えていくという臨床のあり方，そこにある病状とのつきあい，障害との折り合いといったことを考えながら，「受診してよかった」と感じていただけるおもてなしが少しでもできたであろうか．僕の課題である．

　臨床に戻り，精神障害（あるいは精神疾患）とは何かと問い続けている．こうした素朴な疑問に，最近のカテゴリー診断優位の精神医学は上手に答えてくれていない．思い出すのは，その昔に読んだ本『フィッシュ精神分裂病』[1]である．レオンハルトという精神科医が統合失調症を事細かに分類していた．僕が感心したのは，レオンハルトの分類が「個々の患者を細心の注意のもとに緻密に観察した結果生みだされたもの」，「個々の患者を詳細に経過を追って検討したもの」である，という点である．細心に詳細に考え続けたいと，僕もあこがれる．

　子どもが見せる生の一瞬を切り取り急ぎ診断を行うことは，僕にとってまだまだ至難の業である．いくら発達の道筋を聞き取っても，まだこの子の"経過"を知るためには"観察"し続ける時間が必要なのだ．成人の方が自らの生活の困難さに対して「発達障害じゃないかと思うのですが」という自己理解に至った"経過"を，急ぎたどり直すにも"観察"し続ける時間が必要である．その歩いてきた道が入り組んでいればいるほど多くの時間が求められる．

　また，『フィッシュ精神分裂病』[1]には，「ある病気の経過を記録するときには，前から心にある論理的仮定をすべて差し止めておかねばならない．（中略）先入観によって心がまやかしの色を帯びると，自分の頭のなかだけにある現象を，誤って病気に背負わせてしまう」という苦言が呈されていた．

　広汎性発達障害（自閉症スペクトラム障害）と統合失調症（と診断されている方の一部）は，いつ自己のほころびが顕在化するかということが異なる以外は，本来もつ

危機感や不安感において，根源的共同性の脆弱さに対する感覚に差異がないと僕は考えている．この両者を別々に考えることができない．しかし，統合失調症の急性期の方にいつも伝える「必ず良い方向に進む」という思いは，急性期以前の世界へ戻ってきてほしいという願いからであり，広汎性発達障害（自閉症スペクトラム障害）のある方には，「できるだけ裏切らないから，この世界をもう少し信じてほしい」という思いを伝え続けたい．この2つの世界から，僕は発達障害と精神障害の相似を考えていきたい．僕の密やかな臨床研究テーマである．

5 謝辞

　児童精神科医療は医療経済的に最も厳しい世界である．僕のような診療姿勢でクリニックを存続させることは難しい．どこまでpatients firstの医療を展開できるだろうか．

　事務能力がないだけでなく経営者としての力量もない僕を，医療法人社団倭会が支えてくれている．深謝である．

文献

1) M・ハミルトン（改訂），山下　格（監訳）．フィッシュ精神分裂病．東京：金剛出版；1980．

H 疾患特化型

14 不安障害の臨床研究

貝谷久宣
パニック障害研究センター

　筆者は本企画で取り扱われるようなこと—開業の経緯など—はすでに他誌に書いたことがあるが[1-3]，「不安障害の研究」というテーマを与えられたのでこれなら書けると考え筆を執った．大学の研究生活20年のなかで不安障害にはあまり目を向ける機会はなかったが，クリニックの診療はそれこそ不安障害の山である．また，よく観察していると不安障害はうつ病や統合失調症の芽であることにも気がつくとともに，患者の苦痛も社会的障害度も以前に考えていたよりもはるかに強いことがわかった[4,5]．不安障害は真正面から取り組む価値のあるテーマだと思うようになった．

1 研究の下地

　私は開業当時から研究志向であった．開業時の午前中は勉強の時間にあて，午後から診療という日々が続いた（もちろんそれほどの患者数が来院していなかったのも一つの理由であるが）．そのために自分一人ですべての患者を診る気はなく，クリニックの名前に個人名はいっさい使わないようにした．大学から多くの先生にパートに来ていただくことが今も続いている．現在は3つのクリニックに10大学以上からの先生に来ていただいている．これは研究を続けるのに大切なことで，若い人から新しい刺激を受けることは必須条件である．

　研究を続けるのにもう一つ大切なことがある．それは情報収集であり，文献がすぐ

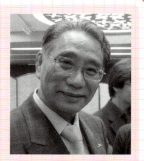

貝谷久宣（かいや・ひさのぶ）　**略歴**

医療法人和楽会パニック障害研究センター長，京都府立医科大学客員教授，一般社団法人日本筋ジストロフィー協会代表理事．
1943年名古屋市生まれ．1968年名古屋市立大学医学部卒．1972年より文部省在外研究員（マックス・プランク精神医学研究所），岐阜大学医学部助教授（神経精神医学），自衛隊中央病院神経科部長を経て現在．
主な著書：『不安・恐怖症—パニック障害の克服』（講談社健康ライブラリー，1996），『気まぐれ「うつ」病—誤解される非定型うつ病』（ちくま新書，2007），『社交不安障害』（新興医学出版社，2010），『不安障害と双極性障害』（編著．日本評論社，2013），『嘔吐恐怖症』（監著．金剛出版，2013）など多数．

手に入ることである．今でこそインターネットが即医学図書館になる時代であるが，当初はそうはいかなかった．幸いにも私は日本医師会に入会していたので，この巨大な組織の図書館を使用することができた．欲しい文献は早く安く手に入る利点がある．もちろん，開業前から，"Am J Psychiatry"，"Arch Gen Psychiatry"（2013年から"JAMA Psychiatry"に改題），"J Clin Psychiatry"は個人購読していた．その後，"Depress Anxiety"（第1巻から講読），"Br J Psychiatry"，"J Affect Disord"（最近は中断）も読んでいる．日本の月刊誌は定期購読していない．また，開業前からアメリカ精神医学会に入会しており，この二十数年間ほとんど毎年参加し，時々ポスター発表をした．日本精神神経学会が最近やっと学会らしくなり2013年に40年ぶりに参加した．アメリカの学会は私の精神科医としてのアイデンティティを保持するためになくてはならないものであったし，実地診療にはずいぶん役に立つことを毎年仕入れさせてもらってきた．

　この時世に研究論文を書くには必ず倫理委員会の審査を受ける必要があるので，医療法人のなかにつくった．倫理委員長は私の尊敬する大井 玄先生（東京大学名誉教授，公衆衛生学）である．その他の委員として女性では新聞記者，大学教授（心理学），男性では患者（弁護士），高校の同級生（大手企業退職），精神科医（開業，元医学部教授）に就任していただいている．審査はすべてネット上で行うので，申請後1か月前後で結果をいただくことができる．先日はある開業されている先生からの研究についても審査をした．

　次に仕事を進めるうえでは研究に従事する人が必要である．私自身の臨床研究は現在5人在籍する常勤の臨床心理士に手伝ってもらっている．3つのクリニックのデータはネット上で一つに集約され，それをいつでも使用できるようになっている．臨床研究のデータの大部分は心理検査と効果検定のための臨床評価の結果である．現在までにクリニックで標準化し公表した評価尺度が5つある．疲労尺度[6,7]，社交不安障害尺度[8]，パニック障害尺度[9]および不安うつ病（非定型うつ病）尺度[10]である．疲労尺度を使用したのはパニック障害の研究である．パニック障害の慢性期の患者は疲労を訴える人が多く，なかなか仕事につかない．このことをはっきりさせたいために，まず，対照データは製薬会社のスタッフから取らせていただいた．このN数は3桁にものぼり，その結果は会社の特徴をよく示していた．これらの尺度を用い3つの論文ができた[11,12]．

2　大学との共同研究

　大学の研究者がクリニックの臨床データを使用しての共同研究が数多くなされてきた．大学ではそれほど症例が集まらなくても，不安障害を専門に診療するクリニックであれば対象患者は容易にリクルートすることができる．これは専門クリニックのメリットである．最大の研究プロジェクトはパニック障害の遺伝子研究である．名古屋と東京のパニック障害患者600余名のDNAがサンプリングされている．もちろん心

理士による系統的な心理検査の結果もすべて集積された．DNA研究は多大な研究費を必要とする．前三重大学精神科の岡崎祐士教授と東京大学の佐々木 司教授が中心となって研究費が獲得された結果，現在も研究が続いている[13-22]．これら研究により東京大学から医学博士が3人輩出している．

赤坂クリニックでは東京大学心療内科と2つの共同研究プロジェクトがなされてきた．その一つはパニック障害のPETスキャン研究である．薬物療法なしの認知行動療法だけでパニック障害を治療して，その前後の変化をみるものであった．認知行動療法により軽快した症例では前頭前野の糖活性が上昇していた．精神療法が脳画像上での変化を生じたことを示した初期の論文の一つになっている[23,24]．他の一つはアクチノグラフを使用したパニック障害の研究である[25]．これらの研究でも2つの博士号が出ている．赤坂クリニックではそのほかにパニック障害と過敏性腸症候群の関係を調べた臨床研究がなされ[26,27]，早稲田大学人間科学院から博士号が出ている．

ちょうどこの頃，なごやメンタルクリニックではパニック障害の光トポグラフィ研究がなされた．三重大学大学院の研究者が私の診察室のすぐ横の部屋に光トポグラフィの機器を置いて約150人の患者さんの検査をした．パニック障害において系統的な脳血流の研究となった．その結果，未治療パニック障害では左下前頭部での活性の有意の低下がみられた[28]．また，右前頭部の活性低下が広場恐怖の重症度と関係することが明らかになった[29]．光トポグラフィ所見と遺伝子や双生児の関係の研究もなされた[20,30]．三重大学の院生がこれとは別に広場恐怖の状況についての研究を発表している[31]．これらの研究で三重大学から3人が博士号を授与されている．

心理学科の院生による研究もある．修士論文が6本と博士論文が2本である（本項末尾の「臨床心理学学位論文アーカイブ」を参照）．

3 その他の研究

学位研究とは別にいくつかの報告もなされている．全国の男女それぞれ2,000人の健康調査におけるパニック障害の頻度は3.4％であることを報告した[32]．また，パニック障害の発症は8月と12月に多いという結果を示す季節性に関する報告もある[33]．パニック障害患者の養育歴を調べた調査では9％の患者に虐待経験があることが明らかになった[34]．また，クリニックを訪れるパニック障害患者がどのようなメディアを介しているかを調査した結果もでている[35]．最も最近の報告は，DNAサンプリングの時に得られた心理検査のデータをもとにして649人のパニック障害における双極性障害の頻度を報告した[36]．それによると，双極性障害Ⅰ型は5.24％，Ⅱ型は17.10％であった．

ここまで述べてきたのは主に原著論文についてであるが，分担執筆47編，総説98編，翻訳10冊（分担を含む），監訳6冊が開院以来公刊されている（http://www.fuanclinic.com/files/etc/Dr_kaiya.pdf）．

表 1 パニック性不安うつ病の臨床特性：Ver.22（平成25年7月　貝谷久宣）

(A) DSM-5におけるパニック障害およびその不全型の病期中にみられるか，またはそれに引き続く，大うつ病エピソード，気分変調性障害，双極性障害，気分循環性障害の診断に対応するうつ状態がある．ただし，この診断基準に含まれる"ほとんど毎日，ほとんど一日中"という条件を満たさないことがある

(B) これらの抑うつ状態は，都合の良いことがあれば軽減・消滅し，些細な都合の悪いことにより著しく悪化する，いわゆる気分反応性があるが，病状が極度に進行すればこの気分反応性は消失する

(C) 抑うつ状態は，初期には，不安・抑うつ発作として認められることが多い．不安・抑うつ発作が頻発し慢性化すると，それに引き続き反応性抑うつが生じ，情動障害が気分障害になっていく

(D) 不安・抑うつ発作は誘因なく，夕方から夜間にかけて出現することが多いが，例外もある
- 不安・抑うつ発作の特徴：強い不安または抑うつを感じるはっきり他と区別できる期間で，その時，以下の精神症状のうち2つ以上と身体症状の1つ以上が突然または短時間のうちに発現し，30分以内でその頂点に達する
    1. 不安・抑うつ発作の精神症状
        ① 不安・焦燥感，② 悲哀感，③ 自己嫌悪感，④ 絶望感，⑤ 孤独感，⑥ 無力感，⑦ 抑うつ感，⑧ 自己憐憫感，⑨ 自責感，⑩ 羨望，⑪ 空虚感，⑫ 現実感喪失・離人症，⑬ 発狂恐怖，⑭ 死の恐怖，⑮ フラッシュバック
    2. 不安・抑うつ発作の身体症状
        ① 流涙，② 動悸，心悸亢進，ないし心拍数の増加，③ 発汗，④ 身震いまたは震え，⑤ 息切れ感または息苦しさ，⑥ 窒息感，⑦ 胸痛または胸部の不快感，⑧ 嘔気または腹部の不快感，⑨ めまい感，ふらつく感じ，頭が軽くなる感じ，または気が遠くなる感じ，⑩ 異常感覚（感覚麻痺またはうずき感），⑪ 冷感または熱感
    3. 不安・抑うつ発作に対する対処行動
        ① 感情の爆発（泣く，叫ぶ，など），② 攻撃，器物破損，③ 自傷行為，④ 過剰服薬，⑤ 浪費（多買），⑥ 過食，⑦ 物質依存（タバコ，アルコール），⑧ 尋常でない性行為，⑨ メールまたは電話，⑩ 遁走，⑪ 賭博行為

(E) 自然経過中に抑うつ状態とパニック障害症状（パニック発作，予期不安，広場恐怖）は交替性の消長を示す

(F) 人間関係における拒絶に対する過敏性が認められ，社会的障害度を助長する．これは幼小児期から存在する対人緊張，社会不安が，ストレスやパニック発作が加わりより尖鋭化したものと考えられる

(G) 病状の進行とともに，行動・性格変化が出現する．これは前掲の不安・抑うつ発作への対処行動と病状の進行による前頭葉機能低下によるものとが含まれる．下記の前頭葉機能低下症状は病状の改善とともに多少とも軽減する．この状況は双極性障害Ⅱ型と鑑別が困難なときがある
    1. 感情移入過多，客観性の喪失－はまりやすい／熱中しやすい／耽溺
    2. 自他の境界不明瞭－気分が感染しやすい／感応性亢進
    3. 直情的自己中心的思考－待てない／許せない／我慢できない／勝手がよい／おせっかい
    4. 短絡的思考－早とちり／熟慮がない／おっちょこちょい
    5. 過敏性／感受性亢進－激しい嫌悪感，ハーム・アボイダンス行動，回避性パーソナリティ障害
    6. 怒り発作とその後の激しい自己嫌悪感
    7. 依存性亢進－依存性パーソナリティ障害
    8. 過剰関与－おせっかい，付和雷同

(H) 以下の身体症状が出現する
    1. 睡眠覚醒リズムの障害（過眠，入眠障害，夜間過覚醒）
    2. 過食または著明な体重増加
    3. 発作性疲労感（肩こりを含む）－鉛様麻痺
    4. 起立性低血圧
    5. 下痢
    6. 胃けいれん発作，特に夜間

付帯事項：
1. 不安障害，感情障害およびアルコール中毒の家族歴があることが多い
2. 男性よりも女性に圧倒的に多い
3. 若年発症ほど経過が長い傾向にある
4. パニック障害の症状が安定してからもパニック発作が散発的に出現する
5. 不安・抑うつ発作のフラッシュバックにはペロスピロンが奏効する．不安・焦燥に対してはハロペリドールの持続型が有用である
6. 長期の社会的機能（就労，通学，主婦の役割）の障害を示すことが多い
   家族の負担が重く，カウンセリングを希望し，入院が必要となるケースが時にある
7. 3割前後のケースは経過中に双極性障害の診断が可能となる
8. 障害による性格変化が顕著な例は，依存性，回避性，自己愛性，境界性のパーソナリティ障害の診断が時になされる
9. 不安・抑うつ発作にみられるフラッシュバックの内容は患者にとってトラウマになっていることが多い．それが古い出来事であってもあたかも最近にあったかのように行動することがまれにある（現在・過去混同症候）．この行動化は，訴訟，報復行動など攻撃的な内容になることが多い
10. 不安・抑うつ発作でフラッシュバックがある症例では心的外傷後ストレス障害のA項目以外の診断基準を満たす症例が多い

4 現在から将来に向かっての研究

　私はパニック障害を診るようになってから間もなくパニック障害自体の治療はさほど困難ではないが，パニック障害が軽快してからのうつ状態の治療に手を焼いた．従来のいわゆるうつ病とは異なった病像にまず目を奪われた．そして開業（2005年）して数年後から「挿間性抑うつ発作を伴うパニック障害」と自分の手帳に書き，臨床像の特徴を気がつくたびに書き足していった．この状態を私は「パニック性不安うつ病」と改めて命名し，現在Ver.22になっている（表1）．この「パニック性不安うつ病」は自分のライフワークと思って仕事に向かっている．パニック性不安うつ病は非定型うつ病としても記載されているが，このうつ病でみられる「不安・抑うつ発作」は現在まで成書に記載がない．不安・抑うつ発作はパニック障害以外にも社交不安障害や全般性不安障害，および，ときには強迫性障害にもみられ，これは不安障害からうつ病への架け橋症状と考えられる[37-44]．現在，不安・抑うつ発作の発生に関与すると思われる「拒絶過敏性」について早稲田大学人間科学院院生と共同研究をしている．不安・抑うつ発作の薬物療法に関しては奏効する薬物を見つけたが，まだ，治験研究には至っていない．私の夢は「不安・抑うつ発作」を一人でも多くの臨床医に知ってもらい，頑固で難治な若年者のうつ状態で悩む患者と家族が一人でも多く救われることである．

文献

1) 貝谷久宣．精神科開業医の生活．1：経営者，研究者として．精神科 2012；19：331-337．
2) 貝谷久宣．ある管理者のあり方．特集 開業を考えるとき―経験から語る．精神科 2007；10(3)：231-234．
3) 貝谷久宣．赤坂クリニック・なごやメンタルクリニック・横浜クリニック．最新精神医学 2004；9(4)：389-392．
4) 貝谷久宣，兼子　唯，正木美奈ほか．特集 不安障害を見直す―慢性化・難治化と転機．1．不安障害の社会的重要性．精神科 2012；21(5)：507-515．
5) 貝谷久宣，土田英人，巣山晴菜ほか．不安障害研究鳥瞰―最近の知見と展望．不安障害研究 2013；4(1)：20-36．
6) 菅谷　渚，貝谷久宣，岩佐玲子ほか．日本語版 Fatigue Severity Scale（FSS）の信頼性・妥当性検討．産業ストレス研究 2004；12(1)：69．
7) 菅谷　渚，貝谷久宣，岩佐玲子ほか．日本語版 Multidimensional Fatigue Inventory（MFI）の信頼性・妥当性の検討．産業ストレス研究 2005；12(3)：233-240．
8) 貝谷久宣，金井嘉宏，熊野宏昭ほか．東大式社会不安尺度の開発と信頼性・妥当性の検討．心身医学 2004；44(4)：279-287．
9) 貝谷久宣，吉田栄治，熊野宏昭ほか．Panic and Agoraphobia Scale 日本語版（PAS-J）の信頼性および妥当性．臨床精神医学 2008；37(8)：1053-1064．
10) 巣山晴菜，横山知加，小松智賀ほか．不安うつ病尺度の開発と信頼性・妥当性の検討．行動療法研究 2013；39(2)：87-97．
11) Kaiya H, Sugaya N, Iwasa R, et al. Characteristics of fatigue in panic disorder patients. Psychiatry Clin Neurosci 2008；62(2)：234-237．
12) 貝谷久宣，岩佐玲子，梅景　正ほか．疲労とパニック障害．特集・疲労と精神障害―ストレス-疲労-精神障害について．精神医学 2008；50(6)：579-585．

13) Otowa T, Kawamura Y, Nishida N, et al. Meta-analysis of genome-wide association studies for panic disorder in the Japanese population. Transl Psychiatry 2012；2：e186.
14) Kawamura Y, Otowa T, Koike A, et al. A genome-wide CNV association study on panic disorder in a Japanese population. J Hum Genet 2011；56(12)：852-856. 東京大学医学博士論文.
15) Otowa T, Tochigi M, Kawamura Y, et al. An association analysis of Per2 with panic disorder in the Japanese population. J Hum Genet 2011；56(10)：748-750.
16) Otowa T, Shimada T, Kawamura Y, et al. Association of RGS2 variants with panic disorder in a Japanese population. Am J Med Genet B Neuropsychiatr Genet 2011；156B(4)：430-434.
17) Otowa T, Kawamura Y, Sugaya N, et al. Association study of PDE4B with panic disorder in the Japanese population. Prog Neuropsychopharmacol Biol Psychiatry 2011；35(2)：545-549.
18) Otowa T, Tanii H, Sugaya N, et al. Replication of a genome-wide association study of panic disorder in a Japanese population. J Hum Genet 2010；55(2)：91-96.
19) Otowa T, Shimada T, Kawamura Y, et al. No association between the brain-derived neurotrophic factor gene and panic disorder in Japanese population. J Hum Genet 2009；54(8)：437-439.
20) Tanii H, Nishimura Y, Inoue K, et al. Asymmetry of prefrontal cortex activities and catechol-O-methyltransferase Val158Met genotype in patients with panic disorder during a verbal fluency task：Near-infrared spectroscopy study. Neurosci Lett 2009；452(1)：63-67.
21) Otowa T, Yoshida E, Sugaya N, et al. Genome-wide association study of panic disorder in the Japanese population. J Hum Genet 2009；54(2)：122-126. 東京大学医学博士論文.
22) Konishi Y, Tanii H, Otowa T, et al. Gender-specific association between the COMT Val158Met polymorphism and openness to experience in panic disorder patients. Neuropsychobiology 2014；69(3)：165-174. 三重大学医学博士論文.
23) Sakai Y, Kumano H, Nishikawa M, et al. Cerebral glucose metabolism associated with a fear network in panic disorder. Neuroreport 2005；16(9)：927-931. 東京大学医学博士論文.
24) Sakai Y, Kumano H, Nishikawa M, et al. Changes in cerebral glucose utilization in patients with panic disorder treated with cognitive-behavioral therapy. Neuroimage 2006；33(1)：218-226.
25) Sakamoto N, Yoshiuchi K, Kikuchi H, et al. Panic disorder and locomotor activity. Biopsychosoc Med 2008；2：23. 東京大学医学博士論文.
26) Kumano H, Kaiya H, Yoshiuchi K, et al. Comorbidity of irritable bowel syndrome, panic disorder, and agoraphobia in a Japanese representative sample. Am J Gastroenterol 2004；99(2)：370-376.
27) Sugaya N, Kaiya H, Kumano H, et al. Relationship between subtypes of irritable bowel syndrome and severity of symptoms associated with panic disorder. Scand J Gastroenterol 2008；43(6)：675-681.
28) Nishimura Y, Okazaki Y, Tanii H, et al. Frontal hypoactivation during a word fluency task in patients with panic disorder：A multichannel near-infrared spectroscopy study. Int Congr Ser 2006；1287：293-297.
29) Nishimura Y, Tanii H, Fukuda M, et al. Frontal dysfunction during a cognitive task in drug-naive patients with panic disorder as investigated by multi-channel near-infrared spectroscopy imaging. Neurosci Res 2007；59 (1)：107-112. 三重大学医学博士論文.
30) Tanii H, Nishimura Y, Inoue K, et al. Frontal lobe dysfunction in panic disorder：A comparison of multichannel near-infrared spectroscopy in monozygotic twins discordant for panic disorder. J Neuropsychiatry Clin Neurosci 2010；22(2)：E3-E4.
31) Hara N, Nishimura Y, Yokoyama C, et al. The development of agoraphobia is associated with the symptoms and location of a patient's first panic attack. Biopsychosoc Med 2012；6(1)：12.
32) Kaiya H, Umekage T, Harada S, et al. Factors associated with the development of panic attack and panic disorder：Survey in the Japanese population. Psychiatry Clin Neurosci 2005；59(2)：177-182.
33) Ohtani T, Kaiya H, Utsumi T, et al. Sensitivity to seasonal changes in panic disorder patients. Psychiatry Clin Neurosci 2006；60(3)：379-383.

34) Someya T, Kitamura H, Uehara T, et al. Panic disorder and perceived parental rearing behavior investigated by the Japanese version of the EMBU scale. Depress Anxiety 2000 ; 11(4) : 158-162.
35) Kato T, Yamanaka G, Kaiya H. Efficacy of media in motivating patients with panic disorder to visit specialists. Psychiatry Clin Neurosci 1999 ; 53(4) : 523-526.
36) Sugaya N, Yoshida E, Yasuda S, et al. Prevalence of bipolar disorder in panic disorder patients in the Japanese population. J Affect Disord 2013 ; 147(1-3) : 411-415.
37) 貝谷久宣．パニック性不安うつ病―不安・抑うつ発作を主徴とするうつ病．心療内科 2008 ; 12 : 30-37.
38) 貝谷久宣．「非定型うつ病」の診断は何故使われないのか？ 貝谷久宣，不安・抑うつ臨床研究会（編）．非定型うつ病．東京：日本評論社；2008. pp21-56.
39) 貝谷久宣．不安・抑うつ発作（Anxious-Depressive Fit）―不安障害から気分障害への架け橋症状．治療学 2008 ; 42(2) : 182.
40) 貝谷久宣．不安・抑うつ発作―見過ごされていた重要な症状．不安障害研究 2009 ; 1 : 42-48.
41) 貝谷久宣．"不安・抑うつ発作"を見逃さない．押さえておきたい！心身医学の臨床の知10．心身医学 2009 ; 49(9) : 1017-1022.
42) 貝谷久宣．不安うつ病．特集内科医が診る不安・抑うつ―どこまで診るのか, どこから診ないのか．内科 2010 ; 105(2) : 275-279.
43) 貝谷久宣．「不安と抑うつ」再考．特集不安の病理と治療の今日的展開．臨床精神医学 2010 ; 39(4) : 403-409.
44) 貝谷久宣, 巣山晴菜．パニック障害に引き続くうつ病―パニック性不安うつ病（非定型うつ病）．分子精神医学 2012 ; 12(2) 150-155.

医学博士論文アーカイブ

- 秦　崇暢．ゲノムワイド関連解析によるパニック障害の候補遺伝子研究．東京大学大学院医学研究科脳神経医学専攻医学博士論文．2009.

臨床心理学位論文アーカイブ

- 村岡理子．パニック障害患者の心理社会的特徴に関する検討．早稲田大学人間科学研究科 修士学位論文．1999.
- 菅谷　渚．過敏性腸症候群を合併したパニック障害患者の臨床的特徴．早稲田大学人間科学研究科 修士学位論文．2003.
- 宇佐美英里．パニック性不安うつ病に対する認知行動療法．東京家政大学文学研究科 修士学位論文．2005.
- 小松千賀．広場恐怖を伴うパニック障害に対するComputerized Cognitive Behavior Therapyの開発と効果の検証．東京家政大学文学研究科 修士学位論文．2006.
- 兼子　唯．社会不安障害患者の他者評価および身体症状に対する注意バイアスの検討．早稲田大学人間科学研究科 修士学位論文．2009.
- 巣山晴菜．社交不安障害患者における拒絶過敏性が不安うつ病症状および社交不安症状の重症度に与える影響性の検討．早稲田大学人間科学研究科 修士学位論文．2012.
- 高井絵里．不安・抑うつ発作を伴う社交不安障害の心理的特徴―拒絶過敏性と対人ストレスに着目して．東京家政大学大学院人間生活学総合研究科臨床心理専攻 修士論文．2013.
- 陳　峻雯．広場恐怖を伴うパニック障害に対する集団認知行動療法プログラムの効果．早稲田大学人間科学研究科 博士学位論文．2001.
- 菅谷　渚．過敏性腸症候群における不安と生理的反応の関連．早稲田大学人間科学研究科 博士学位論文．2010.

H 疾患特化型

15 強迫性障害の認知行動療法
── 個人療法，集団集中治療，サポートグループ

原井宏明
なごやメンタルクリニック

1 国立病院の部長からクリニック院長へ

　私は2008年1月，熊本の国立菊池病院を辞めて，なごやメンタルクリニックの院長になった．サラリーマンであり，経営者ではない．人事はすべて和楽会理事長が決定し，私はまったくタッチできないが，心理士の雇用については私の希望を入れていただき，今は2人が一緒に働いている．そのうち1人は，10年前までは強迫性障害と行動療法についてもまったくの素人だったが，今は日本認知・行動療法学会でもよく知られた強迫性障害のエキスパートになっている．ここで述べる強迫性障害の治療成績に関しては彼らのおかげである．

　国立病院では臨床研究部長をした．民間の雇われ院長との違いはいろいろある．臨床研究部長には臨床研究部に関する人事・予算の決定権限があった．臨床試験コーディネーターに私の知り合いを入れることができた．しかし，それが人選ミスになることがあった．受託研究費の増加は年度内に使い切れないという問題を生んだ．権限をもつことは自由でお気楽という意味ではなく，むしろその逆である．私が国立にそのまま居残れば，いずれはどこかの国立精神科病院の院長になったであろう．国立病院のトップといえば聞こえは良い．しかし，病院職員がトップの意のままに動くようなことはなく，事務や看護など医局以外の人事は本部が決めてしまい，院長はタッチできない．その点では国立の院長は民間の雇われ院長と変わらない．そして，何百人という人を抱えた大きな組織の責任を取らされるトップであるのと，数人だけの組織で形式的なトップであるのとでは，ストレスの程度は大きく違う．雇われ院長であるか

原井宏明（はらい・ひろあき） 略歴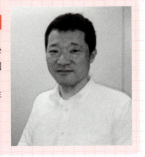

1984年岐阜大学医学部卒，ミシガン大学文学部に留学（文化人類学専攻）．1985年神戸大学精神科で研修．1986年国立肥前療養所に就職，山上敏子先生から行動療法を学ぶ．1998年国立菊池病院に転勤．精神科医長．うつ病や不安障害，薬物依存の専門外来と治験などを担当．2000，2001年ハワイ大学精神科アルコール薬物部門に留学．2003年臨床研究部長．2007年診療部長．2008年医療法人和楽会なごやメンタルクリニック院長．
精神保健指定医，精神科専門医，日本行動療法学会認定専門行動療法士，動機づけ面接トレーナー，MINT理事，ハワイ大学精神科臨床准教授

ら臨床に集中できるという面がある.

　国立と民間のさらに大きな違い，あるいは最寄り駅は数キロ離れた無人駅という病院と新幹線の改札まで300 mの診療所の違いは，"数"である．これだけアクセスが違えば一日に来院する患者数も違う．菊池病院では一日の再来患者数は多くて十数人であった．再来は1人に30分かけていた．なごやメンタルクリニックでは，再来は一日に50～70人，新患は月に50人程度である．2008年に異動した当初から強迫性障害と診断される患者数は多かったが，その割合は徐々に増え，2014年では新患の6割が強迫性障害，毎月10人強の患者が3日間集団集中治療を受けている．

　集団集中治療自体は菊池病院で始めたものである．飛行機で来院する患者が現れ，週に1回，10回来院させることは非現実的になったために始めたのが最初の動機である．近くに宿泊してもらい，毎日外来に来させるほうが合理的だし，結果的に治療成績も上がった．一方，医療経済の観点からすれば不合理な治療であった．数日間連続で来院させると，通院精神療法も取れなくなる．場所を名古屋駅前のクリニックに移すことで，経済的に合理的で，そして多くの患者さんに提供できるようになった．メディアに取り上げられることも増えた．2014年9月の時点で，新患の予約待ちは1～2か月である．心理士の個人カウンセリングの予約も1か月半の待ちがある．専門領域と治療に特色があるクリニックとして，十分以上に集患できているということになる．

　患者が集まる根本的な理由は，強迫性障害と行動療法という最強のコンビを提供できることにある．強迫性障害に対する行動療法プログラムが駅前ビル診にとってお勧めである点を説明することにしよう．

2 強迫性障害＋行動療法がもつアドバンテージ

　行動療法はさまざまな疾患・問題に対する効果がランダム化比較試験で証明されている．いわゆる神経症，軽症うつ病や不安障害に対して教科書的にはファーストラインの治療法になっている．パニック障害に対する認知行動療法はどこでも一応はやっていることになるであろう．パニック障害の患者に対して，最初に精神分析や描画療法のような表現療法を勧めようという精神科医はまずいない．一方，他の治療法と比較したときの行動療法の優越性がどのような疾患でも同じかといえばそうではない．うつ病やパニック障害の場合，プラセボ反応が高いことが知られている．行動療法について特別な経験をもたない精神科医からみれば，うつやパニック障害の場合なら，対処療法的な薬物療法と支持的精神療法で治ってしまう患者を普通に経験しているはずである．Hofmannらのメタアナリシス[1]によれば，行動療法が他の治療法に対してもつアドバンテージは，強迫性障害に対して使う場合により目立つ．

　パニック障害の患者は抗不安薬だけで満足してしまうことが多い．多くの患者は安全な場所，たとえば自宅にとどまっている限りは不安を感じない．怖いところに外出することを避けることは可能だし，どうしても必要なときだけ抗不安薬の頓服に頼れ

ばよい．社交不安障害の患者も同様である．不安な状況を避けてさえいれば苦痛はない．社交不安障害の患者は自分の病名を周囲にカミングアウトすることを一般に嫌がる．社会的場面にエクスポージャーすることはカミングアウトすることを伴うから，そのようなことをせずにすむ薬物療法にまず頼ろうとする．

　強迫性障害の患者はプラセボ反応が低い．恐怖を感じずにいられる安全な場所はあるかもしれないが，そこでも強迫行為を止めることは難しく，自宅にひきこもっていると強迫行為がエスカレートする．そして，抗不安薬では強迫観念や強迫行為を止められない．選択的セロトニン再取り込み阻害薬（selective serotonin reuptake inhibitors：SSRI）を使えば強迫観念は和らぐが，症状の軽減は半分程度[2]である．自然には治らない，家にこもっていたら悪化する，その場しのぎの抗不安薬は症状を変えない，SSRIでは不全寛解がやっととなると，行動療法の対抗馬のパフォーマンスが悪いことになる．

　一方，行動療法の十分な経験がない精神科医の場合，治そうとすればするほど逆に強迫が悪化してしまうことがあることを経験しているはずである．エクスポージャーは不安障害に対するファーストラインの治療として知られているが，強迫の患者にエクスポージャーを強制的に行って失敗すると，その後の治療はより難しくなる．強迫観念に対して通常の認知修正技法を試みると，さらに別の認知を修正しなければならない．おそらく，これらの理由のせいで，一般の精神科医は強迫性障害を扱いたがらない．肥前療養所時代に山上敏子先生から行動療法を一緒に学んだ仲間は何十人といる．その多くは，今は私と同じような診療所の院長になっている．強迫性障害と行動療法を私と同じように知っているはずの仲間のなかでも，強迫性障害の紹介を積極的に受けているところは2,3か所しかない．受けているところでも，強迫性障害の患者の診察は他の診断の患者よりも時間がかかるからという理由で，数を制限しているようである．

　このように考えれば，強迫性障害と行動療法を専門にするクリニックは他との差別化がしやすいことになるだろう．もっとも，最初から私がそう考えて強迫性障害を手がけたわけではない．私自身，強迫性障害の治療を始めた頃は，入院治療が基本であり，駅前ビル診療所で大勢の患者を診ることになるとは思いもよらなかった．

　私にとって強迫性障害とは，1987年に最初の患者を肥前療養所で担当したときから，治療できる病気であった．「強迫性障害は行動療法で治せる」は，それから30年近くたっても変わらない．変わったのは，より多くの患者をより短期間で治せるようにする，すなわち治療効率が上がったことである．効率が上がった結果，手洗い・確認のような典型的な強迫性障害だけでなく，整理整頓や収集癖，身体醜形障害，チック障害のような強迫関連障害の患者も治せるようになってきた．そして，小児や妊娠中の患者，本人は受診せず家族相談だけの患者など，通常の治療アプローチには制限があるような患者も扱えるようになった．このような特殊な患者を扱ううちに，通常の患者の場合には，最初から薬物を使わずに治したり，中止したりができる例が増えてきた．現在では，前医で薬物療法を受けていた患者は薬を整理し継続するが，飲ん

でいない患者の場合は最初に行動療法を試み、反応が悪ければ次にSSRIを使うようにしている。SSRIはセカンドラインの治療法になっている。第二世代の抗精神病薬（second generation antipsychotics：SGA）を使うのは本当に最後で、全体の5％以下である。このようなことが可能になった背景には、アクセプタンス＆コミットメント・セラピー（acceptance & commitment therapy：ACT）と動機づけ面接（motivational interviewing：MI），地域強化アプローチと家族トレーニング（community reinforcement approach and family training：CRAFT），習慣逆転法（habit reversal training：HRT）を使えるようになったことがあるが、これだけではない。OCDの会という患者・家族を中心にしたサポートグループを2004年に設立し、各地に広げてきたことも大きい。一つひとつ細かな工夫を積み重ねてきたことが、年間300人弱の強迫性障害の患者を引き受けられるようになったことにつながっている。

　クリニックでの仕事は最前線の仕事である。「何ができる」よりも「何をしたか」のほうが大切である。国立病院臨床研究部の部長ならば、能書きを書くだけで仕事になるが、クリニックは実際に何人の患者が来たか、どんな治療を受けたか、どんな結果を残したかが仕事である。「どんな強迫性障害でも治療できる」と謳いつつ、実際に治した患者数は数年間で二桁という医者と、「強迫性障害のごく特定の患者しか治療できない」とへりくだりながら、実際に治した患者数が三桁という医者を比べたとき、どちらが治療者として優れているかは、後者であろう。

　実際の治療パフォーマンスをみてみよう。

3　原井自身の強迫性障害の治療パフォーマンス

　1986年に佐賀県の国立肥前療養所に就職し、強迫性障害の患者を山上敏子先生の指導のもとで診るようになった。この頃、行動療法で治療することイコール入院だった。行動療法の原則は、エクスポージャーと儀式妨害（exposure and ritual prevention：ERP）である。洗浄強迫や確認行為を1日以上、完全に妨害しなければならない。そのためには入院させ、看護師も協力して、24時間体制で監視することが必要だと考えていた。この頃に私が診ていた強迫性障害の患者の大半は山上先生に紹介されてきた患者である。10年もすると、治療方針で山上先生と意見が一致しないことも次第に増えてきた。1998年、熊本県にある国立菊池病院に移ることにした。

　菊池病院で強迫性障害を自由に治療できるようになったとき、最初に考えたことは、行動療法に集団療法を加えることであった。肥前療養所ではアルコール病棟を担当しており、院内の集団ミーティングとAA（Alcoholics Anonymous）などのサポート（自助）グループへの参加が治療であった。強迫性障害に対してもサポートグループが役立つだろうと私は考えたのであった。患者はぼちぼちと集まってきた。最初は、菊池病院の中から、その後、周辺のメンタルクリニックなどから、そして、2000年に私のホームページに設置した強迫性障害の治療マニュアルを見て、飛行機に乗って東京などからも患者がやってくるようになった。2000年頃は、検索エンジンで「強迫性

表 1　強迫性障害の患者数

場所	時期(年)	新患数(人)	集中治療患者数	個人カウンセリング数	集団集中プログラム	サポートグループなどの動き
菊池病院	2000〜2004	20(1年あたり平均)			入院・外来　不定期に集団	2004年3月 OCDの会発足 10月第1回市民フォーラム開催
	2005	24			入院・外来　定期的に集団	12月『とらわれからの自由』No1を刊行 2月テレビ報道にOCDの会のメンバー出演
	2006	37	13		入院を中止, 外来のみ, 不定期に集団集中プログラム(4日間)	
	2007	42	20		外来のみ, 毎月定期的に集団集中プログラム(4日間　3, 4人)	
なごやメンタルクリニック	2008	101	16	341(90分 57)	毎月の集団集中プログラム(3日間) 集中参加前に教育プログラムと個人カウンセリング必須	OCDの会名古屋例会開始
	2009	131	69	322(90分 12)	集団集中1回の参加人数3〜8人	1月東京OCDの会設立
	2010	161	69	120		
	2011	159	62	118		
	2012	262	66	100	集団集中1回の参加人数を6〜12人に拡大	2月静岡OCDの会, 例会開始 5月『図解やさしくわかる強迫性障害』刊行 10月NHKの"あさイチ"に東京OCDの会のメンバーが出演
	2013	287	93	144		12月長野OCDの会設立
	2014(8月まで)	216	81	103		8月北海道OCDの会設立

障害」を検索すると，私のページが検索結果のトップ10に入っていたのである．院内で行っていた集団療法が発展し，行動療法によって回復した患者のなかにはサポートグループの設立に協力してくれる人もでてきた．2004年3月，患者とその家族のためのサポートグループである，OCDの会の設立総会が行われた．

菊池病院時代から私が担当した患者数や治療内容，サポートグループについての変遷を表1にまとめた．

新患は病院やクリニックにとっての新患だけでなく，同じ施設内での私への担当変更も含んでいる．2006年から始まっている集団集中プログラムとは，数人の患者で集団をつくり，朝から夕方までERPを行うものである．2, 3人の治療者が朝から夜まで付き添い，食事や入浴，買い物，自転車の運転などを駅コンコースや商店街などで行うようにする．実際の生活の場を使いながら，公衆トイレやコンセント，鍵，忘れ物などに対してエクスポージャーを行うことができる．期間中は強迫行為が禁じられる．トイレの後の手洗いはできない．お握りは素手で食べなければいけない．短期集中で行うことによって治療が早く進み，集団で行うことによって同時に種々の強迫症状に対して介入しながら，仲間意識を利用してERPへの動機づけができる．終了後もネット上の掲示板を通じて行動療法を継続するモチベーションが保たれるようにしている．

個人カウンセリングとは30分または90分の時間をとって行動療法などを行うことである．セカンドオピニオンや家族相談も含まれている．30分の場合は，簡単なセッション内エクスポージャーやHRT，コミュニケーション・トレーニング，ACTについての心理教育を行う．90分の場合は，強迫性障害の患者で行動療法を希望する場合の初診やセッション内エクスポージャーを行う．2008〜2009年は週の1日をカウンセリングのみの日に割り当てており，その日は90分カウンセリングの患者5人で終わりという日があった．しかし，全体の患者数が増えるにつれてカウンセリングのみの日を設けることが難しくなった．90分カウンセリングに対する需要はあっても，時間枠を空けておくことができなくなったのである．一緒に働いている心理士も強迫性障害に対する行動療法に習熟してきたので，初診時の詳しいオリエンテーションやセッション内エクスポージャーを私は行わず，心理士の個人カウンセリングのなかで行うようにした．強迫性障害の患者で行動療法を希望する場合でも他の診断や薬物療法のみの患者と同じく，初診を30分で行うようにした．こうした結果，2010年からは90分カウンセリングはゼロになっている．

　2013年からは心理士のカウンセリングの予約枠の余裕がなくなった．予約待ちが日によっては1か月近くになってきた．このため，私が行う30分カウンセリングの枠を増やして対応するようにした．2014年からは，心理士のカウンセリングを2，3回受けてから3日間集団集中治療を受けてもらうようにしていたのを1回だけにした．場合によっては初診だけで個人カウンセリングなしで集団集中治療に参加させることもある．集団集中治療の参加者が増えるのに対応して，曜日を金土日から土日月に変更した．人数が増えすぎて，土曜日の他の医師の診療に差し支えるようになったからである．

　表1の右端の欄は，OCDの会についてである．最初は毎月の月例会だけだったが，次第に大きくなった．2004年10月，外部講師を招待し，一般向けの公開市民フォーラムを開催した．その後も，年に1回の市民フォーラムと行動療法研修会を開催している．2005年12月，『とらわれからの自由』と称する文集の第1号を刊行した．実際に行動療法を受けた患者やその家族の実体験を文集にし，これから治療を受ける患者・家族にとっての参考になるようにしている．毎年刊行し，2014年はNo.9を出した．

　菊池病院の中で始まったOCDの会の月例会は，私が名古屋に移ってからも熊本市内の公共施設で引き続き開催されている．2008年からは，名古屋で治療した患者が増えたことに伴い，名古屋でも月例会を開催するようになった．首都圏からの患者も多いことから，東京でも開催するようになった．さらに，静岡など他の地域でも，なごやメンタルクリニックで行動療法を受けた患者を中心にして，月例会が開かれるようになった．こうした会に参加し，回復した患者から話を聞いた患者や家族が行動療法に関心をもつようになっている．メディアも関心をもち，OCDの会のメンバーがテレビに出るようになった．2013年に刊行された強迫性障害のセルフヘルプ本『図解やさしくわかる強迫性障害』でもOCDの会の紹介にページを割いている[3]．患者たちのなかには，治療が終わってから数年後の近況を会を通じて教えてくれる人たち

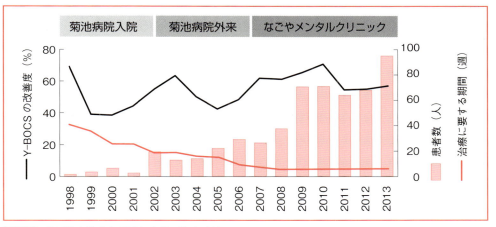

図1 集団集中治療を受けた患者の治療成績

がいる．手洗いに何時間も費やし，親を巻き込んでいた9歳の少女は，バイト探しに苦労する大学生になった．

　クリニック経営者ならば，この患者数の増加だけでも良いニュースにみえるであろう．患者の立場からすれば，こんなに増えても治せるのか？　治っていない患者が増えているのでは？　と思うであろう．強迫性障害を専門にしている他の治療者からみれば，こんなに患者をかかえたら時間が足りない，よほどいい加減なことをしているのでは？　と思うであろう．私からみれば，治していかなければ患者数を増やすことはできない．治療に入ってきた患者を，2〜3か月という早い段階で治って通院しなくてもよいようにするか，薬などの維持療法だけですむようにしなければ，あっという間に再来の患者だけでクリニックの診療枠が一杯になってしまい，新患が取れなくなる．実際の治療成績を図1に示す．

　図1の横軸は年を示す．左の縦軸はY-BOCSによる重症度が治療前と治療後で何％下がったかを示す．Y-BOCSの治療前の平均値は全体で27.4，治療後の平均値は12.0である．右の縦軸は患者数と初診から集中治療の後のフォローアップの診察（ここで治療後のY-BOCS評価を行う）までの週数を示す．▨は治療を受けた患者の年間の合計，──はY-BOCSの改善度，──は治療に要する週数を示す．入院治療をしていた頃は数か月以上かかっていたのが，外来治療にしてからは3〜4か月になり，なごやメンタルクリニックに移ってからは数週間以下になっている．

　集中治療を受ける患者は増加し，2013年は93人だった．治療期間は短くなり，集団でまとめて治療することになっているが，そうなっても改善度は50％台を維持している．患者一人ひとりにかける手間は簡単になりながら，治療成績は維持できていることがわかる．2013年の数字からみれば，10年前，20年前の私の治療はどれだけむだなことに時間と手間を使っていたのか，と驚くほかはない．昔の患者に申し訳なく思う．

4 強迫性障害にかかわった30年をまとめて—リーンな治療へ

"The Toyota Way『ザ・トヨタウェイ』"という本がある[4]．車を持っている人ならば，日本人でなくてもトヨタの名を知らないものはなく，そして"カンバン"などトヨタ生産方式の概念を聞いたことがある人は多いであろう．トヨタ生産方式のなかに，リーンという概念がある．希薄化する，すなわちむだを省くことが品質向上につながるという考えである．同じ製品を生産するならば，手間をかけずに生産できるほうが品質向上につながる．1つの生産工程に要する時間やかかわる人などが減れば減るほど最終的な製品の瑕疵が減ると考えるのである．それぞれの生産工程での節約は小さなものである．ドアハンドル1つの生産にかかる時間が半分になってもたいしたことはないかもしれない．しかし，それが積もり積もっていけば，多数の部品や工程からできあがる一台の車の信頼性は上がり，コストは下がる．

医療者のなかには時間をかければかけるほど，濃厚であればあるほど良い治療になると考えている人がいる．重症であればあるほど外来に時間をかけ，頻度も高く，入院は長期になり，薬も多剤大量処方になる．強迫性障害は一般には治りにくい精神疾患とされているから，そうした濃厚な治療の対象になりやすい．患者や家族も新薬や新しい精神療法が古いものより"効果が高い"と自然に期待することが多い．そのような期待に合わせれば濃厚さはさらに度合いを増していくことになる．治療を濃厚にすればするほど，新薬・新精神療法であればあるほど，良い結果が出るというエビデンスは私の知る限りない．ERP自体は30年以上の歴史がある古い治療である．一方，濃厚にすれば手間暇と時間がかかり，副作用も生じることは理屈からも経験からも確かだと思う．新薬・新精神療法は古いものと比べれば効果も副作用も未知なところが多く，治療者が未熟であることはいうまでもない．

菊池病院では新患1人に1時間半，再来1人に30分かけていた．なごやメンタルクリニックではそれぞれ30分，5分である．そうでなければ，月に50人の新患をさばくことはできない．集団集中治療も菊池では多くて4，5人だった．2008年に異動した当初から強迫性障害は多かったが，その割合は徐々に増え，2014年では新患の6割が強迫性障害，毎月10人強の患者が3日間集団集中治療を受けている．今，こうして振り返ると，できるだけ一つひとつの治療のプロセスにかける手間や時間，来院回数，治療期間をリーンにしていることがわかる．

犠牲になったものはもちろんある．2008～2009年は，強迫性障害の患者は今ほど多くなく，新患の予約待ちが1～2週間ぐらいだった．強迫性障害以外の患者で，行動療法を希望してくる患者を受け入れることができた．娘を自殺で失った母親で"複雑な悲哀"に苦しむ患者に対してプロロングド・エクスポージャーを行ったり，複雑な家族背景を抱え，境界性パーソナリティ障害と診断され，多剤大量処方されていた主婦を自立した就労にまでもっていくこともした．また，本人が来院せず，家族相談だけの患者や，収集癖の患者の治療のための家庭訪問もした．いくらリーンな治療ができるようになったといっても，それは強迫性障害の患者で集団集中治療のなかで治

療できる場合だけである．その他の診断の患者や問題への対応をしなくなったことは残念である．

5 制限があるということ

　リーンな治療，効率化するようになった理由は，増える患者に対応するためだったり，患者数を増やせという経営者側の要求があったりするからである．ただ単純に治すだけを目的にしていたならば，ここまで効率化する必要はない．制限があれば，その制限のなかで，手持ちの能力だけで何とかしなければならない．そのための工夫をするようになり，そして結果を出すように続けてきた結果がこうなっている．そして，なぜ制限があるのかと考えると，私が経営者である院長ではなく，雇われ院長であるからだという理由に突き当たる．

　雇われ院長が普通の"院長"とどう違うかについてある例をあげよう．採血が必要な患者が来たとする．私は患者に採血を告げる．患者は立ち上がり，外に出ようとする．私は患者を押しとどめ，再び椅子に座らせ，採血台を出して，私が駆血帯を巻く．患者は訝しげな顔をする．私は雇われ院長であり，ボスである理事長がOKしない限り，自分の手足になるような看護師は欲しくても雇えないのだ，と説明する．私が自分でやるしかない．国立病院での21年間，私は自分で採血することがなかった．最初は私自身が不安だったのだが，やればできるものである．この4〜5年で私の採血技術もずいぶん上手になった．採血中に診察で聞きそびれたことや身体的なこと（リストカットの話題などは採血中に手を触りながらするほうがやりやすい）を聞くこともできるようになった．不潔恐怖のため手に触られることを嫌がる患者も，なぜか採血のためには手が触れることを許してくれたりする．通常の経営者院長のように，自分が楽をできるように人を雇い入れることはできない，そんな制限が工夫や技術を生み出していることになる．

　もし，私が経営者院長であったならば，「自分が強迫性障害を治せる」ということだけに満足し，ここまで数を増やし，効率化させることはなかったであろう．再来の患者1人に30分かけ，むだなこともしていた時代が懐かしい．

文献

1) Hofmann SG, Smits JA. Cognitive-behavioral therapy for adult anxiety disorders：A meta-analysis of randomized placebo-controlled trials. J Clin Psychiatry 2008；69（4）：621-632. Retrieved from http://www.pubmedcentral.nih.gov/articlerender.fcgi?artid=2409267&tool=pmcentrez&rendertype=abstract2）
2) Koran LM, Hanna GL, Hollander E, et al：American Psychiatric Association. Practice guideline for the treatment of patients with obsessive-compulsive disorder. Am J Psychiatry 2007；164（7 Suppl）：5-53.
3) 原井宏明, 岡嶋美代. 図解やさしくわかる強迫性障害. 東京：ナツメ社；2012. p160.
4) Liker J. The Toyota Way：14 Management Principles from the World's Greatest Manufacturer. New

York：McGraw-Hill；2003／稲垣公夫（訳）. ザ・トヨタウェイ（上・下）. 東京：日経BP社；2004. Retrieved from http://www.amazon.co.jp/Toyota-Way-Management-Principles-Manufacturer-ebook/dp/B000SEGIVS/ref=sr_1_1?s=english-books&ie=UTF8&qid=1412508244&sr=1-1&keywords=the+toyota+way

参考リンク

- OCDの会（熊本）　http://ocdnokai.web.fc2.com/
- 名古屋OCDの会　http://758ocdf.web.fc2.com/
- 東京OCDの会　http://109ocdf.web.fc2.com/index.html

H 疾患特化型

16 睡眠クリニックのニーズと使命
——現状と問題点,これからの未来像

中村真樹,井上雄一
睡眠総合ケアクリニック代々木
東京医科大学睡眠学講座

1 はじめに

　DSM-IV-TR(アメリカ精神医学会編)において,その診断基準のなかに「不眠」が記載されている疾患として,気分障害(大うつ病エピソード,気分変調性障害),不安障害(全般性不安障害,急性ストレス障害,心的外傷後ストレス障害)があげられている.また,過眠については,気分障害の診断基準の項目に記載されている(大うつ病エピソードでは「睡眠過多」と表現).さらに,診断基準に記載はないものの,統合失調症や発達障害においても入眠困難・起床困難,熟睡感欠如といった睡眠に関する愁訴はしばしば認められる.このように,精神疾患と睡眠障害に強い関連があることは,多くの精神科医の知るところである.なお,2013年5月にリリースされたDSM-5では,DSM-IV-TRより睡眠-覚醒障害のカテゴリが整理され,過去には本診断基準に取り上げられていなかった,レストレスレッグス(むずむず脚)症候群(restless legs syndrome:RLS)やレム睡眠行動障害(rapid eye movement sleep behavior disorder)などが詳細に記載されている.

　一方,睡眠医学の中核的な診断基準として頻用されている睡眠障害国際分類第2版(ICSD-2)においては,睡眠障害は表1に示すように,主にI.不眠症(11疾患),II.睡眠関連呼吸障害群(14疾患),III.中枢性過眠症群(12疾患),IV.概日リズム障害群(9疾患),V.睡眠時随伴症群(15疾患),VI.睡眠関連運動障害群(8疾患)の6群(これ以外に未解決の諸問題,その他など3項目あり),総数88疾患に分類され

中村真樹(なかむら・まさき)　　略歴

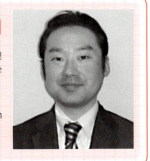

1971年東京生まれ.1997年東北大学医学部卒.2003年東北大学大学院医学系研究科博士課程修了,医学博士.1997年東北大学医学部附属病院,2008年財団法人神経研究所附属睡眠学センター,医療法人社団絹和会睡眠総合ケアクリニック代々木(旧称:代々木睡眠クリニック),2012年より同クリニック院長.東京医科大学睡眠学講座客員講師.
2007年日本生物学的精神医学会国際学会発表奨励賞,2014年Narcolepsy Network 29th Annual Conference, Researcher of the year award 2014 (USA)を受賞.専門は,睡眠学,精神生理学,脳画像解析.

表1 睡眠障害国際分類第2版（ICSD-2, 2005）

カテゴリ	分類	主な特徴
不眠症 （11疾患）	適応障害性不眠症（急性不眠症） 精神生理性不眠症 精神疾患による不眠症 不適切な睡眠衛生 薬剤または物質による不眠症 身体疾患による不眠症　など	不眠
睡眠関連呼吸障害群 （14疾患）	中枢性睡眠時無呼吸症候群 閉塞性睡眠時無呼吸症候群 睡眠関連低換気/低酸素血症群　など	不眠 過眠 睡眠中の呼吸停止・いびき
中枢性過眠症群 （12疾患）	ナルコレプシー 　（情動脱力発作を伴う/伴わない） 反復性過眠症 特発性過眠症 　（長時間睡眠を伴う/伴わない） 行動誘発性睡眠不足症候群　など	過眠
概日リズム睡眠障害群 （9疾患）	睡眠相後退症候群 睡眠相前進症候群 不規則睡眠覚醒リズム，非同調型 時差障害 交代勤務障害　など	不眠・過眠 脱同調症状
睡眠時随伴症群 （15疾患）	錯乱性覚醒 睡眠時遊行症 睡眠時驚愕症 レム睡眠行動障害 悪夢障害 睡眠関連摂食障害　など	睡眠中の異常行動
睡眠関連運動障害群 （8疾患）	むずむず脚症候群 周期性四肢運動障害 睡眠関連歯ぎしり　など	睡眠中の異常行動・異常運動 不眠もしくは過眠
孤発性の諸症状，正常範囲と思われる異型症状，未解決の諸問題 （9疾患）	長時間睡眠者 短時間睡眠者　など	
その他の睡眠障害・睡眠障害以外の疾病として分類される諸病態に伴う睡眠障害（10疾患）		

ている．これらの睡眠障害では，その発現病態が精神疾患が無縁なものも少なくない．しかしながら，欧米で睡眠障害患者が神経内科系の医療機関を受診することが多いのとは異なり，日本では睡眠障害患者が精神科医療機関を受診するケースが大半を占めている．この理由として，睡眠障害を専門とする神経内科医が少ないこと，睡眠障害により抑うつ症状を主体とした二次的な精神症状を呈することが少なくないことがあげられよう．このような現状のなかで効率的に睡眠障害患者の診療をカバーするためには，多様な睡眠障害を包括的に扱える睡眠障害専門医療機関を各地域に過不足なく供給することと，睡眠障害患者が最初に受診する入口となる精神科医療機関で，比較的有病率の高い睡眠障害をカバーできるようにすること，精神科医療機関と睡眠障害専門医療機関の相互連携を強化すること，の3点が必要であろう．

2 睡眠障害診療のカバーのあり方

睡眠関連疾患の現状

図1に2003年3月～2004年4月に当院を「過眠・眠気」を主訴に受診した患者の確定診断の内訳を示す[1]．閉塞性睡眠時無呼吸症候群（obstructive sleep apnea syndrome：OSAS）による睡眠分断と夜間間欠的低酸素血症や，レストレスレッグス症候群に伴う入眠困難や合併する周期性四肢運動障害などの睡眠妨害現象が背景となったものが37.4 %（OSASが34.7 %，RLSが2.7 %），社会環境や生活習慣が原因となる睡眠不足や概日リズム障害によるものが13.2 %，精神疾患関連（服薬の影響を含む）が4.3 %を占めていた．「過眠症」というと，一般的には脳の覚醒維持中枢の障害が原因となったナルコレプシーというイメージがもたれやすいが，実際には中枢性過眠症（ナルコレプシー，特発性過眠症などを含む）の割合は，当センターのような睡眠専門医療機関であっても，過眠を主訴とする患者全体のわずか19.7 %を占めるにすぎない．わが国では，概日リズム睡眠障害や睡眠不足によって眠気が生じているケースがナルコレプシーと誤られて，メチルフェニデート（リタリン®）が投与されるケースが少なくなかった．このような，過眠症状＝ナルコレプシー＝メチルフェニデート治療という認識が，メチルフェニデートの過剰使用・依存乱用の増加という現象を生んだという悪しき歴史があるが，本疾患の受診者はかなり少ないのである（過去の一般人口疫学調査においても，日本人のナルコレプシー有病率は0.02 %にすぎない）．現在，メチルフェニデートはその適正使用を促進する目的で，リタリン®流

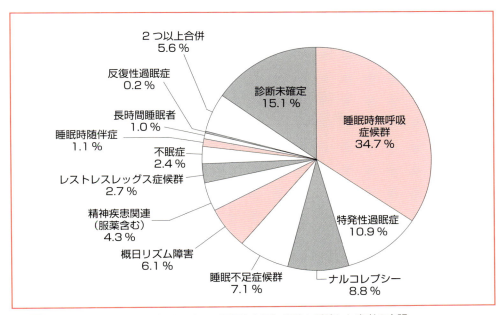

図1 2003年3月～2004年4月までに過眠を主訴に当院を受診した患者の内訳

(Komada Y, et al. Sleep Med 2008[1] より)

通管理委員会の資格認定を有する医師のみが処方可能である．また，日本睡眠学会が作成したナルコレプシーの診断と治療ガイドラインでは，本疾患の診断にあたって，詳細な問診とともに，終夜睡眠ポリグラフ（PSG）ならびに反復睡眠潜時検査（MSLT）が必要であることが強調されている（http://www.jssr.jp/data/guideline.html）．したがって，過眠症状の診療主体は，PSGとMSLTが行える専門医療機関ということになるであろう．

精神科でカバーする睡眠障害

不眠症状はうつ病の前駆症状となることが知られており，うつ病患者のうち41％が気分障害症状に先行して不眠症状を訴えるという[2]．また，うつ病の診断がついた患者のうち，73.3％に入眠障害，89.9％に熟眠障害，47.7％に早朝覚醒が存在する[3]．このように，不眠とうつ病はかなり密接な関係にあるが，他の睡眠障害でも「うつ状態」を生じるケースがあり，そのなかでPSGなどの特殊検査を要さないケースは，精神科で診療を行うほうが適切なケースがある．

概日リズム障害とは，社会的に望ましい時刻に就寝・起床ができず，そのために社会的・職業的に支障をきたす疾患であり，特に，入眠時刻・起床時刻が後退する「睡眠相後退症候群（delayed sleep phase syndrome：DSPS）」は，入眠困難・起床困難だけでなく日中（特に午前中）の倦怠感・意欲低下を訴えることが多い．このため「うつ状態」として抗うつ薬による治療が開始されることがあるが，概して治療反応性は良くない．本疾患はPSGの実施は不要で，問診と睡眠日誌記録があれば診断可能なので，精神科医がリズムを是正する治療を行いながら，精神療法的アプローチを行うのが最も効率的といえるであろう（ただし，生体リズムを変位させる方法に習熟する必要があるが）．当院を受診したDSPSの患者90人を対象にself-rating depression scale（SDS）を用いて抑うつ症状を評価した結果，64％に中等度以上の抑うつ（SDS≧48）を認め，DSPSでは「日内変動」，「睡眠」，「疲労」に加え，「精神運動性減退」，「不満足」の頻度が高く，内因性うつ病に多いとされる「自殺念慮」，「体重減退」，「食欲低下」の頻度が低いという特徴を示した（図2）[4]．本疾患の好発時期である若年期の症例で，熟眠障害を欠き，気分の日内変動（夕方以降に改善）の大きい「うつ状態」の場合には，DSPSの可能性を念頭におく必要があるだろう．

RLSは，夜間に下肢を中心に不快な感覚異常を生じる疾患で，①脚を動かしたくてたまらなくなる衝動がある（urge to move），②この症状が安静臥位ないし座位で出現するかあるいは悪化する（worse at rest），③この症状は脚を動かすことにより改善する（relief by movement），④夕方から夜間に増悪する（worse at night）といった四徴を有する[5]．上述したように，この不快感から入眠困難を生じ，随伴する周期性四肢運動（periodic limb movement：PLM）が熟眠障害・中途覚醒の原因となる．PLMの有無はPSGを実施しないと判断できないが，RLSの診断自体は，問診で行うことができる．ただし，イギリスのgeneral practitioner（GP）を対象とした調査の結果，GPにより初診時にRLSと適切に診断されたのはRLS患者の0.25％に

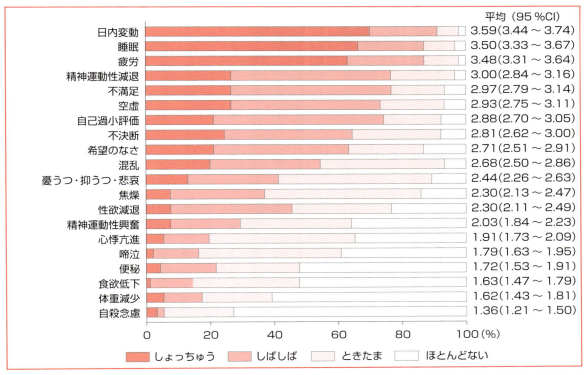

図 2 睡眠相後退症候群にみられる抑うつ症状

(Abe T, et al. Sleep Med 2011[4] より)

すぎず，その後 RLS の確定診断に至るまでに平均 2 年を要したという[6]．GP によってRLS と誤診されやすい疾患・診断名を**表 2** に示す[7]．表に示したように，RLS はうつ病と誤診されることがあるが，抗うつ薬は RLS の症状を悪化させることがあるので[8]，鑑別には慎重を期する必要がある．他方，うつ病では「不眠・下肢不快感」といった RLS 類似の症状を呈する（RLS mimics）[9]ことがある．RLS は有病率の高い common disease なので，精神科診療の場において RLS の的確な診断は非常に重要であるといえよう．

　56,399 人の女性（平均年齢 68 歳）を追跡した研究で，RLS 症状を有した群では有さなかった群より有意に抑うつ症状を自覚していた割合が高かった（relative risk：1.5）と報告されている[10]．また，RLS が抑うつ症状のリスク因子（OR=1.82）[11]であるとの報告もある．

　また，小児にも RLS の存在が指摘されており，RLS に罹患した小児では，その 69 ％に自覚的な睡眠障害（不眠）が，中等度以上の RLS では約 60 ％に気分障害（気分の落ち込みや意欲低下）が，約 40 ％に集中力の低下が，約 20 ％に日々の活動や宿題・学業への影響が認められるという[12]．また，RLS による下肢不快感のため授業中にじっと座っていられないことがあり，この症状から，注意欠如・多動性障害（attention deficit / hyperactivity disorder：ADHD）や学習障害（learning disorder：LD）と間違われることがある．このように，小児に抑うつ症状や ADHD を疑わせる

表2 RLSが誤診されやすい疾患（診断名）

（誤）診断名	実際にはRLS（n=209）であった患者における人数（%）
静脈瘤，静脈疾患	26人（12.4%）
脊椎・腰部疾患	23人（11.0%）
糖尿病性ニューロパチー	16人（7.7%）
うつ病	11人（5.3%）
筋痛	9人（4.3%）
ニューロパチー，神経根障害	8人（3.8%）

RLS：レストレスレッグス症候群

（Hening W, et al. Sleep Med 2004[7] より）

症状を認めた場合，RLSとの鑑別は必須であり，本疾患の運動・感覚症状と，抑うつや多動症状との因果関係を調べることが必要である．なお，小児では鉄代謝異常がRLSやPLMの誘因になっていることが多いので[13]，血清鉄・フェリチン（血清フェリチン50μg/L以下，鉄飽和率16%未満）の計測は治療計画を立てるうえで重要な指標となるので，かならず測定すべきであろう[14]．

　OSASでは，睡眠時の上気道の閉塞により無呼吸・低呼吸イベントが起こり，これによる覚醒反応により睡眠の断片化と深睡眠の欠如が生じる．このため，中途覚醒や熟眠感欠如に加え，倦怠感，集中力低下といった日中症状を生じやすい．さらに，OSAS患者は抑うつ・不安などの精神症状をきたしやすく，持続陽圧呼吸（continuous positive airway pressure：CPAP）治療により呼吸障害イベント抑止につれ，これらも改善すると報告されている[15]．この現象が生じる理由として，OSASによる倦怠感の表現として抑うつを訴えている可能性[16]や，OSASによる眠気・作業能力低下による社会適応状況の悪化が反応性の抑うつ状態をもたらしている可能性が考えられる．いびきや無呼吸の指摘があり，入眠に問題はないにもかかわらず熟眠感欠如や起床困難を認め，意欲低下・易疲労性を主訴とする患者においては，OSASの鑑別は重要である．原則的に本疾患の診断には，PSG実施が必要なので，その診療は本来的には睡眠専門医療機関がカバーすべきと思われる．しかし，統合失調症やうつ病患者では，治療薬による体重増加や呼吸抑制の影響により健常者よりOSASの有病率が高くなる[17]．また，OSASを併発した精神疾患患者にCPAPを導入すると，抑うつ症状の改善[18]や陰性症状の改善[19]，パニック発作の頻度の低下[20]がもたらされることがある．精神科医療機関と睡眠専門医療機関が密接に連携を取れる体制づくり，精神科医療機関でも簡易モニター検査で本疾患のスクリーニングが行えるようにすることなどを考慮すべきであろう．

3　睡眠障害診療の現状

　近年，睡眠障害の臨床的意義に関する活動が普及した結果，OSASやRLSなどの比較的罹患率の高い睡眠障害の知名度は高まってきている．今日では，雑誌やテレビ番組でも睡眠に関連した記事や番組が組まれることが多く，枕や照明などの快眠グッ

表 3 全国の睡眠学会認定医，認定医療機関（2013年現在）

都道府県		認定医（人）	認定医療機関A（施設）	認定医療機関B（施設）	大学病院の睡眠科・睡眠センター	その主診療科〔（ ）は主診療科が精神科の施設数〕	人口（千人）	人口100万人あたりの認定医数	医療機関（A）数
北海道	北海道	13	2		1	精神科	5,460	2.38	0.37
東北地方	青森						1,350	0.00	0.00
	岩手	8					1,303	6.14	0.00
	宮城	6					2,325	2.58	0.00
	秋田	9	1		1	精神科	1,063	8.47	0.94
	山形						1,152	0.00	0.00
	福島	7	3				1,962	3.57	1.53
関東地方	茨城	8					2,943	2.72	0.00
	栃木	8	2		1	神経内科	1,992	4.02	1.00
	群馬						1,992	0.00	0.00
	埼玉	14	1				7,212	1.94	0.14
	千葉	9	1	2	1	耳鼻科	6,195	1.45	0.16
	東京	92	13	2	5	精神科（1）など	13,230	6.95	0.98
	神奈川	20	5		1	呼吸器科	9,067	2.21	0.55
中部地方	新潟	8	3	1	1		2,347	3.41	1.28
	富山	5					1,082	4.62	0.00
	石川	14	2		1		1,163	12.04	1.72
	福井	4					799	5.01	0.00
	山梨	2					852	2.35	0.00
	長野	6	2				2,132	2.81	0.94
	岐阜	6	3	1			2,061	2.91	1.46
	静岡	12	2	1			3,735	3.21	0.54
	愛知	50	9	1	5	精神科（1）など	7,427	6.73	1.21
近畿地方	三重	4	1		1	精神科	1,840	2.17	0.54
	滋賀	7	1		1	精神科	1,415	4.95	0.71
	京都	5	1	1	1		2,625	1.90	0.38
	大阪	28	5	1	1		8,856	3.16	0.56
	兵庫	4	1				5,571	0.72	0.18
	奈良	4		1			1,390	2.88	0.00
	和歌山						988	0.00	0.00
中国地方	鳥取	7	3		1	耳鼻科	582	12.03	5.15
	島根	2	1		1		707	2.83	1.41
	岡山	3					1,936	1.55	0.00
	広島	5	1				2,848	1.76	0.35
	山口	2	1				1,431	1.40	0.70
四国地方	徳島	4					776	5.15	0.00
	香川						989	0.00	0.00
	愛媛	7	1		1		1,415	4.95	0.71
	高知	2	1				752	2.66	1.33
九州地方	福岡	28	6	2	2	精神科（1）など	5,085	5.51	1.18
	佐賀	3	1				843	3.56	1.19
	長崎	8	3				1,408	5.68	2.13
	熊本	2	1				1,807	1.11	0.55
	大分	3	1				1,185	2.53	0.84
	宮崎	3	1				1,126	2.66	0.89
	鹿児島	3	2				1,690	1.78	1.18
沖縄地方	沖縄	6	1				1,409	4.26	0.71
合計		441	82	13	26		平均	3.42	0.71

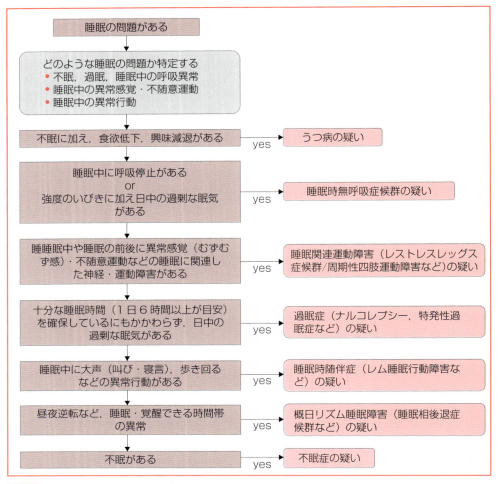

図 3 睡眠障害のスクリーニングフローチャート

(清水徹男〔編〕．睡眠医療 2008[23] より)

ズや快眠を促すと称するサプリメントの販売数も増えている．日本における慢性不眠の有病率は 20 %[21]，OSAS は 3 ～ 22 %[22] と推定されている．このように，一般人口における睡眠への関心と，睡眠障害診療のニーズは高いものの，睡眠障害を包括的かつ専門的に診療できる医療機関はまだまだ数少ない．睡眠学会が認定している学会認定医療機関（A 型：主要な睡眠障害すべての診療が可能な医療機関）は 2013 年現在では全国に 95 施設しかなく，多くは，東京都，愛知県，大阪府，福岡県といった大都市圏に偏在している．また，教育・研修機関である大学病院で，学会認定医療機関あるいは「睡眠科」（院内標榜科名として）や「睡眠センター」を有するのは全国で 26 施設のみである（表 3）．全体としてみると，わが国の人口 100 万人あたりの睡眠学会認定医療機関数は 0.71 施設，睡眠学会認定医数は 3.42 人と，まだまだ不足しているのである．検査設備の整った睡眠専門の医療機関および認定医が増えることが望ましいが，実際には，関連のある各診療科（精神科，循環器・呼吸器科，神経内科，耳鼻科など）の医師が通常診療の合間に睡眠障害の診療を行っているのが現状であろ

う．

　このような背景から，一般医と睡眠専門医療機関の連携を強化し，患者サービスを向上することを目的として，厚生労働省精神・神経疾患委託費により「睡眠障害医療における政策医療ネットワーク構築のための医療機関連携のガイドライン作成に関する研究」（平成17～19年）が行われ，「睡眠障害医療における医療機関連携のガイドライン」が作成された[23]．ガイドラインには，図3に示すように，主要な睡眠障害を一般医療機関において適切にスクリーニングする手順，初期治療のあり方，睡眠医療専門機関（認定医療機関）への紹介・逆紹介の手順が詳細に記載されている．

4 おわりに―睡眠クリニックの未来像

　睡眠障害のなかには，精神疾患の関連症状だけではなく，呼吸・循環器疾患，生活習慣病や耳鼻科・歯科との関連の強いOSAS，鉄代謝異常（内科・婦人科疾患）や神経内科疾患との関連の強いRLS，パーキンソン病やレビー小体型認知症との関連が知られているレム睡眠行動障害，夜間睡眠てんかんなどが含まれており，診療科を超えた包括的な幅広い知識と，関連診療科間の良好な連携が重要である．また，睡眠障害の精査・確定診断を目的とした，呼吸・循環器機能検査，脳・脊髄を中心とした画像検査，睡眠医学に特異的な生理検査ならびにその他の神経生理学的検査を過不足なく行える「睡眠科」や「睡眠センター」の役割は，臨床面だけではなく，医学教育においても今後，重要な位置を占めるであろう．

文献

1) Komada Y, Inoue Y, Hayashida K, et al. Clinical significance and correlates of behaviorally induced insufficient sleep syndrome. Sleep Med 2008；9：851-856.
2) Ohayon MM, Roth T. Place of chronic insomnia in the course of depressive and anxiety disorders. J Psychiatr Res 2003；37：9-15.
3) 大熊輝雄，今井司郎，中村貴一．うつ病と睡眠．臨床脳波 1974；16：277-285.
4) Abe T, Inoue Y, Komada Y, et al. Relation between morningness-eveningness score and depressive symptoms among patients with delayed sleep phase syndrome. Sleep Med 2011；12：680-684.
5) Allen RP, Picchietti D, Hening WA, et al. Restless legs syndrome：Diagnostic criteria, special considerations, and epidemiology. A report from the restless legs syndrome diagnosis and epidemiology workshop at the National Institutes of Health. Sleep Med 2003；4：101-119.
6) Van De Vijver DA, Walley T, Petri H. Epidemiology of restless legs syndrome as diagnosed in UK primary care. Sleep Med 2004；5：435-440.
7) Hening W, Walters AS, Allen RP, et al. Impact, diagnosis and treatment of restless legs syndrome (RLS) in a primary care population：The REST (RLS epidemiology, symptoms, and treatment) primary care study. Sleep Med 2004；5：237-246.
8) Baughman KR, Bourguet CC, Ober SK. Gender differences in the association between antidepressant use and restless legs syndrome. Mov Disord 2009；24：1054-1059.
9) Hening WA, Allen RP, Washburn M, et al. The four diagnostic criteria for Restless Legs Syndrome are unable to exclude confounding conditions ("mimics"). Sleep Med 2009；10：976-981.

10) Li Y, Mirzaei F, O'Reilly EJ, et al. Prospective study of restless legs syndrome and risk of depression in women. Am J Epidemiol 2012；176：279-288.
11) Szentkiralyi A, Volzke H, Hoffmann W, et al. The relationship between depressive symptoms and restless legs syndrome in two prospective cohort studies. Psychosom Med 2013；75：359-365.
12) Picchietti D, Allen RP, Walters AS, et al. Restless legs syndrome：Prevalence and impact in children and adolescents：The Peds REST study. Pediatrics 2007；120：253-266.
13) Mohri I, Kato-Nishimura K, Kagitani-Shimono K, et al. Evaluation of oral iron treatment in pediatric restless legs syndrome（RLS）. Sleep Med 2012；13：429-432.
14) Silber MH, Ehrenberg BL, Allen RP, et al. An algorithm for the management of restless legs syndrome. Mayo Clin Proc 2004；79：916-922.
15) Habukawa M, Uchimura N, Nose I, et al. Emotional states and quality of life in patients with obstructive sleep apnea. Sleep Biol Rhythms 2005；3：99-105.
16) Bardwell WA, Moore P, Ancoli-Israel S, et al. Fatigue in obstructive sleep apnea：Driven by depressive symptoms instead of apnea severity? Am J Psychiatry 2003；160：350-355.
17) 内村直尚．精神疾患と睡眠時無呼吸症候群．精神神経学雑誌 2010；112：906-911.
18) Habukawa M, Uchimura N, Kakuma T, et al. Effect of CPAP treatment on residual depressive symptoms in patients with major depression and coexisting sleep apnea：Contribution of daytime sleepiness to residual depressive symptoms. Sleep Med 2010；11：552-557.
19) Sugishita K, Yamasue H, Kasai K. Continuous positive airway pressure for obstructive sleep apnea improved negative symptoms in a patient with schizophrenia. Psychiatry Clin Neurosci 2010；64：665.
20) Takaesu Y, Inoue Y, Komada Y, et al. Effects of nasal continuous positive airway pressure on panic disorder comorbid with obstructive sleep apnea syndrome. Sleep Med 2012；13：156-160.
21) Doi Y, Minowa M, Okawa M, et al. Prevalence of sleep disturbance and hypnotic medication use in relation to sociodemographic factors in the general Japanese adult population. J Epidemiol 2000；10：79-86.
22) Nakayama-Ashida Y, Takegami M, Chin K, et al. Sleep-disordered breathing in the usual lifestyle setting as detected with home monitoring in a population of working men in Japan. Sleep 2008；31：419-425.
23) 清水徹男（編）．特集 睡眠障害の診断・治療ガイドライン．睡眠医療 2008；2.

H 疾患特化型

17 精神科クリニックで実践するてんかん診療

伊藤ますみ
上善神経医院

1 各科の狭間に取り残された成人てんかん

わが国では，精神科がてんかん診療を担ってきた歴史的経緯がある．そのなかで，てんかんが精神病に含められ，誤った認識のもと不適切な扱いを受けてきた側面があったことは否めない．しかし，てんかんに対する科学的知見が集積されるとともに，「精神疾患」から脳障害に起因する「身体疾患」へと確実に認識が変化している．また，欧米では神経内科や小児科が診療に携わっている背景があり，わが国でも小児科，脳外科，神経内科がてんかんを診る機会が増大している．その一方で，精神科医のてんかん離れが進み，精神科専門医研修プログラムにおいてもてんかんや脳波判読が必修から外れている．その結果，てんかんは精神科の病気ではないとの意識を医師全体，とりわけ精神科医自身が強めているといってもよい．

この傾向は統計的にも明らかになっている．日本てんかん学会会員における精神科医の割合は学会発足当初はほぼ100％であったが，その後，年々減少を続け，最近は約20％まで落ち込んでいる（図1）．また，同学会認定のてんかん専門医は全国で約430人（2013年9月現在）であるが，そのうち半数以上は小児科が占め，精神科は20％弱である（図2）．

一方で，精神科医がてんかんを診なくなったことの弊害が徐々に表面化している．まず，小児期に発症したてんかん患者が成人に達しても，そのまま小児科医が診療を継続せざるをえなくなったため，30～40歳を超えても小児科に通い続けるキャリー

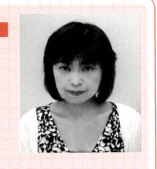

伊藤ますみ（いとう・ますみ） 略歴

- 1985年　北海道大学医学部卒．
- 1991年　北海道大学病院精神神経科．
- 1994年　米国ベスイスラエル病院留学．
- 1996年　北海道大学保健管理センター．
- 1998年　天使病院精神科．
- 2003年　国立精神・神経センター精神科医長．
- 2006年　天使病院精神科科長．
- 2011年　上善神経医院院長．

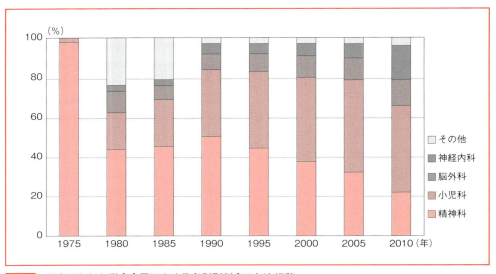

図 1 日本てんかん学会会員に占める各科別割合の年次推移
精神科の割合がここ20年間にわたり減少を続けている．

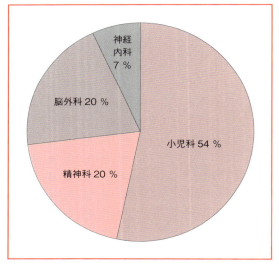

図 2 てんかん学会専門医の各科別割合
小児科が半数以上を占め，成人患者を診る科が相対的に少ない．

オーバーと呼ばれる患者が増加している．小児科通院中のてんかん患者の1/3は成人であり，その年齢分布は30〜80歳代まで及ぶという．また，てんかん発作を発症して脳外科に救急搬送されるも，諸検査により急性疾患が否定されたり，あるいは手術が不要な患者のフォロー体制が不十分なことも問題である．治療を引き継ぐ医師がいないため，やむなく専門外の脳外科医が漫然と処方を継続する場合も少なくない．神経内科のてんかん専門医も徐々に増えているが，まだその数はきわめて少ない．このような背景のもと，成人てんかん患者の行き場がどんどんなくなり，いわば各科の狭間に宙ぶらりんの状態におかれてしまっているのである．

成人になって初めててんかんを発症する確率は決して低くはない．だが，突然倒れて救急病院に運ばれても，検査で異常がないとそのまま帰宅させられることが珍しく

ない．しかし，患者にとっては，その後どうすればよいのか，生活上注意すべきことは何か，仕事や運転は続けられるのか，などたくさん疑問が残っているのである．どこで相談したらよいのかわからず，インターネットで探して当院に来院したという患者もいる．「てんかんは，どの科の病気なのですか」と聞かれたこともある．成人てんかんの受け皿としての精神科の役割が再浮上していることがひしひしと感じられる．

2 精神科が必要とされる理由

精神科医がてんかんを診なくなった理由にはいくつかあげられる．他の科が診てくれるから，発作止めを出すだけなら精神科でなくてもよいから，そもそもてんかんが精神科の病気ではないから，などである．しかし，てんかん患者は一般人口よりも種々の精神障害を合併する割合が高く，適切な精神科治療を要する患者が少なくないのが実情である．てんかんに合併する精神症状を，表1にまとめ

表1 てんかんに合併する精神症状

統合失調症様精神病	・発作後精神病 ・発作間欠期精神病 ・交代性精神病
気分障害	・うつ病・うつ状態 ・双極性障害
不安障害	
知的障害	
発達障害	
パーソナリティ障害	
素行障害	
認知障害	

てんかんに特異的な精神症状があるのではなく，さまざまな精神障害が起こりうる．

る．合併率が高い要因として，背景にある脳器質疾患，発作放電による脳機能障害，発作による生活の質の低下や心理社会障害，抗てんかん薬の影響などがあげられる．したがって，精神症状を合併した場合は上記のような背景要因を考慮したうえで，薬物治療や精神療法による専門的治療を行う必要がある．

明らかな精神症状がなくても，さまざまな人生の局面にあって，進学，就職，結婚，妊娠，出産，運転免許取得などの問題が次々と生じる．医療者はこれらの問題を患者とともに考え，乗り越える手助けをしなければならない．患者によっては種々の福祉機関や社会資源へつなげる必要もある．患者をめぐる家族内の葛藤も珍しくはなく，家族間調整の役割を担う場面もある．これらは慢性疾患をもち，長期療養が必要な患者を診ているかぎり避けて通れない問題であろう．しかし，実はこうした問題は，一般の精神疾患患者においてもごくあたりまえに起きることがらである．したがって，精神科医であれば，対応のノウハウや各分野のコメディカルとの連携をすでにもっており，習熟しているといってもよい．しかし，精神科以外の医師には，問題の構造を理解し，対応を組み立てたり，連携すべき機関や制度を利用することに不慣れであり，対応に困窮している現実がある．てんかん以外の精神疾患であれば援助してもらえるのに，てんかん患者であるがゆえに援助が得られない状態におかれるのは皮肉である．ここにも精神科医がてんかんに背を向けることができない理由がある．

3 精神科クリニックでの取り組み

　当院は，てんかんを主に扱う精神科クリニックとして札幌市の中心部に開院した．車椅子や杖歩行でも簡便にアクセスできるように，ビルの1階に位置し，診察室2，処置室，脳波室から成る小規模な診療所である（図3，4）．てんかんのみならず精神疾患全般の診療も並行して行っており，両者の割合はほぼ半々である．当院のてんかん患者は，小児期以降に発症し，脳波や画像など基本的な検査を経て薬物療法が必要と判断された患者が主体となっている．発作が初発してすぐに来院するケースもあるが，その場合でもまず各種検査を脳外科等で行ってもらい，てんかん以外の器質疾患が除外され，薬物治療の適応と診断された患者をフォローしている．高齢発症てんかんも少なくなく，認知機能や日常生活能力の保持を大きな目的とし，若年患者とは異なった特性（薬物反応，副作用，身体疾患合併など）を考えながら治療を行っている．当院患者のてんかん類型や発作症状はさまざまであるが，約7割は治療下でほぼコントロールされており，発作が頻発して救急処置が必要となる例は少ない．脳波検査については，十分な検査スペースを取れないこともあり，てんかん専門施設にあるようなビデオモニター装置は備えておらず，一人につき30分から1時間のルーティン検査を行っている．検査は予約制なので，緊急時（発作重積など）や長時間モニタリングを要する患者には設備の整ったてんかん専門施設を紹介している．良好な病診連携を保つため，市内の大学病院や総合病院のスタッフと普段から連絡をとり，合同カンファレンスに出席するなどして情報交換を欠かさないようにしている．てんかん外科手術や迷走神経刺激術が必要な患者や，複雑な薬物調整や心因性発作との鑑別を目的とした入院治療を依頼することもある．それらの検査や治療が終了した後には再度当院に帰してもらい，引き続きフォローをしている．このようにして，時間やスペースの制約があるクリニックでも，十分にてんかん診療を行うことができる．

　当院の特徴として，患者の約半数が精神症状を合併しており，それらに対する治療

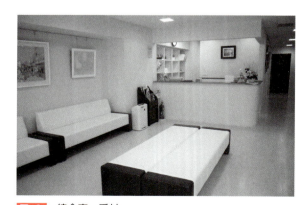

図3 待合室，受付
柔らかい色調と絵画でリラックスできるよう配慮している．

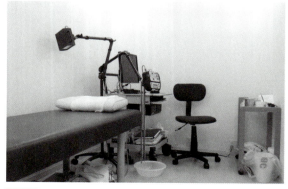

図4 脳波室
脳波室は，通常の個室を用いている．奥に見えるのがデジタル脳波計である．ペーパーレスのためコンピュータが載る程度のスペースがあればよい．

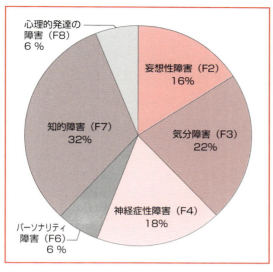

図 5　当院通院中のてんかん患者における精神障害合併の内訳

診断は ICD-10 による．（　）内は ICD-10 における大分類のコード番号．

を並行して行っている点があげられよう．このような患者が小児科，脳外科，神経内科，プライマリ・ケアなど多岐にわたる科から依頼されてくる．精神科からは，精神症状には対応できても，てんかんを診られないからとの理由で紹介されてくることが多い．当院における精神症状の内訳を図 5 に示す．治療としては，てんかん精神病，気分障害（うつ状態，双極性障害）および不安障害に対して抗うつ薬，抗不安薬，抗精神病薬を適宜使用し，簡便な精神療法を併用している．デイケアや就労支援が必要な場合は外部事業者と連携をとり，依頼している．また，精神疾患には該当しなくとも，反応性に不安，抑うつ，被害念慮を呈する患者もおり，そのつど対応している．さらに，軽微な人格の偏り，認知機能低下，境界知能をもつ患者には，理解しやすいように問診や説明の工夫をする．このような患者は心因性発作や適応障害を生じることが多いため，日頃から生活状況を把握しておくことも必要である．正直に言えば，このような精神症状をもつてんかん患者を診療するのは負担が大きく，ときに疲労を覚える．しかし，てんかん以外のさまざまな精神疾患も診ていると気持ちの切り替えがしやすく，この点が精神科クリニックでてんかんを診るメリットかもしれない．

4　精神科に求められるてんかん診療―かかりつけ医として患者に寄り添う

　行き場を失った成人てんかん患者は今後も増加する一方である．数少ないてんかん専門医だけが診療するのには限界があり，多くの精神科医がてんかん診療に携わることが求められる．てんかん診療において，高度な医療設備や外科治療を必要とするのは一部患者の一時期にすぎない．診断と治療方針が定まり，その後の治療を継続するにあたっては，必ずしも特別な技量を必要とするわけではない．一般の精神科医が地域のかかりつけ医として，てんかん専門医と連携しながらプライマリ・ケアを行うことは十分可能である．当院は，てんかんクリニックとしてかかりつけの精神科医を支援し，適宜患者の相談や受け入れができるようなネットワークを作りたいと考えている．

多くのてんかん患者は長期罹病に付随するさまざまな問題を抱えながら治療というマラソンを走っているのであり，医療者は陰に日向に寄り添う伴走者でもある．もともと精神科医は，慢性疾患である精神疾患をもつ患者に自然と伴走しているともいえる．心と体の伴走に長けた精神科医がてんかん診療に回帰することを希望している．

H 疾患特化型

18 性別違和を診るクリニック

針間克己
はりまメンタルクリニック

1 はじめに

私は2008年4月，東京の千代田区に主として性同一性障害を対象としたクリニックを開業した．本項では開業までのいきさつと，現在の日々の臨床的雑感を記したいと思う．

2 開業までのいきさつ

開業のきっかけを考えると，私と性同一性障害の出会いにさかのぼるであろう．

1997年4月に，東京家庭裁判所の医務室に勤務することになった．家庭裁判所の医務室技官は，精神科医の勤務先としては，あまり知られていない職場である．家庭裁判所の取り扱う家事事件，少年事件において，精神医学的立場から裁判官や調査官等に助言などを行うのが主たる仕事である．

勤務を開始した1997年は，埼玉医科大学が公に性同一性障害者に対して性別適合手術を行うことが報道されはじめ，世間的にも性同一性障害が知られはじめた時期である．家庭裁判所においても，性同一性障害を理由に戸籍上の性別の変更を申し立てるものが現れはじめたが，十分な理解も乏しく，どう判断すべきか考慮していた時期である．そういった時期に勤務を開始した私は，医師の立場からの意見を求められた．そこで私は，海外の医学的文献を読むなどし，性別適合手術を行った者に対しては戸籍の性別変更を認めるのが妥当ではと判断し，その旨の論文も書いた．しかしながら，

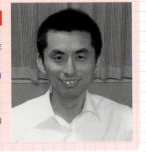

針間克己（はりま・かつき） 略歴

1990年東京大学医学部医学科卒，1990年東京大学医学部付属病院精神神経科入局，1992年東京大学医学部大学院進学，1996年東京大学医学部大学院修了，1996年鶴が丘病院勤務，1997年東京家庭裁判所医務室勤務，2005年東京武蔵野病院勤務，2008年はりまメンタルクリニック開院．

日本精神神経学会 性同一性障害に関する委員会委員，日本性科学会理事，GID（性同一性障害）学会理事

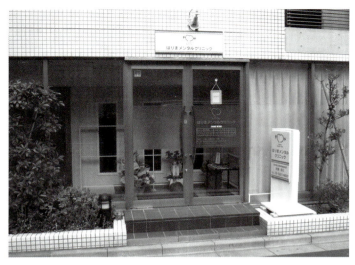

はりまメンタルクリニックの外観

　最終的には，当時の日本の法律では戸籍の性別変更は認められないというのが裁判所としての判断となった．

　その後，私は性同一性障害の戸籍変更問題に詳しいことより，2000年からは自民党の性同一性障害の勉強会の講師として招かれるようになった．また2002年からは民主党の勉強会にも招かれた．この間，性同一性障害の当事者と知り合う機会も増え，その臨床に深くかかわりたいと考えるようになった．国会議員の先生方の理解の広がりや当事者の運動の成果もあり，2003年7月には「性同一性障害者の性別の取扱いの特例に関する法律」が制定され，性同一性障害者の戸籍の性別変更が可能となった．ただし，この法律では，専門の知識を有する精神科医により診断書を作成することが戸籍変更の手続き上必要であった．当時の日本では，この診断書が書ける専門の知識を有する精神科医はきわめて少数であった．そのため，私にも臨床医として診断書を書いてほしいと希望する当事者もいた．結局，開業を心に決め，2004年に東京家庭裁判所を退職した．ただ，臨床の第一線からは遠ざかっていたので，3年間東京武蔵野病院で仕事をさせていただき，精神医学の臨床全般の多くをあらためて学ばせていただいた．そして2008年4月に開業したのである．

3 開業にあたって

　開業にあたっては，いくつかの医学的なこと以外のことも決めていかなければならかった．

　まず場所の選定である．地域密着型のクリニックとは違い，専門性の高いクリニックであるため，関東一円やさらに遠方からの来院者が予想された．そのためまずは交通の利便性の高いところでと考えた．また，「性同一性障害」は，ややもすれば社会的偏見にさらされやすい疾患だけに，クリニックの場所も信頼感のおける地域が望ましいと考えた．そういった観点であれこれ探したが，結局のところ，学生時代から古

本屋通いをしていて，なじみもあり，東京で一番好きな町である神保町に開業することにした．また物件そのものも，1階で道路に面し，広場が前にあり，日当たりのよい，ガラス張りの開放感のあるものを選んだ．たしか浜田　晋先生は，ご著書の中で「精神科の診療所は裏通りのビルの二階くらいがちょうどよい」などと書かれていたと思う．精神科の診療所は入りにくいから，患者さんに配慮して，という趣旨であったと記憶している．その教えには背くなぁ，と思ったが，時代は変わり，メンタルクリニック受診を特別視することもないだろうし，むしろ明るい雰囲気のほうが入りやすいのではと考えたのである．

待合室は3人掛けのソファを3脚置いた．ただ開業してみると，恋人と一緒に来院する人も多く，そうすると3人掛けのソファを2人で座り，すぐに待合室が座れなくなったのはうれしい誤算であった．トイレは男女共用のものが一つである．性同一性障害の人は，男子トイレ，女子トイレのどちらを使うかで悩むことも多く，そういった問題を避けるためにあえて一つにした．また，大きな鏡のある，化粧をするためのスペースも作った．診察の前にお化粧をして，身なりを整えておきたいと望む方もいるからである．

電子カルテの使用は現在ではもはや常識だとは思うが，開業時より導入した．部屋の分かれた受付スタッフ，臨床心理士，看護師，私が電子カルテにより，同時に情報を共有できる．また，性同一性障害の診療においては，戸籍の変更のための診断書に限らず，各種の診断書や他の医療機関への紹介状など，文書を作成する機会が多い．あらかじめ電子カルテに各種文書のテンプレートを準備することで，書類作成にとられる時間を短縮し，本来の医療行為への時間を確保できていると感じている．

待合室には，患者さんへの情報提供という観点から，本棚に関係書籍を並べた．待ち時間に読む人も多く，文献のコピーを依頼する人もいる．現在は性同一性障害やセクシュアルマイノリティの方々への情報提供の場にもなっていて，イベントなどの各種チラシも置いている．

4 来院患者の統計的現状

開業して6年が経過するが，これまでに約4,000人の方が受診された．その内訳はおおよそ，性別違和を主訴にする人が8割，同性愛やパラフィリアなど，ほかのセクシュアリティの悩みの人が1割，残りが他の精神疾患である．性同一性障害者が何人いるか，正確な統計を出したいところだが，なかなかに難しいのが実情である．明らかな性別違和を訴える人ばかりではなく，性別違和が曖昧なまま，自分探し的に受診する人もいる．初診時には強い性別違和を訴えていても，通院するうちに性別違和が弱まる人もいる．また，確定診断に必要である十分な情報が得られないまま，初診や数回の受診でドロップアウトする人もいる．あるいは他の疾患との鑑別が悩ましい人もいる．そういった問題があるため，明確な統計は困難である．

明確な統計としてあげられるのは，戸籍変更の診断書発行数がある．毎年100通を

超える診断書を書いている．2013年には147通書いた．日本全体で戸籍の変更が認められたものは2013年は769人なので，およそ2割のものを作成したことになる．不適切な診断書だと裁判所では戸籍変更は認められないが，私が作成したものは，これまで全例認められている．

5 診療の実際

　私の性同一性障害診療の実際は以下の通りである．
　初診時は，あらかじめのテンプレートに基づき，家族歴，治療歴等の概略を聞く．通常の精神科初診で聞く情報と重なる部分も多いが，「恋愛経験，性交経験などのセクシュアリティの詳細」，「ホルモン療法や手術などの治療をどこまでやっているのか」，「周囲へのカミングアウトや周りの受け入れはどうか」などの情報が必須なのは特徴的である．
　再診時から聞くことは，主に3点，すなわち過去のこと，現在のこと，将来のことである．
　過去のこととは，詳細な生活歴，病歴の聴取である．性同一性障害の人は，人生全般にわたり，それぞれの発達段階，ライフステージにおいてさまざまな性別違和を体験し，それに対していろいろな考えをもち，いろいろな行動をしてきている．それを聞いていくことは，診断に欠かせないだけでなく，本人のアイデンティティの時間的連続性を高めるといった精神療法的な意味もある．
　現在のことは，現時点での苦悩と生活状況を聴取し，どのように社会適応を向上させていくかを検討することである．身体治療の開始や，カミングアウトの実施などにより，日々状況は変化していくため，そのつど相談にのっていくことになる．
　将来のことは，今後どうやって生きていくかの検討である．「性別を変えたい」と漠然と考えている人は多いが，現実検討が十分とはいえない場合もある．身体治療をするなら，そのメリット・デメリット，社会的性別を移行していくなら，その方法の検討などをしていき，将来の生活を現実的に考えていく．
　ある程度の回数の再診が行われたのち，状況に応じて各種書類が発行されることも多い．
　「意見書（オピニオン）」とは，ホルモン療法や外科的手術の適応に関する判断を示したものである．診断の根拠とともに，身体治療の開始の基準を満たすことを明示したものとなる．
　「改名用の診断書」は，「太郎」を「花子」へなどのように，名前を変更するための診断書である．改名は家庭裁判所で判断されるが，特に身体の治療をしていなくても，変えたい名前の使用実績が1年以上あり，性同一性障害の診断書があれば通常は許可される．
　「戸籍変更の診断書」は性別を変更するための診断書である．記載方法の詳細が定められており，それに準じて記載する．

6 性同一性障害を診るクリニックから性別違和を診るクリニックへ

　2013年に発表されたDSM-5では「性同一性障害」は「性別違和」と診断名が変更された．また病名が変わっただけでなく，診断基準も性別に違和感を抱えるものを広く含むものと変更されている．これは性別違和を抱える人の臨床像の広がりに対応したものである．

　私のクリニックも当初，「性同一性障害を診るクリニック」として開業したのだが，この6～7年のあいだに患者の臨床像はずいぶん変化していると感じる．当初は典型的な性同一性障害，すなわち自分の身体的性別に強い嫌悪感を抱き，ホルモン療法や手術により望みの性別へと可能な限り近づけたい，といった人々が中心であった．だが最近では，性同一性障害という概念が広く知れわたるようになった結果によるためか，さまざまなタイプの性別違和感を訴える人が受診するようになってきている．性別違和が主症状というより，パーソナリティ障害や発達障害の一症状として，性別違和を抱える人も多い．あるいは，反対の性別への強い同一感はなく，「自分の性別はよくわからない」，「自分の性別は男でも女でもないX（エックス）ジェンダーだ」などという人もいる．

　典型的な性同一性障害への治療とは違い，彼らへの精神医学的な治療は，教科書的な解答もなければ，学会が定める指針といったものもない．一人ひとり，そのつど，手探りで，よりよい人生が送れるようにともに考えていくしかない．そういった日々の診療は，正直，しんどいな，と思うこともある．だが，大病院の先生方や研究医とは違う，臨床の現場の最前線に立つ開業医ならではの醍醐味でもある，と思い，充実感も感じる今日この頃である．

H 疾患特化型

19 ギャンブル障害の臨床

森山成彬
通谷メンタルクリニック

1 はじめに

わが国のギャンブル障害（病的ギャンブリング，ギャンブル依存症）の推定有病率は，成人男性で 9.6 %，女性で 1.6 %である（2010 年発表の厚労省分担研究報告書）．この数字は先進諸国と比べても 2 ～ 4 倍の高率であり，少なくとも 500 万人の患者がいると見積もられる（後記）．罹患者数はアルコール依存症や薬物依存を凌いでおり，依存・嗜癖関連のなかで，ギャンブル障害こそが最重要疾患といえる．

にもかかわらず，これまで本疾患は，精神科臨床ではほとんど等閑視されてきた．今後，社会的な認識が深まるにつれ，精神科医も相談や治療に関与する機会が急増するに違いない．

2 診断と症状

世界的によく使われている調査表は，South Oaks Gambling Screen（SOGS）であり，先述した厚労省の研究班でも使用された（表 1）．特有の症状は各項目に列挙されている．

しかし最も顕著な症状は，借金と嘘であり，これによって家族はとことん翻弄される．嘘と言い訳で何十年も打ち過ぎるので，人となりが変わる．自分の病態が見えな

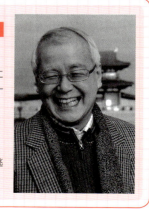

森山成彬（もりやま・なりあきら） 略歴

1947 年福岡県生まれ．
1969 年東京大学文学部仏文学科を卒業後，TBS に勤務．2 年後に退職して九州大学医学部に学び，精神科医となる．その傍ら小説の執筆に励み，「帚木蓬生」（ははきぎほうせい）のペンネームで作家としても活動．
1978 年九州大学医学部卒．1979 ～ 81 年フランス留学．1988 年八幡厚生病院診療部長．2005 年通谷（とおりたに）メンタルクリニック院長．
主な受賞歴
1992 年『三たびの海峡』吉川英治文学新人賞，1995 年『閉鎖病棟』山本周五郎賞，1997 年『逃亡』柴田錬三郎賞，2010 年『水神』新田次郎賞

表 1 SOGS 質問表

氏名＿＿＿＿＿＿＿＿＿　歳　記録日　年　月　日

1. これまでにどんな賭け事をどのくらいの頻度でしたか，あてはまるところに○をつけてください．

	したことがない	週1度未満	週1度以上
(a) パチンコ			
(b) スロットマシーン			
(c) 競馬			
(d) 競輪			
(e) 競艇			
(f) オートレース			
(g) 花札賭博			
(h) 賭け麻雀			
(i) サイコロ賭博			
(j) 宝くじ・ロト・ナンバーズ・スクラッチ			
(k) その他（　）			

2. 1日で使った最高額はどのくらいですか．あてはまるものを○で囲んで下さい．
　　(a) ギャンブルしたことがない　(b) 千円未満　(c) 千円以上一万円未満
　　(d) 一万円以上十万円未満　(e) 十万円以上百万円未満　(f) 百万円以上
3. あなたの両親もギャンブル好きでしたか．あてはまるものを○で囲んで下さい．
　　(a) 両親とも賭け事が好き　(b) 父親が賭け事好き　(c) 母親が賭け事好き
　　(d) 両親とも賭け事はしない
4. ギャンブルで負けたとき，負けた分を取り返そうとして別の日にギャンブルしますか．
　　(a) しない　(b) 2回に1回する　(c) たいていする　(d) いつもそうする
5. ギャンブルで負けたときでも，勝っていると嘘をついたことがありますか．
　　(a) ない　(b) 半分はそうする　(c) たいていそうする
6. ギャンブルのために何か問題が生じたことがありますか．
　　(a) ない　(b) 以前はあったが今はない　(c) ある
7. 自分がしようと思った以上にギャンブルにはまったことがありますか．
　　(a) ある　　　　　　　　(b) ない
8. ギャンブルのために人から非難を受けたことがありますか．
　　(a) ある　　　　　　　　(b) ない
9. 自分のギャンブル癖やその結果生じた事柄に対して，悪いなと感じたことがありますか．
　　(a) ある　　　　　　　　(b) ない
10. ギャンブルをやめようと思っても，不可能だと感じたことがありますか．
　　(a) ある　　　　　　　　(b) ない
11. ギャンブルの証拠になるような券などを家族の目にふれぬよう隠したことがありますか．
　　(a) ある　　　　　　　　(b) ない
12. ギャンブルに使うお金に関して，家族と口論になったことがありますか．
　　(a) ある　　　　　　　　(b) ない
13. 借りたお金をギャンブルに使ってしまい，返せなくなったことがありますか．
　　(a) ある　　　　　　　　(b) ない
14. ギャンブルのために仕事をさぼったことがありますか．
　　(a) ある　　　　　　　　(b) ない
15. ギャンブルに使うお金はどのようにして作りますか．またどのようにして借金しますか．あてはまるものに何個でも○をつけてください．
　　(a) 生活費を削って　(b) 配偶者や両親の金から　(c) 親類・知人から　(d) 銀行から
　　(e) サラ金から　(f) 定期預金の解約　(g) 保険の解約　(h) 家財を売って
　　(i) その他（やみ金や家庭内窃盗，横領など）

【注】質問4は，c, dで1点.
　　　質問5・6は，b, cで1点.　　合計5点以上は　病的ギャンブリング
　　　質問7～14は，aで1点.　　　3～4点は　問題ギャンブリング
　　　質問15は，○の数だけ各1点.

い（見ざる），他人の忠告を聞かない（聞かざる），自分の気持ちを言わない（言わざる）の三ザル状態に陥る．

道義や責任，孝行や絆，愛といった人としての徳目は眼中になく，金や物品などのモノしか見えなくなる．マスメディアを賑わす犯罪の背後には，本疾患がしばしば見え隠れする．

合併症で多いのは，アルコール乱用・依存とうつ病である．女性ではときとして買物依存も併存する．精神科的家族歴で多いのは，ギャンブル障害とアルコール乱用・依存，うつ病である．また，同居する家族も精神的不調に陥りやすく，うつ病や不眠症，不安障害，パニック障害で，すでに治療を受けている例も少なくない．

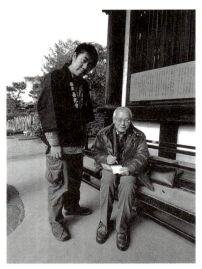

求められてサインをする著者

3 対象となるギャンブル

はまってしまうギャンブルは，8割以上がパチンコ／スロットである．特に女性や高齢者，発達障害，統合失調症においては，ほぼ全例がパチンコ／スロットに耽溺している[1]．賭け麻雀や野球賭博，私設カジノなどの違法ギャンブルは珍しい．少数ながら，公営ギャンブルにはまる例もあるものの，これとてパチンコ／スロットがらみが大部分である．

こうした傾向は，ギャンブル産業の年商を考えると納得がいく．パチンコ／スロットが群を抜いて多く20兆円，競馬が3.5兆円，競艇が9千億円，競輪が8千億円，オートレースが1千億円，宝くじが1兆円，スポーツくじが800億円である．

パチンコ／スロットの20兆円は，トヨタ自動車の年商に匹敵し，全百貨店の年商の3倍であり，出版業界の10倍以上である．店舗数でいうと，セブンイレブンの1万3千軒よりわずかに少ない1万2千軒である．パチンコ／スロットの台数420万台は，全世界のギャンブル機器の台数700万台の6割を占める．米国の総ギャンブル年商は7.5兆円，マカオは4兆円，ラスベガスは5千億円でしかない．人口あたりのギャンブル機器の台数は，世界一のカリブ海セントマーチン島の1台／11人，モナコの1台／23人に次いで，わが国は1台／30人と世界3位のギャンブル天国になっている．

しかもこのパチンコ／スロットをギャンブルとみなさず，単に遊技としている施策に，異常な患者数を生み出している原因がある．

4 生物学的な脳の変化

　近々公表予定の ICD-11 で本疾患は Behavioral Addiction として把握されるはずであり，すでに，DSM-5 では Substance-Related and Addictive Disorders（物質関連障害および嗜癖性障害群）の項目に入れられた．根底にあるのは，行為の嗜癖も薬物依存同様に，脳に変化をもたらすという認識である．ドパミン作動薬の過剰服薬で，パーキンソン病やむずむず脚症候群の患者に，突然ギャンブル行動が出現したという報告も，この 10 年で相次いでいる．

　こうした生物学的な障害が現れるのは，ドパミン系が関与する意志決定プロセスや，報酬系と目される．特に後者では，衝動的神経回路が，思慮的な前頭葉皮質回路をハイジャックしてしまうと想定される．その結果，論語でいう「遠きおもんばかりなきときは，必ず近き憂いあり」の状態に陥ってしまう．

　病者ギャンブラー特有の異常な思考法も，ここから派生する．すでにギャンブルで 1 千万円の借金を負っているにもかかわらず，「ギャンブルでつくった借金は，ギャンブルで勝って返す」と考える．手元に 1 万円があると，これが十万円に見えてしまう．ギャンブルで勝って 10 倍にできるという wishful thinking が，ほぼ妄想的な確信に進展する．

5 家族の苦労

　病的ギャンブラーを夫にもつ妻に，精神的不調が生じやすい事実は上述した．妻は夫のギャンブル癖を知らされずに結婚する．結婚後ほどなくギャンブルは再開され，子どもが生まれるとさらにひどくなる．結婚前の貯金もいつの間にかおろされ，後生大事にとっておいた宝石もなくなる．給料明細書ですら偽造され，夫の本当の給料はわからない．けなげにもパートタイムの仕事に出て，収入を手にすると，夫は給料もくれなくなる．妻の財布から万札が抜かれ，子どもがもらったお年玉も，いつの間にかなくなる家庭内窃盗が始まる．こうして精も根も尽き果てるのである．

　妻が本疾患にかかった夫の苦労も，並大抵ではない．預金が引き出され，料理が粗雑になり，家の掃除も行き届かなくなる．化粧もしなくなり，髪も整えず，服装にも気を配らない．一体どうしたのだと問い詰めても，言を左右にして，本心を言わない．かといって，夫には仕事があるので，一日中，妻を見張っておくわけにはいかない．毎日が針のむしろと化す．

　わが子が病的ギャンブラーになった親も，悲惨である．子どもがこうなったのも，自分たちの育て方が悪かったのだという自責の念があるため，たび重なる借金もそのつど肩代わりする．世間体もあるので，親類知人にも内緒である．勤務先の横領も，解雇を恐れて全額弁償してやる．こうして〈親心〉を発揮すればするほど，本疾患は重症化し，とどまるところを知らない．

　この病気にかかった親をもつ子どもにも，辛苦が待っている．知らぬ間に，親の貯

金は底を突き，年金証書さえも担保にとられる．隣近所に借金をしまくったあげく，ようやくのっぴきならぬ事態が子どもたちの耳にはいる．かといっても，自分たちにも仕事があるので，朝から晩まで親を監視できない．

6 借金をどうするか

　本疾患に特有な借金を，家族は例外なく肩代わりしてやっている．しかし尻拭いによって，ギャンブル嗜癖はさらに重症化する．ギャンブルがやむのは，清算したあとのほんの数か月だけで，初めは100万円だった借金が，次には200万円に増え，家族の貯金と資産が底を突くまで続く．借金の肩代わりは，覚醒剤中毒の禁断症状に苦しむ病者に，覚醒剤を与える行為に相当する．

　しかも，借金の清算にあたって，患者は本当の借金額を言わない．数十万円を過少申告する．見栄などではなく，借金がゼロになると，次の借金がしにくいからである．

　本人の借金を家族が支払う必要はない．借金が発覚したら，何年かかっても必ず本人に支払わせる．支払いが容易でなければ，債務整理をしたほうがよい．本人の収入に応じて任意整理や個人再生，特定調停などがある．どうしても支払い能力がなければ，自己破産も一つの選択肢である．債務整理には，借金が洗いざらい明視化され，しかも3年から5年にわたって借金できないという利点もある．

　会社の金を横領する行為もまれに起こる．この場合も，家族が横領額を弁済して，首をつないでもらう方法がとられがちである．しかし，これでギャンブルがやむ例はまずない．次の横領か借金が後に続く．それよりは，横領罪で起訴してもらい，罪をあがなうほうが，先々，治療に結びつきやすい．

7 治療

　精神科のクリニックでは，個々の患者に長い時間をとりにくいので，本疾患の治療には自助グループとの連携が最も実際的である．初診時に診断が確定すれば，すみやかに近くの自助グループを紹介する．代表的なものとして，Gamblers Anonymous（GA）があり，ほかにもAlcoholics Anonymous（AA）や依存症者の支援施設なども患者を受け入れている．GAは2014年9月現在で，44都道府県に146のグループがある．グループで週2,3回のミーティングを開いているところもある．会場などは，GA日本のホームページで容易に検索できる（URL：http://www.gajapan.jp/）．

　ここに週1回以上参加し続けなければならない．出席を怠ると，ギャンブルはまた始まる．GAのミーティングでは，各自匿名を使い，12ステップのテキストを用いる．互いの非難も，押しつけがましい助言もなく，ひたすら自分の心情と生活を述べ，他人の発言に黙って聞き入る．これによって，患者の〈見ざる聞かざる言わざる〉の三ザル状態が氷解していく．

　GAは，ギャンブルをやめるだけでなく，思いやり・寛容・正直・謙虚といった人

としての徳目を身につけるのを最終目標にしている．確かにGAに出席し続け，12ステップを踏みながら，1年，2年，3年とギャンブルをやめている患者は，みごとに変身する．あの箸にも棒にもかからなかった患者が，こんなにすばらしい人間になるのかと，胸打たれる．

　外来での診察は月1度でよい．ギャンブルをしなかったか，していなければ，やめてどのくらいになるか，それは自己記録更新か，を訊く．記録更新であれば，おおいに称賛する．自助グループに参加しているかも確かめ，負債の返済状況も尋ねる．本人の収入の管理は家族に任せるべきで，毎日数百円の小遣いをもらうか，財布には千円以下しか入れておかない．何に使ったかを小遣い帳に記入するか，領収書を家族に見せる．

　仕事の順調さや，家族サービスも問いただし，ギャンブルしそうになったかも訊く．さらに，家族からチクリチクリと言われる嫌味についても，同情しながら聞く．ギャンブルをやめ続けている患者が一様に吐露するのは，嘘をつかないで生きられる幸せである[2]．

　とはいえ，自助グループ参加の治療をやめれば，再発する．この意味で，銘記しておかねばならない視点は，「いったん依存症でピクルスになった脳は，二度とキュウリには戻らない」(Once your brain becomes a pickle, it can never become a cucumber again)[3] である．まさしく，ギャンブル障害は生活習慣病であり，治療は生涯教育だといえる．

　家族の自助グループとしては，Gam-Anonが存在し，その数も120近くに増えている（ギャマノン日本のホームページはhttp://www.gam-anon.jp/）．

　近年，ギャンブル障害の入院治療を行う精神科病院も増加している．3か月の入院期間に，院内ミーティングや，外部のGA参加が密集スケジュールで組まれている．これが退院後の自助グループ参加に結びつく．

8　おわりに

　ギャンブル障害の患者は，病気を得た不幸以外に，わが国に生まれた不幸も背負っている．一つには，わが国最大のギャンブルであるパチンコ／スロット（取締まり機関は警察）がギャンブルとみなされておらず，宣伝と客誘導に禁制がかからず，野放しにされている．二つ目は，行政の不作為で，公営ギャンブルを宣伝しても，治療に結びつける施策は，何ひとつしていない．しかも統括する機関も，競馬（農水省），競艇（国交省），競輪・オートレース（経産省），宝くじ（総務省），スポーツくじ（文科省）とバラバラであり，一貫したギャンブル施策が行われていない．三番目に，精神科医の無関心がある．500万人の患者とその家族は，相談できる医療機関があまりにも少ない現状下で，日本列島を漂流し続けている．

　疾患撲滅のための最大の武器は，予防である．そのためにも，治療のみならず政策提言に向けて，精神科医の奮起が望まれる．

後記：その後の再調査によって，厚労省の研究班は2014年8月，病的ギャンブラーが成人人口の4.8％（男性8.7％，女性1.8％），536万人いると正式に発表した．

文献

1) 森山成彬．病的賭博者100人の臨床的実態．精神医学 2008；50：895-904.
2) 森山成彬．外来クリニックでのギャンブル嗜癖の治療．精神療法 2007；33：706-711.
3) Wright EL. Imaging the addicted brain. J Addict Nurs 2011；22：176-183.

H 疾患特化型

20 クリニックにおける認知症の臨床の実際
——特に「レビー小体型認知症」の診断と治療

小阪憲司
ヒルデモアクリニック医庵 センター南

1 私のクリニックの特徴

　私のクリニックは，認知症診療を専門とする数少ないクリニックであり，外来診療だけでなく，グループホームや老人ホームの訪問診療も受け持っている．

　私は昭和40年代の初め頃から認知症の臨床と脳の病理研究を始めたが，当時は認知症（当時は痴呆症と呼ばれた）があまり知られておらず，認知症に関心をもつ医師はごくわずかで，わが国には認知症の専門書もなく，病院はもちろん，保健所や養老院も認知症患者はお断りであった．もちろん，認知症の治療法もなく，私は"try and error"で経験を積み重ねるしかない時代であった．当時は60歳以上を高齢者と呼び，高齢者人口がまだ数％の時代で，昭和47年（1972年）の有吉佐和子の『恍惚の人』の出版を機に認知症が初めて社会問題化した．この頃，日本も高齢化社会（高齢者が全人口の7％を超えた社会）を迎え，アルツハイマー病の名前が一般の人にも知られ始めた．その後，日本は高齢社会，超高齢化社会を経て，平成11年（1999年）には初めてのアルツハイマー病の治療薬としてドネペジルが発売され，平成12年（2000年）に介護保険制度が導入され，認知症の医療や福祉が大きく変化し，平成18

小阪憲司（こさか・けんじ） 略歴

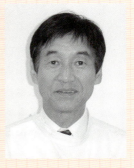

1965年金沢大学医学部卒．1966年名古屋大学医学部精神神経科，1975年東京都精神医学総合研究所，1977～78年ドイツMax-Planck精神医学研究所客員研究員，1991年横浜市立大学医学部精神医学教室教授，1996年附属浦舟病院院長を兼務，2003年横浜市大名誉教授，福祉村病院長，2005年聖マリアンナ医学研究所所長，2007年横浜ほうゆう病院院長を経て，2011年5月よりメディカルケアコート・クリニック院長，2014年7月より現職．
主な著書に，『ウエルニッケ・コルサコフ脳症』（星和書店，1984），『老化性痴呆の臨床』（金剛出版，1988），『大活字版最新認知症はここまで治る・防げる』（主婦と生活社，2006），『トーク認知症―臨床と病理』（2007），『レビー小体型認知症の臨床』（2010）〈以上，医学書院〉，『知っていますか？レビー小体型認知症』（2009），『レビー小体型認知症の介護がわかるガイドブック』（2010），『「パーキンソン病」「レビー小体型認知症」がわかるQAブック』（2011）〈以上，メディカ出版〉，『認知症の防ぎ方と介護のコツ』（角川マーケティング，2011），『プライマリケア医の認知症診療入門セミナー』（新興医学出版社，2011），『第二の認知症―増えるレビー小体型認知症の今』（紀伊国屋書店，2012），などがある．

年（2006年）には痴呆症を認知症と呼ぶようになり，一般の人にも認知症がよく知られるようになった．平成25年度（2013年）の厚労省研究班報告では，認知症患者が462万人と推計され，その前の推計305万人をはるかに超えることになった．こういう背景をもとに認知症はさらに大きな社会問題となり，他人事ではすまされない状態になったが，認知症の専門医はまだ1,000人あまりでとうてい足りない状態である．

厚労省は「オレンジプラン」を発表し，認知症疾患医療センターが全国で200か所ほどになったが，このセンターは種々の画像検査を備えた病院ばかりで，もちろん，私のクリニックなどには認知症疾患医療センターは設置されることはない．

さて，私のクリニックはすべて予約制で，患者さんを待たせることはほとんどない．したがって，待合室が混雑することはない．私は初診時には少なくとも2時間はじっくり患者さんを中心に介護者の話を聞くことにしている．これは非常に大切なことである．その間に，聴診などを行い，さらに神経学的所見をとる．診察の後で簡単な心理検査を臨床心理士にお願いし（初診時には自分ではMMSE〈Mini-Mental State Examination〉などの検査はしないようにしている．必要な場合には医師-患者関係が良くなった時に行うようにしている），さらに血液検査などの臨床検査を行い，その間に介護者から本人の前では話しにくいことを聞くことにしている．このように臨床像を把握し，その時点での臨床診断をつけ，介護者にその時点での診断名と今後の方針を説明することにしている．私は原則として，初診時には本人には病名告知はしないようにしているが，治療の必要性は時間をかけて説明している．病名告知は医師-患者関係ができたうえで行うようにしている．私のクリニックでは画像検査ができないので，紹介時に持参する画像を参考にし，それがない場合には新たに提携病院に画像検査をお願いしている．臨床像の詳しい把握がまず大切で，画像所見はあくまで補助診断にすぎないことを理解するべきである．大きい病院ほど，医師は画像などの検査結果を重視して診断する傾向が強いように思うが，それは問題である．このようにじっくりと患者さんの話を聞くので，ほとんどの患者さんも家族も今後もぜひ先生に診てほしいと言われる．

私のところには，全国から診察依頼が来るが，私は通院できることを条件に予約を受けることにしている．最近は再来患者が増えたため，私自身は初診を受けないこともある（クリニックには，私以外に，認知症専門の神経内科医1人と認知症専門の内科医1人が初診や再診にあたっている）．

私は再診にも30分をかけるようにしているが，それでも足りないこともある．初診はもちろんであるが，再診時も必ず聴診し，神経学的検査もして体に触れるようにしている．私の外来では，レビー小体型認知症（DLB）が約60％を占め，残りの多くがアルツハイマー型認知症（ATD）であり，前頭側頭葉変性症（FTD）もときに診るが，血管性認知症（VaD）は少ない．

私のもとに来院する初診患者の約2/3が家族自身で調べて来院し，残りが福祉関係者や医師からの紹介によるものである．しかも，初診患者の多くはすでに他の医師に診てもらっていることが多く，その医師の診断や治療に疑問をもって，家族がいろい

ろ調べたうえで私を探して来院することが多い．

　私のクリニックでDLB患者が多い理由は，私が1976年以降の一連の研究報告によりDLBを体系化し，私も出席し基調講演をした1995年のイギリスでの国際ワークショップでDLBと名づけられ，診断基準が発表され，第4回国際ワークショップを私が横浜で主催し，その翌年から毎年11月にDLB研究会を主宰し，第2回大会時にDLB家族を支える会を作り，前のクリニックのオーナーに会長をお願いし，現在全国で13支部ができているといういきさつがあるからである．DLBは誤診されていることが多く，せっかく正しく診断されても，治療が間違っていることが少なくないので，注意が必要である．なお，私の前のクリニックでは毎月第3木曜日にDLB家族を支える会を開催し，必ず私も参加しているが，私が本人や家族からいろいろ勉強させられることも少なくない．

2 レビー小体型認知症（DLB）の診断と治療のポイント

　1996年以降，私は，DLBの啓発活動（講演・論文発表・著書・TVや新聞などでの取材等）を活発に行ってきた結果，10年ほど前と比べてDLBについての理解が医師・ケア関係者・一般人のあいだでずいぶん高まったことを実感している．私は日本中でDLBについての講演を活発に続けてきたが，その成果もあり，講演時にDLBを知っていますかと聞いてみると，10年ほど前にはパラパラとしか手を挙げる人がいなかったのに，最近ではどこでも80％ほどの人が手を挙げてくれるようになった．最近は，「DLBについて講演をお願いしたい」という要望がずいぶん増えたが，医師以上に，ケア関係の人が熱心である．それは，DLB患者が多いことと，実際のケアの現場で対応に困っていることを示している．私の印象では，医師以上にケア関係者がDLBを知りたがっているようである．

　さて，DLBの患者数は多く，高齢者の認知症患者の約20％を占め（ATDが約50％，VaDが約15％），DLBはATDに次いで2番目に多い認知症であり，これら3疾患は三大認知症と呼ばれている．ただ，DLBでは認知症が初期には目立たないことが多く，そのために誤診されていることが多い．なかでも，ATD，うつ病，老年期精神病（遅発性パラフレニーを含む），パーキンソン病（PD）などと誤診されていることが多い（PDは必ずしも誤診ではなく，私が1980年以降主張してきたように，現在ではPDもDLBもレビー小体病と総称されるようになっているが，実際の治療では異なるところも少なくないので，注意が必要）．また，注意しなければならないのは，せっかくDLBと診断されているにもかかわらず，治療が間違っていて，副作用が目立ち，かえって悪くなっていることも少なくない．私のクリニックで毎月開催している「DLB家族を支える会」で一番多い話題が医師への不満である．医師がDLBをあまりにも知らないこと，適切な治療が行われていないことへの不満である．

　そこで，表1にDLB診断基準改訂版の要点を示しておく．

表1 DLB診断基準改訂版の要点

中心特徴	進行性の認知症．ただし，初期には記憶障害などの認知症が目立たないことも少なくない
コア特徴	①認知機能の変動，②特有なありありとした幻視，③特発性のパーキンソン症状
示唆的特徴	①レム睡眠行動障害，②抗精神病薬への過敏性，③SPECTにて線条体でのドパミントランスポータの取り込み低下
支持的特徴	①転倒しやすいことと失神，②説明困難な一過性の意識障害，③自律神経障害，④うつ症状，⑤幻視以外の幻覚や妄想，⑥CT・MRIにて脳萎縮が目立ちにくい．海馬萎縮も目立たない，⑦SPECTにて後頭葉の血流低下，⑧MIBG心筋シンチグラフィにて心臓での取り込み低下，⑨脳波検査での異常

表2 DLB診断のポイント

DLBでは，認知症が現れる前に早期の診断・治療が特に重要で，記憶障害の目立たない軽度認知障害（MCI）のレベルで診断するのがよい
以下の場合にはDLBを常に考慮して対処するのがよい

- 特有な幻視がみられたら
- レム睡眠行動障害がみられたら
- 抗精神病薬への過敏性がみられたら
- 高齢者のうつ状態に認知障害が現れたら
- 高齢者のうつ状態に幻覚・妄想が目立つとき
- パーキンソン病の経過中に特有な幻視がみられたら
- パーキンソン病の経過中に認知障害が加わったら

　DLBは，ATDのように記憶障害を中心とした認知症が主体と思っていると，誤診につながるので注意が必要である．DLBでは特に早期診断・早期治療が重要であるので，記憶障害が目立たないうちに診断・治療をすることが重要である．そこで，実臨床で特に重要なポイントを表2にあげておく．

　最近は，画像診断を重視する医師が多いので，それについては特記しておく．診断基準に画像所見や脳波所見が支持的特徴にあげられているように，これらはあくまでも補助診断法である．DLBでは後頭葉に血流低下（図1）が特徴的であるということが過信されている傾向があるが，これは50〜60％の患者にみられるのみであるので，過信しないようにするべきである．より診断的意味があるのはMIBG心筋シンチグラフィである．自律神経障害の現れとして心臓をノルアドレナリン系のMIBGで造影するものであるが，DLBでは90％くらいの率で心臓での取り込みが悪い（図2）といわれる．日本ではこれがよく利用されているが，欧米ではまだ十分に取り入れられていないので，国際ワークショップではあまり重視されず，支持的特徴に記載されているのが現状である．なお，欧米では示唆的特徴にSPECT検査でのドパミントランスポータの線条体での取り込み障害のほうが重視されているが，日本でもごく最近この検査法がPDやDLBに適用できるようになっている．ただ，現時点ではMIBG心筋シンチグラフィのほうがDLBの診断的価値が高いことをわれわれは主張しているが，欧米の医師たちはあまり重視してくれていない．もう一つ重要なことは，DLBではCTやMRIでは海馬を含め，脳萎縮があまり目立たないことが多いことである．抑うつや幻覚・妄想が目立ち，記憶障害が表面化せず，脳萎縮が目立たないと，脳の器質的疾患と考えずに，うつ病や精神病（特に老年期精神病や遅発性統合失調症）などと誤診されることが少なくない．パーキンソン症状が目立つと単なるPDやパーキンソン症候群と誤診されることも少なくない．ただ，注意しなければならないこと

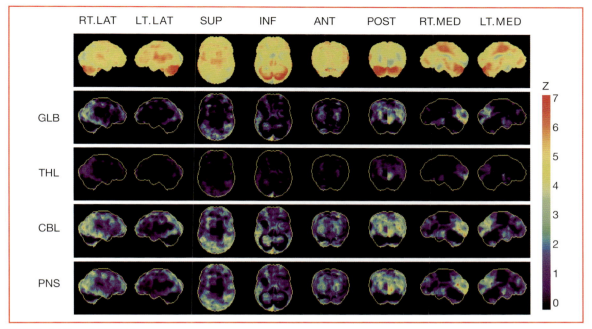

図 1 DLB の SPECT 像
iSSP を用いて統計学的解析をしたもの．カラースケールで示した Z-score の高いほうが血流低下部を示すが，この 3D-SSP 画像では後部帯状回〜楔前部の血流低下が明らかであり，両側後頭葉〜頭頂葉皮質の血流低下が顕著に認められる．

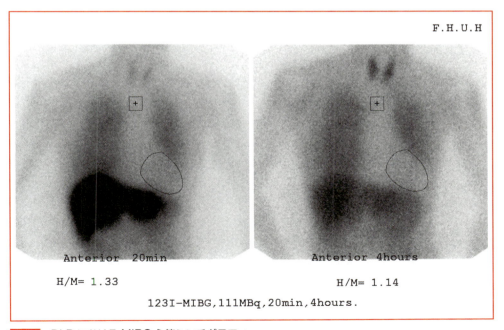

図 2 DLB における MIBG 心筋シンチグラフィ
MIBG を用いた心交感神経機能評価．心臓への集積はほとんど認められず，心縦隔比（H/M）は早期像（左：20 分後）で 1.33，後期像（右：4 時間後）で 1.14 と低値を示している．
正常値：早期像（平均±SD：2.26±0.16），後期像（平均±SD：2.30±0.22）

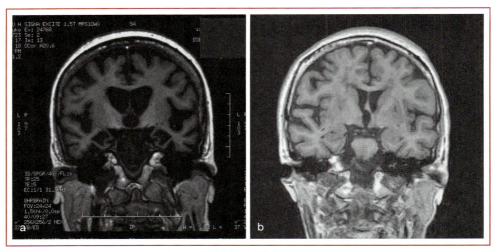

図 3 DLB 例と ATD 病変を混在する DLB 例の MRI 像
a：アルツハイマー病（ATD）を伴うレビー小体型認知症．海馬を含め，脳全体が萎縮している．
b：純粋型のレビー小体型認知症．海馬を含め，脳萎縮がほとんど認められない．

表 3 DLB の治療のポイント

DLB では，特に早期の適切な治療が重要である
1. 認知障害に対して
   コリンエステラーゼ阻害薬，NMDA 受容体拮抗薬が効果的であるという報告がいくつかある．特に，アリセプト®（ドネペジル）については，筆者を中心に臨床治験（第 2 相，第 3 相）を行い，2014 年 9 月に初めて DLB の治療薬として承認された
2. BPSD に対して
   ① コリンエステラーゼ阻害薬，NMDA 受容体拮抗薬が有効であるという報告がいくつかあるが，ドネペジルについては，第 2 相試験でその効果をすでに報告している
   ② 抑肝散・抑肝散加陳皮半夏．① で効果がないときには副作用の少ない抑肝散を加える．抑肝散の効果についてもすでに報告ずみ
   ③ 少量の非定型抗精神病薬．①，② で効果がないときには少量の非定型抗精神病薬を使用する．その他，少量の抗不安薬，睡眠薬，抗うつ薬を使用することもある
   ただし，これらを使用するときには，十分な説明と同意が必要であることを忘れない！
3. パーキンソン症状に対して
   レボドパが主体．ただし，できるだけ少量使用を心がける！
   アーテン®（トリヘキシフェニジル）などの抗コリン薬は使用しない！

は，1970 年代から 1990 年にかけて私が強調してきたように，DLB ではしばしばアルツハイマー病変が混在しており，時には ATD との合併と病理学的に診断できる症例もあることから，海馬領域の萎縮が画像上目立つと（図 3），ATD と誤診されることが少なくない．特に，高齢者ではそういうことが多い．なお，もう一つ重要なことは，上でも述べたが，DLB や PD，認知症を伴う PD（PDD）はレビー小体病と総称されるということを 1980 年以来私が強調してきたが，2005 年以降，やっと国際的にもその考えが認められるようになったことである．

　最後に，DLB の治療について簡単に要点を述べるが，ポイントのみ表 3 に示しておく．ただし，2014 年 9 月にアリセプト®（ドネペジル）が DLB の治療薬として日本で公認されたが，これは世界で初めてのことである．アリセプト® 以外の薬剤は現時点では健康保険上 DLB には適応外であるので，そのことを十分説明し，また副作

用なども説明したうえで，同意を得てから使用するべきである．それが行われていないことが実際には多いので，特に強調しておきたい．

また，DLB では BPSD（behavioral and psychological symptoms of dementia）が目立つので，抗精神病薬を最初から使用する医師が多いが，それは間違いで，抗精神病薬は決してファーストチョイスではないことに留意するべきである．抗精神病薬を使用する場合には，副作用の少ない非定型抗精神病薬を少量から使用し，少しずつ増量することが重要である．また，DLB に対しては，専門医以外は抗精神病薬を使用しないほうが無難であることも記しておく．

DLB では，早期には認知症よりも種々の精神症状やパーキンソン症状，自律神経症状，嗅覚障害が主体であることを常に念頭におくことが大切である．

3 おわりに

DLB は頻度が高いうえに，初期には認知症よりも BPSD や自律神経症状やパーキンソン症状が目立つことが多く，誤診されることが多い．常に DLB を考慮して，早期に診断し，早期に適切な治療を行うことが特に大切である．ことに高齢者では，常に DLB を念頭において診療することが大切であることを強調しておきたい．なお，アリセプト® が 2014 年 9 月に DLB に対する治療薬として初めて公認されたことを特記しておく．

参考文献

- 小阪憲司, 池田 学. レビー小体型認知症の臨床. 東京：医学書院；2010.
- 小阪憲司, 織茂智史. パーキンソン病とレビー小体型認知症がわかる QA ブック. 大阪：メディカ出版；2011.
- 小阪憲司. 第二の認知症―増えるレビー小体型認知症の今. 東京：紀伊国屋出版；2012.
- McKeith I, Galasko D, Kosaka K, et al. Consensus guidelines for the clinical and pathological diagnosis of dementia with Lewy bodies (DLB). Neurology 1996；47：1113-1124.
- McKeith IG, Dickson DW, Lowe J, et al. Diagnosis and management of dementia with Lewy bodies：Third report of the DLB consortium. Neurology 2005；65：1863-1872.
- Mori E, Ikeda M, Kosaka K. Donepezil for dementia with Lewy bodies：A randomized, placebo-controlled trial. Ann Neurol 2012；72：41-52.
- Iwasaki K, Kosaka K, Okitsu R, et al. Efficacy and safety of yokukansan, a traditional Japanese medicine, in patients with dementia with Lewy bodies：A multicenter open label study. J Am Geriatr Soc 2011；59：936-938.

21 職場と主治医との連携を軸とした メンタルヘルス不調者の就労支援

Ⅰ 特定領域志向型

神山昭男
有楽町桜クリニック

1 はじめに

メンタルヘルス不調者（以下,「不調者」という）が次々と休業していく状況が報告されている[1]．それは男女を問わず，新入社員から管理職まで，勤務地，組織規模，業種，職種，雇用形態を超えて広く全国的な状況と化している．

その背景について，多くの調査が職業人の悩みは職場に根ざしており，それは上司，同僚との人間関係，ハラスメントに絡んだトラウマや心的葛藤，過重な業務負担，濃厚・濃密なスケジュールに基づく蓄積疲労，消耗などが主な要因と指摘している[2]．

しかるに，不調者の多くは仕事の渋滞から一度は抜け出し，心身の回復を図りつつ，同時に職場に端を発した悩み・不安を解消もしくは解決していくことが課題となる．もしもそれがうまくいけば，次は職場へ再び向かっていく元気と勇気をとりもどし，休養を終えて仕事生活を再開する，再適応を実現していく取り組みを続けていかねばならない．

このような不調者に対して，精神科診療所はどのような考え方で，どのようなサポートに取り組んでいけばよいのか．これらのテーマについて，本項では当院の職場と主治医の連携を軸とした活動について，その土台となる戦略，概念，具体的な内容を報告し，今後の課題について考察を加えた．

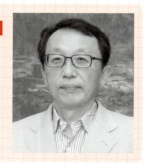

神山昭男（こうやま・あきお） 略歴

1976年 北海道大学医学部医学科卒．
1993年 北海道大学医学部助教授．
2000年 外務省在フランス大使館参事官兼医務官．
2006年 有楽町桜クリニック院長．
2013年 東京精神神経科診療所協会副会長．
2014年 外務省参与．
2014年 医療法人社団桜メデイスン産業保健サポートセンター開設．

2 職場と主治医の連携を軸とした就労支援プログラム

　当院は都心にある 11 階建てビル内に位置し，保健師，臨床心理士，精神保健福祉士，運動トレーナーなどで構成されたチームで不調者にかかわることを特徴とする小規模の都会型クリニックである．

　表1に当院で実施しているプログラムの概要を示す．時間軸に従って全体を大きく3期に分け，それをさらに治療導入期，休業期前期と後期，復職準備期，就労慣らし期，安定就労期に6区分し，それぞれのステージで，心理面，体調面，生活面，作業面，そして薬物療法の観点から各課題とそれに取り組む方策をまとめて記載している．

● 治療導入期

　当院の不調者の大部分は他院での治療歴を有し，所属先の人事，産業医などから紹介されて来院する．前の主治医はうつ病と診断したが，1年経過しても状態の改善は芳しくなく，あげくに難治性うつ病とされたことを契機として，職場では産業医，人事スタッフはうつ病の診断に疑問を発し，当院への紹介，依頼に踏み切る事例が多い．職場側は当院との連携を積極的に期待し，社員には事前に連携のメリットを説明，来院の日程，心構えなどについては事前に職場側が説明し，納得して受診する段取りである．来院後は当院のスタッフが診察に至るプロセスと個人情報保護，同意なき情報提供はない点を明らかにしてから診療を本格的に開始する．

　不調者は消耗し，混乱し，疲労している場合が多く，まずは休養を勧め，ゆっくり言い分を聞き，現実感を確認していく．この際，主治医は診察室で職業人の悩みにしっかりとふれる姿勢が大切である．診察室ではさまざまな制約があるが，仕事の一部始終を専門性の中身までしっかりとトレースし，不調者の内側，外側に存在するさまざまな話題を丹念に拾い上げていく．「うつ」という入口から入っていくにしても，その奥にはさまざまな病態，環境因が存在する．その過程で不調者と主治医との関係性を育てていく．

● 休業期

　不安定就労となって就業に影響が出始めていれば，本人の納得を得て休業環境を実現する．この際，不調者の気持ちは大きく二通りに分かれる．すなわち，積極的に休業を希望する場合と休業は絶対いやだと拒否する場合である[3,4]．後者の場合は，原則として1か月の猶予をおき，猶予期間中はケアを続け，なお不安定勤務が続く場合は1か月後に休業に入ることとする．

　休業期に入る前には不調者の同意を得て，休業の準備，背景の理解，納得，見通し，休業期間，就業規則などを職場と確認しておく必要がある．当院では職場から自発的に事情照会の連絡が入ることが多いが，この手続きを経て休業期の前半は休養と病状の理解が，後半は仕事生活への動機づけ，再稼働のイメージづくりがテーマとなる．

　図1は当院での治療戦略における概念図である．コアは不調者自身であり，治療意

Ⅱ．この対象・治療法にこだわる―対象・治療法特化タイプ／Ⅰ．特定領域志向型

表1 職場と主治医の連携を軸としたメンタルヘルス不調者支援プログラム―ステージ別主要テーマと内容

ステージ		1	2	3
ステージ	タイトル	治療導入期　主治医の選択	休業期	
			前期	後期
	テーマ	療養体制づくり	休養　病状の理解	準備運動（自主トレ）
心理面	テーマ	消耗・混乱・疲労の自覚　現実感の確認	ふりかえり，しばりからのリリース，自己観察	仕事生活への動機づけ，再稼働のイメージづくり
	心理療法（個人・集団）	共感，受容，傾聴，保賛，リラクセーション，心理測定	回想，自己観察力，対象化，言語化，意識的回避，家族とのすりあわせ，自己認識と他人の見解，自分らしさ，不安の分析，病状の自覚	会話力，対人関係性，表現力，理解力，現実判断力，持久力，集団に慣れる，葛藤の処理，職場へのリクエスト，就労再開への決意と必要条件
体調面	テーマ	徹底した休養，睡眠，安静，食事	軽度の運動，外出　疲労しない行動	通勤練習，体力回復，活動力の醸成
	体調管理運動療法	各種検査，測定，からだの状態に気づく，身体症状の緩和，不安対処	リラクセーション，ほぐし　ゆっくり散歩　1時間以内のジム	リラクセーション，ほぐし　汗ばむ歩行（5,000歩以下）　2時間以内のジム
生活面	テーマ	自宅，単身の場合実家　昼夜の区別	日課の形作り　やることを決める	昼間外出　雑踏に慣れる
	行動記録	なし	生活日誌	
			生活イベントの記載（起床，食事，服薬，生活行動，入浴，休憩，睡眠，テレビ，パソコン），3段階自己評価（安定度，睡眠，満足度）	
作業面	テーマ	効率性を省く	マイペースをとりもどす	現状を知る，強化の意欲
	仕事力回復	のんびり，ぼんやり　スピードおとす，少な目　効率・生産性・成果を求めない	仕事力の概念を理解する　好きな本・新聞　好きなゲーム・テレビ	仕事力が弱っていることを認識，ビジネス書，趣味・文芸書の読解，新聞記事80字要約
薬物療法	テーマ	漸増期	調整期	維持期

欲，自己管理力，判断力，行動力，会話力が問題解決へ向けておおいに重要である．さらに家族，主治医，職場のそれぞれの支援力，それらを結集する連携力が大きくものをいう[5]．

そこで，当院ではオーダーメイド，すなわち，職場適応を実現するために必要なケア，支援を考えていくうえで多数の個別変数を丁寧かつ慎重に把握する．それらは，性格，生活歴，家族歴といった個人の特徴，診断基準に合致しがたい多彩な病態，さらに当院に行き着いた経緯の個別事情，環境因を支配する職場の業種，業態，責任者，上司，人事などに加え組織のサイズ，システムの特徴などである[6]．

診断よりも病態を重視する背景には，近年の精神薬理学[7]，遺伝学[8]が，従来の病態の類型化と治療の公式化の困難性を指摘している事実がある．さらに，職場という非専門家との連携作業には難解な理論，概念，用語を極力避け，病名よりは病態，解決すべき問題を中心にすえ，平易な表現でのコミュニケーションが必須である．そこで，個々の変数から利用可能なパワーを組み合わせ，問題解決，支援の取り組みに活かしていく方針である[9]．

21 ●職場と主治医との連携を軸としたメンタルヘルス不調者の就労支援

表1 職場と主治医の連携を軸としたメンタルヘルス不調者支援プログラム―ステージ別主要テーマと内容（つづき）

ステージ		4	5	6
			復職期	
	タイトル	復職準備期	就労慣らし期	安定就労期
	テーマ	就労練習 （自主トレから公式練習へ）	職場再適応	安定化
心理面	テーマ	職場との再接触，環境調整	現実感の統合 初期設定	職場環境への慣れ 再調整
	心理療法 （個人・集団）	就労場面シミュレーション，就労再開の意思確認，現実対処力，不安緊張の再現リスク，対話・合わせ力	不安の自覚，表現，自己観察力，自己判断力，1週間のバランス	適応度向上，自己観察力，協調性，不安の自覚，強迫傾向の自制，優先順位の確認
体調面	テーマ	勤務生活行動パターンの確立	規則的なリズム，場に即した体調の維持管理	自己管理力，安定サイクルの実現
	体調管理 運動療法	リラクセーション，ほぐし 汗ばむ歩行（1万歩以下） 3時間以内のジム	通勤，起床時の覚醒，食欲，便通，疲労度チェック，睡眠の深さ・持続，週末の散歩，自転車など	元気力の供給 心身のバランスのとれた健康法の試行・確保
生活面	テーマ	図書館 公共の場所への慣れ 規則的な生活	通勤・勤務の繰り返し 規則的な生活 休日は休息	通勤・仕事生活と私生活のバランス，支えあい
	行動記録	業務日誌 （体調，睡眠，業務課題，実績，感想，上司のコメント）		
作業面	テーマ	自主トレ	業務トライアル，慣れ	職場にはまる
	仕事力回復	何が必要かを考えアレンジする パソコン練習 新聞記事要約，クロスワードパズル	業務を学ぶ・覚える 繰り返す	業務に慣れる，他の領域との関連性を理解する，ミスをなくす，スピードを速める，起案する
薬物療法	テーマ	維持期　ストレス対策	調整期	維持期

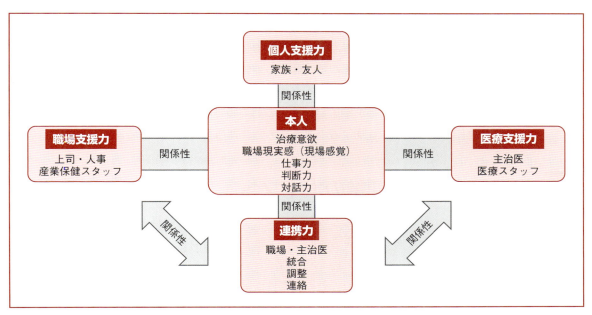

図1 職場と主治医との連携を軸とした産業メンタルヘルスの臨床（イメージ）

当院での治療戦略における概念図である．コアは不調者自身であり，治療意欲，問題解決へ向けた姿勢はおおいに重要である．さらに家族，主治医，職場のそれぞれの支援力，それらを結集する連携力が大きなパワーを発揮する．　　　　　（神山昭男．日本医事新報　2013[4]）より）

● 復職期

　厚労省の復職支援の手引きでは，主治医が行う医学的判断と職場の就労可否判断とは異なるとしている[10]．他方，従来から主治医は就労可能の診断書を書かねばならない立場にあるが，これまで就労可能性の評価方法，ポイントなどは必ずしも明らかでなかった．

　そこで，当院では復職の準備にあたり，シンプルでわかりやすい健康モデル，すなわち，安定した心身の健康状態を土俵として，その上に職業生活と個人生活が成り立つ，という考え方を不調者，職場に提示している．さらに，職業生活を詳しく分析するうえでは「メンタルヘルスからみた仕事力」という概念を活用する（表2）．業務に共通する構成要素をこなすことが最低限の仕事力という考え方で，内容は生活行動面，心理面，作業面の3軸で評価する．

　大脳辺縁系を中心に病態が高次神経活動にさまざまな影響を及ぼし，やがて仕事力の低下をもたらすが，自己評価でまったく問題ないと回答する不調者は多い．評価軸が定まっていれば，生活行動面は生活日誌，業務日誌，心理面はSCT（文章完成法），PF（絵画欲求不満テスト），作業面はWAIS III（Wechsler成人用知能検査3版），厚生労働省編一般職業適性検査（GATB）などの既存の検査により仕事力を評価し，回復過程に活かす取り組みを進めている[10]．

　さて，不調者の大きな目標である安定就労達成の重要な鍵は何か．従来からの労働衛生の枠組みでは，職場での適切な配慮としての作業管理，作業環境管理，健康管理にポイントがある．このポイントを実現するには仕事力の回復を視野に入れる必要がある．ちなみに，身体障害の場合，たとえば，膝関節を傷めて歩行困難で車いす使用者の場合，重い荷物を運搬する作業は指示しない．ただし，歩行障害の場合，車いすという補助具が有効であるが，不調者の場合にはそれに相当するものはなく，かつ，目に見える形ではない．そこで，仕事力の低下に備えるには，病態の違いによるものの，並列処理，抽象化作業，対人交渉作業，集団でのプレゼンテーション，能率向上研修などを避けることが望ましい[11]．これらのポイントは，主治医として就労可否，就労上の配慮などに言及することを求められた場合に有効である．

3 職場との対応・連携のポイント

　各ステージに必要な職場との対応について，不調者，職場ともに共通して理解しておくと好都合であることを考慮して，手続きと連絡調整，連携のポイントを表3にまとめた．最近は「リワーク」（就労再開）という用語や関連情報も次第にいきわたり，就労再開の準備に取り組むことの必要性が職場，主治医双方で認識されつつあるが，準備過程で就労再開を実現可能とする決定要因は何か，どのように安定就労が確保されるのか，次の事例はそのヒントを示している．

表2 メンタルヘルスからみた仕事力(基礎力)の自己評価表(最近2週間について)

軸	項目		説明	3	2	1	0
生活行動面	生活リズム	1	起床から睡眠まで生活の日課は安定していますか	とても安定している	ほぼ安定している	ときどき不安定	とても不安定
	睡眠	2	睡眠は寝つき,途中や早朝にめざめることなく安定していますか	とても安定している	ほぼ安定している	ときどき不安定	とても不安定
	食欲	3	食欲はかたよらず,安定して食事はできていますか	とても安定している	ほぼ安定している	ときどき不安定	とても不安定
	体調	4	身体の不調は目立たず,体調は安定していますか	とても安定している	ほぼ安定している	ときどき不安定	とても不安定
	通勤	5	毎日遅刻しないで,安定して通勤はできますか	いつもできる	ときどきできる	あまりできない	ほとんどできない
	自発性・自立性・行動力	6	ひとに頼らず,自分で計画を立て目的を持って行動しながら,積極的,意欲的に生活できますか	いつもできる	ときどきできる	あまりできない	ほとんどできない
	社会性	7	社会,職場のルール・マナーを守りながら行動できますか	いつもできる	ときどきできる	あまりできない	ほとんどできない
心理面	現実検討力現実判断力	8	自分をとりまく状況がどのようになっているか,十分見極めながら行動できますか	いつもできる	ときどきできる	あまりできない	ほとんどできない
	対人関係調整力・協調性	9	周囲の人に気を配り,相手の体調や自分への要求に配慮しながら行動できますか	いつもできる	ときどきできる	あまりできない	ほとんどできない
	自省力・向上心	10	自分の行動を冷静にふりかえりつつ問題点に気づき,改善,向上することはできますか	いつもできる	ときどきできる	あまりできない	ほとんどできない
	感情・不安のコントロール力	11	自分の怒り,不満,心配,気がかり,焦り,喜び,うれしさ,悲しさなどの感情におぼれないように注意しながら行動できますか	いつもできる	ときどきできる	あまりできない	ほとんどできない
作業面	集中力	12	本や新聞を読む,パソコン作業をする,ひとの話を聞くなどの行動を30分以上おちついて取り組めますか	いつもできる	ときどきできる	あまりできない	ほとんどできない
	持続力	13	朝から夕方まで日課や仕事を毎日繰り返し,目標に向けて根気よく取り組めますか	いつもできる	ときどきできる	あまりできない	ほとんどできない
	対話力	14	相手の言うことを聞いて理解し,自分の思ったこと,考えたこと,やろうとすることをことばでおちついて表現しながら意見のやりとりができますか	いつもできる	ときどきできる	あまりできない	ほとんどできない
	初級技術力	15	新聞記事を読んで理解する,パソコンで初歩レベルの作業をする,コピー機を使う,電話機を使うなどの作業はひとの力を借りずに自分でできますか	いつもできる	ときどきできる	あまりできない	ほとんどできない

表3 職場と主治医の連携を軸としたメンタルヘルス不調者支援プログラム―職場との対応・連携のポイント

ステージ		1	2 休業期 前期	3 休業期 後期
	タイトル	治療導入期　主治医の選択		
	テーマ	療養体制づくり	休養，病状の理解	就労練習（自主トレ）
職場との対応	手続き	要休業診断書，病気休業申請書，休業許可期間の確認	診断書（状態像・要休養・要休業・期間・見通し）	診断書，休職延長，傷病手当金診断書，病状報告書
	連絡調整連携ポイント	休業判断，職場離脱，病状確認，人事・上司・産業医との連絡，仕事の引き継ぎ，休業中の約束，休業期間の確認，窓口対応者の決定，連携の要否・可否判定	休業（延長）許可，有休・病気休暇調整，関係者ヒアリング，労災可能性チェック	長期療養に伴う病状の回復ならびに生活管理・就業可能性の確認，自主トレの報告と理解，職場感覚（現実感）の共有化

◆事例：40歳代，男性

　技術職として長年先端技術分野で実績を上げてきた．しかし，最近は技術的な障壁を前にして思うに任せない状況が続き，ついに疲れ果てて体調を崩すに至った．思い切って精神科を受診，投薬が開始され，休業の指示で自宅療養が始まった．3か月後，落ち着いてきたということで，うつ病を対象にしたリワーク・デイケアに取り組んだが，残念ながら半年経過しても意欲が低下したまま，不安感，悲観的気分が収まらず休業が長期化した．自分で納得して自分で判断して行動する傾向が顕著，あまり人に頼らない，頼りたくない傾向が強い．しかも，不調者自らの判断で，自分の技術力に関しては門外漢である主治医に職業人としての不安，悩みはわかってもらえまい，として具体的な仕事の悩みを語っていなかった．休業の長期化に伴い人事担当者が産業医との面談をセットしたところ，「このままでは家庭崩壊だ，最大の心配は失業で，自分の上司が何を考えているか不安だ，仕事を与えてくれるのか．仕事の行き詰まりがあって，いろいろな治療，医療的支援を受けたにもかかわらず残念ながらそこには手が届かなかった」と訴えた．そこで，産業医は過剰な自己否定感，不信感，思い込みを解消する必要があると判断，会社は技術力をたいへん評価しており，今後も機会を与えていくことを関係者から伝えたところ，それを契機として不安の軽減が得られ，その後，復職が実現，技術的関門を共同して乗り越えた．

　本例が示すように，主治医は就労再開の困難性を打開するうえで，病状，病態のチャンネルのみで判断しようとせず，職務を見直す，復職の段取りをつめるなどの職場調整が大きな威力を発揮することを知っておくことが望ましい．不調者がメンタルヘルスからみた仕事力評価を受け入れ，その弱点を克服し，着実な安定就労をめざす取り組みを始めると，職場調整の効果を発揮しやすいようである．職場調整力とは単に職場と不調者をつなぐことではなく，不調者の職業人としての悩みを職場が深く理解し，受け止め，それをふまえた対応策をとりまとめ，新たな合意形成をめざして調整していくことがポイントである．それが実現した際には不調者と職場双方に前向きな

表3 職場と主治医の連携を軸としたメンタルヘルス不調者支援プログラム―職場との対応・連携のポイント（つづき）

ステージ		4	5	6
	タイトル	復職準備期	復職期	
			就労慣らし期	安定就労期
	テーマ	就労練習 （自主トレから公式練習へ）	職場再適応	安定化
職場との対応	手続き	診断書（就労再開可能・期間・配慮事項），意見書（事前調整の要否，懸念事項の確認，改善提案）	職場の人事・産業医面談，復職練習参加，評価，上司の対応	産業医による再適応・就労状況報告書
	連絡調整 連携ポイント	病状改善促進，障害要因の見極め，就業再開条件の確認，公式練習のデザインと実行，就業環境，就業条件・業務内容の事前調整，連携の要否・可否再判定	復職判定向け対策 人事・配属先上司・産業医とのすり合わせ	就労状況不調の場合 再調整・再休業の検討

表4 連携プログラム対象者の休業率の変化

	人数 （人）	年齢 （歳）	平均治療期間 （月）		平均休業率 （％）		技術職の占める割合 （％）
			当院受診前	当院受診後	当院受診前	当院受診後	
参加者	45	39.3	85.3	57.7	32.6	5.1	57.1
非参加者	32	40.5	65.3	47.4	31.2	24.1	63.6
計	77	39.8	77	53.4	40.6	8.1	59.8

注1：男子のみ，注2：休業率（％）＝累積休業期間（月）／治療期間（月）

パワーが生まれる可能性がある．職場による不調者の職場環境の見直し効果，職業人としての存在の再確認，もしくは，職場の信頼を得て職業人がその気になることができた，ともいえるかもしれない[12]．

ただし，不調者と主治医とのあいだに十分な関係性ができていないうちに，もしくは不調者が職場に不信感を抱いているときに，主治医が職場にアクセスしようとすると，不調者は主治医を変えてしまう可能性が高い．連携に際しては，不調者と主治医とが関係性を構築し，不調者の意向，病態などを確認しておくことが肝要である[13]．

最後に，表4は休業率の比較を示す．連携プログラム利用者と非利用者とは治療開始後の休業率にやや開きがあるようにうかがえ，職場連携を重視した非デイケア型の就労再開支援は大きな設備，人員を要さずに安定就労に到達する可能性をも示唆している．今後，さらに非デイケア型プログラムの報告が出てくることを期待したい．

4 おわりに

不調者問題を個体レベルと環境レベルから総合的にとらえようとすればするほど，そして，個人，家族の精神史への理解を深めようとすればするほど，職場と主治医の

視点の違いの大きさに気づく．それゆえ現在は，
① 単に病名を伝達するのではなく，できるだけわかりやすい概念，表現で問題を抽出，説明し，不調者，職場との意志疎通を図る
② 不調者が抱える問題について職場の見立てと十分すりあわせながら病態，全体像への認識を深める
③ 不調者が職場との協調的な解決を受け入れてくれるように慎重かつ丁寧に，柔軟に取り組んでいく
④ 不調者と職場との関係性をふまえて，連携のレベルは書面のやりとりから直接の面談まで柔軟に調整する
が当面の努力目標である．

今後，職場と主治医は不調者の回復に向けて協力的な関係づくりを実行していくことが新たなスタンダードとなれば，本領域の取り組みの全体水準が大幅に向上すると期待している[14]．そのような目標に向けて，関連学会，団体のコンセンサスが得られるように願っている．

文献

1) メンタルヘルス対策—252社の最新実態．労政時報 2011；3781：8-35．
2) 神山昭男．産業医学における職業性ストレスの研究．産業医学レビュー 1997；9(4)：191-209．
3) 神山昭男．メンタルヘルス不調者の職場復帰．主治医と産業医の関わり方．休業時の対応をめぐって—休業を急ぐ場合．日本医事新報 2013；4649：65-70．
4) 神山昭男．メンタルヘルス不調者の職場復帰．主治医と産業医の関わり方．休業時の対応をめぐって—休業を渋る場合．日本医事新報 2013；4650：45-50．
5) 神山昭男．産業メンタルヘルスの法と制度のあり方を考える—精神科主治医の立場から．日精診ジャーナル 2010；22(5)：120-132．
6) 神山昭男．「主治医」と「職場」の異なる視点からみた産業メンタルヘルスの臨床．心身医学 2012；52(5)：413-419．
7) 菊山裕貴．第二世代抗精神病薬の気分障害に対する作用機序．医学のあゆみ 2008；227(7)：519-524．
8) Cross-Disorder Group of the Psychiatric Genomics Consortium. Identification of risk loci with shared effects on five major psychiatric disorders: A genome-wide analysis. Lancet 2013；381(9875)：1371-1379.
9) 神山昭男．産業メンタルヘルスの現場から—職場と精神科主治医の連携をめぐって．現代のエスプリ 2011；531：66-78．
10) 厚生労働省．心の健康問題により休業した労働者の職場復帰支援の手引き．2012．
11) 神山昭男．メンタルヘルス不調者の職場復帰．主治医と産業医の関わり方．復職時の対応をめぐって—仕事力の回復を要する場合．日本医事新報 2013；4654：63-68．
12) 神山昭男．メンタルヘルス不調者の職場復帰．主治医と産業医の関わり方．復職時の対応をめぐって—復職を急ぐ場合．日本医事新報 2013；4651：45-49．
13) 神山昭男．メンタルヘルス不調者の職場復帰．主治医と産業医の関わり方．復職時の対応をめぐって—対人関係で悩む場合．日本医事新報 2013；4652：44-49．
14) 神山昭男．私の産業精神保健考．「職場と主治医の連携」の大切さと困難さ．産業精神保健 2014；22(4)：(印刷中)．

I 特定領域志向型

22 女性に特化した復職支援プログラム
―― 何を臨床は引き受けるか

西松能子
あいクリニック神田

1 はじめに――職場のストレスにおける性差の存在

　いかに就労から離脱した人々を就労に結びつけるか（就労支援）は，不労者の増加している現代日本において最もホットな領域である．障害をもつ人々への就労支援は，医療以外の領域からも広く試みられている．そのなかで臨床領域において行われる以上，臨床は何を引き受けるのかという問題意識を避けては通れない．他の領域の就労支援同様，医療においても，従来，復職支援プログラムは，休職中であることを要件とし，性別を問わない援助システムとして行われてきた．一方，女性患者から休職に際し，対人関係葛藤，心的外傷体験を訴えられることが多かった．厚生労働省の調査においても，女性が男性より対人関係でストレスをもちやすいと報告されている[1]．異性がいる場では，発言しにくい，本音を言えない，自己開示がしにくいという外来臨床でのニードに応える形で，筆者の診療所では，2011年6月1日より女性のみを対象とした復職支援プログラムを開始した．開始当時，女性休職者のみを対象としたプログラムはいずれでも行われていなかった．

　筆者の診療所で行われている女性のみを対象とした復職支援プログラムの概要を報告し，女性休職者のみを対象とした復職支援プログラムの有用性について述べたい．

2 女性のみに特化した復職支援プログラムの概要[2]

　筆者の診療所における復職支援プログラムは，小規模デイケアとして行われ，男女

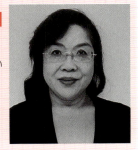

西松能子（にしまつ・よしこ）　略歴

1979年大阪医科大学卒．
1994年コーネル大学医学部客員研究員，1996年同大学医学部客員教授を経て，2003年あいクリニック神田を開設する．
2006年立正大学心理学部教授．
女性のうつ病，身体表現性障害の治療を専門とする．

表1 当院の復職支援プログラム

月	火	水	木	金
・活動,気分のチェック ・脳トレーニング:新聞記事の要約とそれについての意見・感想を発表 ・認知行動療法:ワーク「失敗や成功をしたときに原因をどう考えますか」 ・心理教育:「うつと痛み」うつの症状としての痛みに気づく	・活動,気分のチェック ・SST:コミュニケーションがうまくいかないとき,どうすればいいのか『心がふっと軽くなる瞬間の心理学』より ・SST:コミュニケーション 互いの第一印象,他者からみた自分	・活動,気分のチェック ・参加者プレゼンテーション「住宅購入術」 ・不安について整理する ・心理教育:関連トピックの紹介「情動の涙」	・活動・気分のチェック ・マインドフルネスのワーク:呼吸に集中する,ほか ・認知行動療法:ワーク「自分を大切にできない信念に気づく」	・活動,気分のチェック ・今週の目標達成度のチェック,来週の目標設定確認 ・統合リラクセーション ・キャリア支援 復職過程:『うつとよりそう仕事術』より「うつ病患者が考えるうつ病患者との接し方」を読む
月	火	水	木	金
・活動,気分のチェック ・脳トレーニング:新聞記事の要約とそれについての意見・感想を発表 ・心理教育:「気分障害 その診断と症状,治療」 ・認知行動療法:ワーク「自動思考—その裏づけと反証」	・活動・気分のチェック ・SST:問題解決法「桃太郎」の問題点をグループで検討する ・SST:3分スピーチ ・認知行動療法:ワーク「もしもクイズ」もしも~だったら自分はどうするか,どうなるかを検討	・活動・気分のチェック ・認知行動療法:サイトコラムより「思考のクセを直して心を健康にする」 ・認知行動療法:ワーク「完全主義の度合いを知ろう」	・気分・活動のチェック ・ストレスコーピング:「生きがい一覧表」から興味ある活動を探す ・未来へのブレインストーミング(最良と最悪を考える) ・認知行動療法:ワーク「自分の欠点を他者から褒められる体験」	・気分・活動のチェック ・今週の目標達成度のチェック,来週の目標設定確認 ・ACT:「怒り」について『しつこい怒りが消えてなくなる本』より ・キャリア支援:「モチベーションを高める経営戦略としてのワーク・ライフ・バランス」

　混合の復職支援プログラムと女性に特化したプログラムの2コースがある.スタッフは,施設基準の構成員に加え,心理系大学院生などがボランティアとして参加している.

　筆者の診療所の「女性に特化した復職支援プログラム」は,休職のきっかけとなった心理的負荷に注目し,認知の修正や再び働く意欲を回復するなど認知的改善,対人葛藤への忍容性の醸成,環境制御力の育成など心理的側面への働きかけを中心にして構成されている(表1).具体的なプログラムの内容は,自己のなかで就労をどのように位置づけるか,職場でどのようにふるまうか,など認知的働きかけや就労への対自化,心理教育が中心である.終了前には,産業医面接や職場での復帰の挨拶のロールプレイを行っている.2012年度は380種類のテーマでプログラムが行われた.表1に示したように,うつ病,うつ状態についての心理教育アプローチはすでに通常のプログラム中で行われているが,双極性障害対象には木曜日午後に心理教育アプローチがある(表2).プログラムへの参加は見学後随時行われ,医師の診察を経て参加する.通常は,当初午後から半日参加し,復職直前には終日,週4日から5日の参加となる.この構造上,プログラム参加者のなかには,復職直前の参加者,プログラム参加直後の参加者,週日参加者,週に1回のみの参加者など多様な参加者が混在することになる.プログラムに参加したばかりの参加者が,復職直前の参加者による産業医面談のためのロールプレイを見学したり,参加したりする構造である.また,参加期間についても,期間を限定していない.

表2 双極性障害心理教育プログラム

	内容	配布資料・活動内容
1	双極性障害とは	双極性障害についての知識テスト：双極性障害についての誤解，理解不足に気づく
	治療法－薬物療法と心理療法	『双極性障害（躁うつ病）とつきあうために』（日本うつ学会双極性障害委員会 2012.3.12）：病気の理解と標準治療法を学ぶ
	ライフチャートの作成	「ライフチャート」これまでの躁うつ状態の経験をライフチャートに書き入れる
2	社会リズム療法とは	「社会リズム療法」：社会リズム療法を知り，自分に適したチェック項目を設定する
	早期警報システムを作る	「躁うつ症状リスト」，「状態悪化への対応」：自分の躁うつ症状および前駆兆候を特定し，その症状・兆候が現れた時の対策を考える
3	対人関係療法の紹介	「対人関係調査票」，「対人関係療法」：躁うつ病患者が経験しやすい対人関係の問題を検討
	規則正しい生活習慣とは	規則正しい生活習慣が気分の波のコントロールに重要であることを学ぶ
4	服薬アドヒアランス	「薬物療法の効果を最大限に得る」：服薬アドヒランスの重要性を学ぶ
	認知行動療法（CBT）	「否認の壁」，「思考の誤りの認識と把握」，「精神的メルトダウンを反転させる」などに基づいてCBTを行う
5	QOL向上のために	「人生を双極性障害に翻弄されないために」：双極性障害をもつことの意味，将来の展望，人生設計などについて検討
	家族，周囲の人の理解と協力	「ご家族へのお願い」，「双極性障害対策チーム」：家族や周囲の人の理解と協力が生活の維持，再発防止に不可欠なものであることを知る

3 対象患者への復職支援プログラム以外の介入

　女性のみに特化した復職支援プログラムは主治医変更を参加要件としていない，むしろ主治医-患者関係の維持を推奨しているため，主治医が院外である場合がしばしばある．また，治療形態の制限もなく，主治医面接，復職支援プログラム以外に臨床心理士による個別の心理療法を受けている場合がある．

4 女性休職者の特性

　実際に本プログラムへの参加者は，どのような特性をもっているのだろうか．診断は，プログラム参加時に著者らにより，DSM-IV-TR[3] に基づいて行われた．休職に至るきっかけとなった心理的負荷については，厚生労働省の精神障害の労災認定基準における出来事の類型を用い，業務外の心的負荷を加え，7種類の出来事の類型として分類した（表3）[4]．心理的負荷については複数回答を可とした．対象患者のうち，うつ病性障害に対しては精神症状尺度としてBDI-II（Beck Depression Inventory-II：Beck抑うつ質問票第2版）[5,6] をプログラム参加時と終了時に施行している．全対象に社会適応評価尺度としてSASS-J（Social Adaptation Self-Evaluation Scale Japanese version：日本語版自記式社会適応度評価尺度）[7,8] を参加時，および終了時に施行している．復職6か月の時点で復職継続，あるいは再就職の継続を調査している．

　2011年6月1日以降2012年11月30日までの調査期間の見学者の89％が参加した．見学後参加しなかった理由としてしばしばあげられたのは，「みながよく話すの

表3 心理的負荷の種類（出来事の類型）

- 業務上の事故や災害の体験
- 仕事の失敗，過重な責任の発生
- 仕事の量・質が過重
- 役割・地位の変化
- 業務上の対人関係
- 職場のセクシャルハラスメント
- 業務外の心理的負荷となる経験

（厚生労働省．精神障害の労災認定．2011[4]）より）

表4 休職者のSASS-JおよびBDI-IIの平均値

	初回	最終回
SASS-J	31.7	36.5
BDI-II	20.1	10.6

SASS-J：日本語版自記式社会適応度評価尺度
BDI-II：Beck抑うつ質問票，第2版

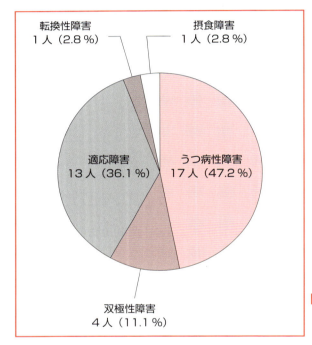

図1 筆者診療所復職支援プログラム参加者疾患分類（2011年6月1日〜2012年11月30日）

で気後れする」，「職場とは雰囲気が違う」など，個別的な個人や職場に関するミスマッチ感であった．参加後16％が中断しており，中断の理由は病状悪化と上記と同様な理由であった．

　参加者の年齢は，平成24年（2012年）度厚生労働省障害者対策総合事業の一環として行われた「うつ病患者に対する復職支援体制の確立，うつ病患者に対する社会復帰プログラムに関する研究」報告[9]における対象者の年齢とは有意な差があり〔$t(35)=4.4, p<0.001$〕若年であった．教育歴については有意差は認めなかった〔$t(68)=1.06$, n.s.〕．すなわち，復職支援プログラムの参加者の教育歴にはほとんど施設間差，男女差がなかった．長期の休職および復職可能な職場に勤務していることが高学歴を示唆することになる可能性があった．復帰プログラムへの参加者の教育歴については，先行研究においても比較して高く[9]，その背景には長期の病気休暇を許容できる事業所に就労しえる教育歴ということがあろう．生活環境については，単身，独身者が多く，都市で就労する高学歴常勤女性の特性に一致した．

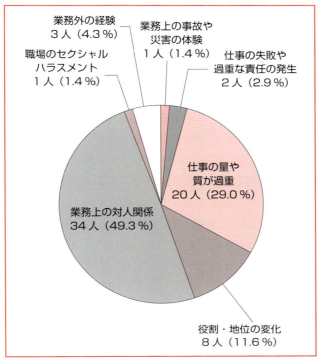

図2 休職に至る心理的負荷
（2011年6月1日～2012年11月30日）

疾患については，最も多かった主診断はうつ病性障害であり，適応障害が続いた（図1）．また，2.8%（双極性障害）はアスペルガー障害を合併していた．5.6%は，アスペルガー障害の傾向を示した（うつ病性障害および適応障害）が，診断基準は満たさなかった．うつ病は，従来から復職支援のプログラムが対象とした患者群[9]であり，参加時にはBDI-IIにおいて20.1点と軽症レベルのうつ状態で参加しており，終了時にはほぼ寛解レベル（10.6点）に達し，復職していた（表4）．適応障害群の患者は，休み始めには急速に軽快するものの，休職にまで至る場合には，外傷性機制を示すことが多く，いざ復職しようとすると身体化症状や抑うつ，不安発作など多彩な症状により出勤できなくなっていた．この群は，何回かの復職の試み後，復職プログラムに参加していた．限定された場では楽しくすごすことができるが，心理的負荷のあった職場のことを考えると抑うつ不安，身体化症状など多彩な症状が出現し，職場に関連する悪夢をみ，職場に近づくと動悸がしたり手に汗をかいたり，足が震えたりし，遷延化していた．双極性障害群が次に位置したが，全体の11%であり，先行する復職支援プログラム[9]と有意差ない結果であった．調査期間中，プログラムには失声，失立を呈した転換性障害，摂食障害の悪化による休職者が参加していたが，心理的機制については，広義のストレス関連障害群として治療的取り組みを行った．

5　休職に至るきっかけとなった心理的負荷（図2）

休職に至るきっかけとなった心理的負荷については，厚生労働省の精神障害の労災

認定に定められている業務における心理的負荷評価[4]に，業務外の心理的負荷になる経験を加え，7項目について回答を求めた（表3）．経験したすべての心理的負荷を回答したため，複数回答になった．97.2％において休職に至るきっかけとなった業務上の心理的負荷があった．最も多かった心理的負荷は，業務上の対人関係であり，ほとんどの事例で経験されていた．上司から叱責を受けたり，詰め寄られたり，同僚から仲間はずれにあうなどの心理的負荷が中心であったが，叩かれたなど実際に身体的暴力を受けた事例もあった．次には，仕事の量や質が過重であったと回答した．1年以上，深夜に帰宅し9時に出社していたという事例や，1か月に3回，海外に出張したという事例があった．業務外の心理的負荷もあり，夫による家庭内暴行（DV），流産後の家庭内葛藤，恋人との葛藤的関係であった．休職に至るきっかけはすべての症例にあり，1例を除きすべて業務上の心理的負荷を認めた．認知の修正や再び働く意欲を回復するなど認知的改善，対人葛藤への忍容性の醸成，環境制御力の育成など心理的側面への働きかけを目的に構成されたプログラムは，これら心理的負荷の軽減を標的とした．

終了時に転職をした群は，全員適応障害であり，職場に近づこうとすると，動悸がしたり，息苦しくなるなどコントロールできない身体化症状が出現し，薬物や精神療法などさまざまな対処法でもコントロールすることができなかった．彼らは復職支援プログラムに参加した時も，当初，復職に向けて動き出したという心理的負荷のため，一時的に抑うつや不安，身体化症状が増悪し，当日に参加できないことも頻回であった．このような形での職場からの退却は，いわば外傷性機制ともいうべきであり，何らかの形で心的外傷を乗り越える治療的取り組みをしない限り，復職は困難であろう．

遷延化した外傷性機制を示す障害群には，外傷的心理的負荷への働きかけが重要であると考え，その点に働きかけ，復職に結びつけた．

6 前向き復職6か月後の復職継続率の転帰（図3[2]）

調査期間中，復職プログラムを終了した群の91.6％が復職し，8.3％が別の職場に転職，再就職をした．終了時の転職者は全員適応障害であった．SASS-J得点は，初回の平均が31.7（SD 8.1），最終回の平均が36.5（SD 9.3）であった．一般人口の平均である36と比較すると，ほぼ同等の適応となったといえよう．社会適応は有意に改善した．BDI-II得点は，初回の平均が20.1（SD 11.9），最終回の平均が10.6（SD 10.2）で，抑うつ症状が有意に軽減していた（表4）．6か月後の時点では，88.9％が就労しており，先行研究に比べ有意に良好であった[10]．8.3％が再休職し，2.8％が退職をした．終了時の転職群は全員就労を継続していた．休職群は，全員もとの職場に復職した群であった．診断はうつ病であり，複数回の休職があり，再発群であった．退職者は双極性障害であった．

復職非継続群の終了時のBDI-IIによると寛解群（1点から5点）であり，寛解状態で復職していた．予後の決定因子として，プログラム終了時の寛解度より，疾患特

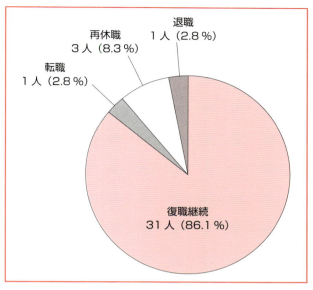

図3 復職支援プログラム終了6か月後転帰
（西松能子ほか．臨床精神医学 2013[2] より）

異性，疾患そのものの重症度，再発可能性が関与している可能性が考えられた．就労継続群と非継続群（再休職，退職）とのあいだにBDI-IIにおける有意差が認められ，非継続群が良好であった〔$t(22)=2.9, p<0.01$〕．また，両者間における終了時のSASS-Jの得点においても有意な傾向があり，終了時の社会適応は非継続群が良好な傾向にあった〔$t(24)=0.6, p<0.10$〕．本プログラムへの参加は，社会適応と抑うつの改善に有効であったといいえたが，復職成功の可否を予測する因子は疾患そのものの重症度であったと考えられた．

7 おわりに

参加にあたり，一般の復職支援プログラム（男女混合）ではなく，女性のみを対象とした復職支援プログラムを選択した理由としてあげられたのは，異性がいると緊張する，女性同士のほうが本音を言いやすい，スタッフが女性だけのほうが安心できる，など性別忍容性の範疇に入る理由であった．いま一つの理由は，職場で異性の上司，同僚から傷つけられたことが休職のきっかけになったなど，職場における心理的負荷に関連する理由であった．また，他の復職支援プログラムにすでに参加し，プログラム内で，「女性は夫がいるのだから復職する必要はないのでは」と言われた，何となく発言しにくかったなど性的役割に関係するステレオタイプな反応に関連する理由があがった．女性のみに特化した復職プログラムは安心でき，心理的負荷が少ないことを期待されていた．

女性に特化した復職支援プログラムは本プログラムが初めてではない．すでに女性のみに特化した復職支援プログラムは大阪の1診療所で先行的な施行があった．しかし，1年余りで閉鎖され，その閉鎖理由は経営的困難であったとのことである．実際，復職支援プログラムへの参加希望は，当院でも男性患者が多く，女性患者は少ない．

また，先行研究においても，男性88.2％，女性11.8％と男性が多かった[9]．復職を望む患者は男性に多いために，ニードはあるものの女性のみに限定することは参加者数を限定し，経営的な困難を伴う可能性が大きいと考えられた．また一方，復職支援の場において女性のみとするのは，実際の職場環境と異なり，復職から遠ざけてしまう危険があるのではないかという意見も本プログラム開始時にはあった．しかし，復職までに十分な認知の修正を行うためには忌憚のない意見交換が重要であり，休職に至る心理的負荷について十分話し合える環境を用意することは，今回調査の結果[2]から意味があると考えられた．

　現在の日本では，法的には就労における性による差別は否定されており，公式には性別なく復職もなされる前提がある．一方，臨床においてはストレスの受け方をはじめ性差があるという統計的エビデンス[1]があり，もちろん，現実の職場でもセクシャルハラスメントをはじめハラスメントの被害は有意差をもって女性に多い．このような現実のなかで，臨床こそ単なる復職支援と一線を画すアプローチをすべきであると考えている．本プログラムは，性別のみを限定し，参加期間や日数，主治医を変更しないなど自由度の高いプログラムであったが，参加者の満足度は高く，就労継続率は従来の報告[10]と比較し，有意に良好であった（$\chi^2 = 15.9$, $df = 1$, $p < 0.001$）．臨床における費用対効果を考えたとき，集団精神療法的アプローチは有効性が高いと考えている．しかし，一方では再休職，退職の転機には疾患そのものの重症度がより有意味であったと考えられ，臨床的働きかけの限界を示すものとなった．今後，有意味な臨床的資源を提供するには何をすべきかをさらに考えていきたい．

文献

1) 厚生労働省．労働者健康状況調査．2012.
   http://www.mhlw.go.jp/toukei/itiran/roudou/saigai/anzen/kenkou12/r1.html
2) 西松能子，沈　靖子，千葉弘子ほか．女性休職者に特化した復職支援プログラムの試み．臨床精神医学 2013；42（10）：1289-1297.
3) 髙橋三郎，大野　裕，染矢俊幸（訳）．DSM-IV-TR 精神疾患の診断・統計マニュアル，新訂版．東京：医学書院；2004.
4) 厚生労働省．精神障害の労災認定．2011.
   http://www.mhlw.go.jp/bunya/roudoukijun/rousaihoken04/dl/120215-01.pdf
5) Beck AT, Steer RA, Brown GK. Manual for the Beck Depression Inventory-II. Alexandria, Virginia：Psychological Corporation；1996.
6) 小嶋雅代，永谷照男，徳留信寛ほか．日本語版 Beck Depression Inventory-II（BDI-II）の開発．Journal of Epidemiology 2002；12：79.
7) Bosc M, Dubini A, Polin V. Development and validation of a social functioning scale, the Social Adaptation Self-evaluation Scale. Eur Neuropsychopharmacol 1997；7（Suppl 1）：S57-S70.
8) 後藤牧子，上田展久，吉村玲児．Social Adaptation Self-evaluation Scale（SASS）日本語版の信頼性および妥当性．精神医学 2005；47：483-489.
9) 秋山　剛．厚生労働省障害者対策総合研究事業「うつ病患者に対する復職支援体制の確立．うつ病患者に対する社会復帰プログラムに関する研究」平成24年度総括分担研究報告書．2013.
10) 中村　純．厚生労働科学研究費補助金（障害者対策総合研究事業［精神障害分野］）分担研究報告書「通常のうつ病治療を受けた群の復職成功割合とその後の経過」平成24年度総括分担研究報告．2013.

Ⅰ 特定領域志向型

23 女性医師と精神科クリニック

海老澤佐知江
アルバ・メンタルクリニック

1 はじめに―女性医師は増加している

厚生労働省の「平成22年（2010）医師・歯科医師・薬剤師調査」結果によれば，医師数は，295,049人（平成20年の調査に比べ8,350人，2.9％増），そのうち女性の医師数は，55,897人，18.9％（平成20年の調査に比べ3,900人，7.5％増）と，女性医師の絶対数も相対数も増加している．そして，医療施設に従事している医師数は，総数280,431人，精神科総数14,201人（構成割合5.1％，男性5.0％，女性5.5％，平均年齢49.5歳），医療施設に従事している女性精神科医師の総数2,900人であった．このうち精神科の診療所の従事医師数総数3,238人，女性総数は，659人となっている．

2 筆者のクリニックの紹介

筆者は2005年（平成17年）2月，東京の新宿3丁目という商業地に開院した．新宿駅（JR東日本によれば，2012年度の1日平均乗降客数は74万人強）から徒歩3分，地下鉄新宿3丁目駅から徒歩1分，ビル開業である．ビルは，医療機関が集まるいわゆるメディカルビルで，地下はミシュランの星つきの和食店．精神科を求めていたビルのオーナーに声をかけられ開業した．当時は新宿駅周辺で女性の精神科開業医はいなかった．歓楽街である歌舞伎町や新宿二丁目も近く，家賃も高く，「女性なのに，よくそんなところで…」と，驚嘆された．クリニックのスタッフの構成は，開院当初，非常勤の精神保健福祉士と事務の女性数人．特に診療圏調査を行わずとも，乗降客数

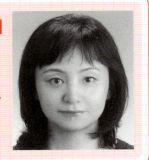

海老澤佐知江（えびさわ・さちえ）　略歴

1963年　群馬県生まれ．
1989年　東京女子医科大学医学部卒．同年，東京慈恵医科大学精神科入局．
1992年　東京慈恵医科大学研究生となる．
越谷吉伸病院，慈友クリニックを経て，2005年アルバ・メンタルクリニックを東京都新宿区に開院する．

日本一（一説によると世界一）である新宿駅を利用する勤労者や学生が対象になることが予想された．図らずも医師もスタッフも女性のみのクリニックになってしまったが，女性医療に特化することは考えていなかった．後に，社会復帰プログラムとしての集団精神療法のため男性心理士が非常勤で数人加わったが，女性スタッフが前面にでるクリニックである．

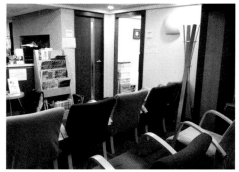
アルバ・メンタルクリニック待合室

　通院者は，ほとんど勤労者で，男女比はほぼ半々．大半は，産業医，産業カウンセラー，EAP（employee assistance program），知人の紹介など，何らかの紹介を受けてである．2割くらいの人が，女性医師を希望して受診する．女性医師を希望する人も男女半々である．紹介以外は，インターネットの検索サイトや口コミサイトで見ての来院である．疾患は，気分障害圏，適応障害，不安障害等がほとんどであり，統合失調症は10人くらい，認知症は皆無である．休職者が60人ほど．場所柄，パーソナリティ障害が多いと思われがちだが，ほとんどいないに等しい．向精神薬の処方目当てで来院する人もほとんどいない．向精神薬の処方については，筆者を含め近隣の精神科医は非常にハードルが高く，薬物乱用者は，「ナンチャッテ精神科」か「処方に緩い内科医」などを受診しているようである．

　このようなことを聞いて，「みな病理が浅く，薬物治療と簡単な精神療法で終わるから楽だね」と思われると心外である．

　女性の精神科医を希望して当院を受診する人は，何パターンかに分けられる．

① 女性の特性といわれるものを求めての場合：女性医師の特性は，あたりまえであるが，男性ではないというところである．女性のほうが男性より神経が細やかで話しやすいのではないかとか，共感性を期待して来院する．中高年の女性が多い．最近のママ友の傾向として，ママ友同士は一緒に遊んだり楽しんだりするものの深刻な話は精神科に行って話すということが一般化していると聞いた．

② 同性として，母親として，妻として，娘としての立場からの助言を求めての場合：治療中の遷延した抑うつ症状の原因が家族間の問題であることが多く，助言を要することが多い．たとえば，思春期の人間関係，思春期の娘の言動への不安，妻の理解不能な言動への苦情（「うちの妻は被害妄想なんですよ」という発言をよく聞く．男性と女性の思考の差について説く，つまり翻訳），母親との強い葛藤（たとえば，かつて職業婦人だった80代の母親の我の強さに辟易）．「精神科医は自分の健康的な部分で治療する」というが，筆者は「精神科医は自分まで正常」というほうがしっくりする．また，女性の「同性の子どもを育てるのは自分の育て直し」ということもいわれるが，治療においても同様なことを感じる．時に，女性の養育者のようにならざるをえず，時に男性の養育者のような人が必要なときは，男

性医師またはカウンセラーと協力する.
③ 女性が好きだから,あるいは,男性が嫌いという場合:女性の場合,単に女性のみにしかなじみがない養育歴・教育歴・生活歴[*1],同性愛者など.男性の場合,性的な性癖[*2]が多い.その場合,当院はあなたの意に沿えないと丁重にお断りして,他院(複数の医師がいる病院)を紹介する.

3 外来で日頃感じる男性と女性の違いについて

　1986年(昭和61年),「雇用分野における男女の均等な機会及び待遇の確保等に関する法律(男女雇用機会均等法)」が施行され,学校教育も家庭科などは男女差がなく,教育も均等な時代になった.この頃から,女性の社会進出が増え,「男の子は男らしく,女の子は女らしく」ということを耳にすることも少なくなった(今やセクハラである).医師を目指す女性も多くなった.しかし,男女の体力の差だけは,何があっても埋まらない.男性は女性が体力で劣ることを案外わかっていない.男性と同じように働いて,力尽きることがよくみられる.

　筆者は,勤労女性がうつ病となり,休職となるケースを多く抱えている.従来のメランコリー親和型の性格傾向の人が多い.当然,ある程度は薬物療法で改善するのであるが,復職に至るには何らかの解決するべき問題を抱えているケースが散見される.同棲・結婚,妊娠,出産,離婚などライフイベントに関連していることがほとんどである.薬物療法と休養,だけでは改善しない場合,何が原因か探らざるをえない.

4 当院でよくみられる女性のケースのパターン

　疾患は,うつ病,適応障害,不安障害など.症状はあるものの,疾患の悪化ではないもの.パートナー(夫や交際相手)に話しても理解されないことが多い.

- 症例1:ほとんど寛解状態であった女性に,突然,情緒不安定や流涙,抑うつ気分などの症状が生じた.原因は何もないというが,結納が決まったばかりであった(マリッジブルー,経過観察.ほとんど1か月以内で改善.マリッジブルーと告げる必要あり).
- 症例2:結婚が決まり,婚約者と同居開始.家事は分担しているが,披露宴の準備のために休日がほとんど潰れ,心身ともに消耗.抑うつ状態となる(休職開始.披露宴が終わるまで復職はない).
- 症例3:新婚女性.うつ病発症.薬物治療を開始したが,なかなか改善しない.遅い帰りの夫を待ち,または夫のゲームに付き合い生活リズムが改善しない(復職希

[*1]:たとえば,極端な女系家族,私立のミッション系女子幼稚園から高校まで在籍した場合など.
[*2]:たとえば,たいした主訴がなく,受診動機がわからないうえ,「オレは女医が好きだ.痔の医者も女医を探して行ったんだ」などの発言があり,この先,いったい何が起きるのか懸念される人や,治療の話をしはじめると,「そんなことより,オマエもう少し化粧をして,云々」など,医師の個人的な話をしたがる人,こちらとしては,「ここは喫茶店じゃない!!」と言いたくなるような人のこと.

望があるなら生活リズムの改善を).
- 症例4：挙児希望であるが，業務多忙．不妊治療も中断．うつ病で休職中，症状が改善したところで不妊治療を再開するか悩む．復職すれば，妊娠は望めないだろう（退職か，挙児を諦めるか，究極の選択）．
- 症例5：離婚後，業務多忙となり，身辺整理ができずにいた．うつ状態となり休職．抑うつ症状はおおむね改善したが，復職準備段階で意欲が湧かない（離婚時に自信と自尊心を失い，身辺整理，俗にいう棚卸も未完．物理的に写真や婚約指輪の処分が可能になるかがポイント）．
- 症例6：不安症状．育児に悩む．なぜか男児の母親が多い．男児の活動量についていけない．男児の育て方がわからない．
- 症例7：（例外的に）男性．女性ばかりの職場（上司が女性，部下が全員女性，同僚が全員年上女性）でどうしたらよいか？　口数の多さ，思考の違い，「どうしてあんなに群れたがるんだ？」などにとまどって身体症状などが出現（思考の女性的特徴と対処法，愛される男性になるコツを助言する）．

5　機能不全家庭で育った子どもが大人になった

　この原稿の依頼された2013年（平成25年）6月，東京都現代美術館において，筆者の伯母の洋画家 桂 ゆき（本名：桂 雪子，1913〜1991）の生誕100年の回顧展が開催されていた．桂は，戦前戦後と創作活動を続け，日本で初めてコラージュという技法を使った前衛画家であり，コラージュ，細密描写，民族的寓話的表現など，作品作風は多岐にわたった．彼女の作品の一貫したテーマは，女性として生まれたことへの葛藤であり，常に自分が女性であることを意識した．勅命学者の父と某藩主一族出身の母の五女として生まれた．名前は雪子，できれば雪のように消えて欲しいという残酷な願いが込められていた．母親から封建社会の徹底した男尊女卑の教育がなされていた．「生まれてきてごめんなさい」と，強く女性である自分を否定し，生まれながらにして女性である自分に罪悪感をもたせるものであった．封建時代は，無条件に男性に従うために，強い自己否定が必要であったのだろうか．回顧展では，年代順の作品から女性性への懐疑が受け取れた．筆者自身は，この家の男子の教育を受けている．回顧展で，母性性や母性性剥奪を考えた．

　母親に虐げられた女の子たちの自己否定感は激しい．何をどんなに頑張っても褒められず，母の愛は兄または弟に注がれる．兄弟が極端に可愛がられ，教育の機会も均等ではなく（大学進学などを阻まれる），家庭の中で庇護されない．兄より性的虐待を受けても，女の子が悪いとなってしまう．母親自身の未熟性や父親や夫への代理の偏愛，自身の女性性の否定などが考えられるが，育てられた女の子は激しい自己否定感のため，自傷行為や慢性的な希死念慮が生じる．診察の回数が進むとポツリポツリと出てくることである．男性でも機能不全家族のもとに育った人がいる．母を否定しながら，母性を求めて女性医師を選ぶのである．

6　女性医師の精神科クリニック—陽性転移などについて，リスクを考える

● ある男性患者の場合

　通院中の人に，「先生は離婚して，僕と婚約したとみんなに言っていいですか？」と，突然インドから電話で言われて驚いたことがあるが，妄想だから仕方がない．

　最近ちょっと困った体験をしたことを最後に紹介したい．身辺にちょっとした異変を感じ，インターネットで自分の名前を検索してみた．普段では絶対見ない書き込みサイトがヒットした．そこには，筆者の実名と「愛している」という文言が30回ほど連続投稿されていた．愕然とした．前後の書き込み内容を調べると，この書き込みをした人物は，どうやら通院中または通院していた男性ではないかと思われた．おそらく同一人物による「好きになった」，「陽性転移に悩んでいる」という内容の書き込みも認められた．筆者の年齢的にもこういった激しい陽性転移などは想定外であったため，自分の診療態度に問題があったのではないかと猛省した一方，身の危険を感じた．世間ではちょうどストーカー殺人のニュースが報道されていた．ほかには，筆者の誹謗中傷はともかく，かなり卑猥な書き込みもあり失笑した（後輩医師の日頃の下品な話題で慣れていたのが功を奏した）が，あまり笑えない書き込みもあり，自分の身の危険というより，通院者やスタッフ，筆者の家族の安全などを確保しなければならないと考えた．

　クリニックのホームページには，受診希望者のために，どんな医師が治療にあたるか，顔が見えたほうが安心するだろうという配慮から，筆者のあまり鮮明ではない写真を載せていたが，これも火に油を注いでいた．一部書き込みの件は，ストーカー化することを懸念して，医師会関係者に相談し，勧めにより警察に相談した．クリニックの地域の交番に注意喚起してもらうことで一段落ついた．書き込みサイトは放置するしかない．削除依頼など反応するとかえって炎上しかねないからである．しかし，新患は調整する必要があった．通院中の人を守ることもあり，しばらくある条件以外の新患を断らざるをえなかったのである．経済的に打撃を受けるというわけでもないが，本当に受診したい人を断ることになり心苦しい．

　偶然？　その直後に事件が起きた．昼休み中，たまたま筆者が一人でクリニックにいた時，クリニックのエレベーター前（1フロアに1テナント）の待合所において，若い男がカーペットに放尿した．筆者はエレベーターで立ち去ろうとした不審者が乗ったエレベーターを止め，単身で不審人物と対峙した．不審者の挙動に危険を感じ解放したが，即通報した．闇サイトでいやがらせを募るなどということが頭をよぎったりした．自分自身は冷静なつもりでいたが，周囲からは単身での行動の危険性を指摘され，以後クリニックに一人でいないように厳重に注意された．診察室に木刀を置いても，筆者に多少の武道の心得があっても，警備会社と契約していても役に立たない．怒りも恐怖感もない．ただ，私はほかの人を守れるのか？と，内省した．都心で，筆者のクリニックのように，女性医師と女性スタッフのみのところは少なからずある

が，危険なめ（受付ですごまれるのはこれにはあたらない）にあった話は聞いたことがなかった．ショボイ男でも男は男である．男性スタッフを雇うかどうかは，今後検討しなければならない事項である．日本有数の歓楽街の傍に位置していながら，現在まで，暴走老人はいたものの，暴力的な言動の人たちには遭遇したことがないというのは，幸運なことだったのかもしれない．何か（悪いことを）やろうと思っている人たちには，いくらこちらが気力で勝っていても腕力では勝てない，女性は女性なのだ．

ところで，問題の書き込みをした人物であるが，文章からだいたい予想ができている．が，現実の女性に目が向くことを祈り，放置するしかないと思っている．私の心情は，気持ち悪いではなく，申し訳ないなのだから．

女性患者の場合

時に女性医師は，女性患者にとって苦しい存在となりうる．これが，陰性転移であれば了解可能であるが，少しニュアンスが違うものである．通院している比較的若い女性は，治療者に対して，自分の境遇と比べて劣等感に苛まれるということがままあるようだ．なぜ比べてしまうかな？と，思うのであるが，既婚である，子どもがいる，仕事をしている，自己確立しているなどが羨望・嫉妬の種となる．それまでの医師の努力，苦労や責務などはまったく無視されてしまい，生活上のいかなる指導・助言も，このような感情のもとに否定的・無効となってしまうのである．また，これと同じようなことであるが，特に治療中の女性は，SNSをやるべきではない．もともと現実吟味力が低下しているうえに，フェイスブックやツイッターなどで，友達や元彼の幸せな生活を垣間見て抑うつ状態が悪化してしまうからである．女性は，察するという動作に長けている．反面，悲しいストーリーを勝手に作ってしまいがちだ．

7 さいごに

わが母校の教えは，「男の3倍働け」というもので，男性医師に負けるな，追い越せという猛烈なものであった．また，大学卒業時の学長の言葉が，「生涯，パートの医師ではなく現役の医師として」であった．筆者の場合，母親も同校出身の女性医師であったため，男性医師のように働くことのみで自分の存在価値を示すように言われていたのである．少なくとも筆者以前の女性医師は，思考も行動も男性的なことを求められてきた．だから，育児のために一時休まざるをえなかった時などは，たいへんな罪悪感に苛まれたのだ．

男女の思考の差は案外ある．しかし，医学教育のなかでも，その後の臨床の場面でも，あまりその差は取り沙汰されていない．医師の世界は男性の世界であり，女性医師は違和感なく受け入れている．女性の社会進出は進む一方であり，職場などで，この男女の思考の差が思わぬ物事の食い違いを生み，ストレス源となるケースがますます増えるであろう．

I 特定領域志向型

24 外来精神科医療における心理職との協働
―理念・実際・経営

鬼頭 諭
あいクリニック神田

1 はじめに

2011年，厚生労働省は日本の医療体制について従来の4大疾患に加えて精神疾患を含めて5事業5疾患とし，国の医療対策において特に重点をおく疾患と認定した．全世界の障害調整生存率（DALYs）において，うつ病性障害は2020年には第2位になるであろうと推定されている[1]．このような状況を背景に，都市部を中心として近年，精神科診療所のニードは飛躍的に増加した．また，都市部における精神科受診者そのものが大きく変貌した．受診者の中心は統合失調症圏からうつ病圏，さらには適応障害圏，パーソナリティ障害圏へと変容，拡大している．その結果，薬物療法のみでは対応することが困難となり，都市部の診療所では，治療戦略上，心理専門職との協働が不可欠となりつつある．協働のための法整備が整わないなか，1980年代前半以降，都内では心理専門職と協働する精神科診療所が運営され始めた[2]．このような精神科診療所を取り囲む医療環境の変化を背景として実質的に進行しつつある外来精神科診療における心理職との協働について，その理念，運営の実際，下部構造である経営を述べる．

2 外来精神科医療の現状・ニード

現在，全国で精神科診療所数は5,000を超え（2011年10月1日現在，第一標榜科精神科：5,739，心療内科：3,864），東京都下には1,000を超える診療所がある（2010

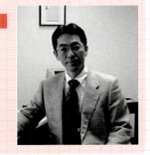

鬼頭 諭（きとう・さとし） 略歴

1985年東京大学理科一類修了後，東京大学文学部卒．
1991年名古屋大学医学部卒．
1994年日本医科大学精神医学教室助手．
2001年法務省技官．
2004年より，あいクリニック神田院長．
青年期事例，成年期の産業事例を専門とする．

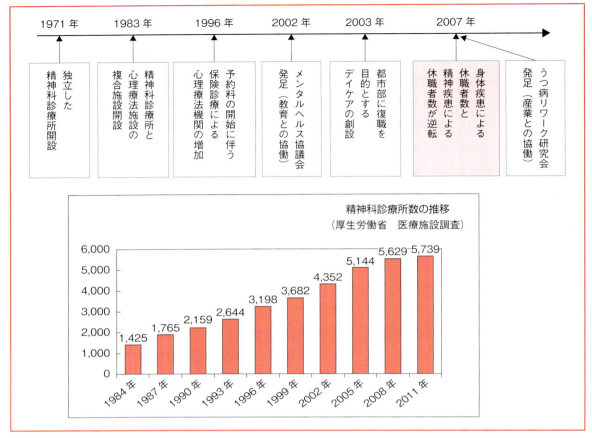

図 1　精神科診療所と心理職との協働

年 12 月 1 日現在，第一標榜科精神科：1,025，心療内科：784）．2013 年 10 月 1 日の調査においてはさらに増加していることは想像にかたくない．このような，いわば「精神科クリニックブーム」ともいうべき状況の背景には，統合失調症など精神病圏の障害の軽症化，双極性障害の疾患枠組みの変更に伴う診断増加，うつ病圏の増加，従来は受診数の少なかった適応障害圏やパーソナリティ障害圏の受診および教育・産業領域からの精神科へのニードの増加がある．1971 年に精神科病院との経営的関連を何らもたない独立した精神科診療所が全国で初めて開設された（図 1）．その後，1983 年には東京都市部で開業した精神科診療所において精神科医療と心理療法を同一施設内で行う複合施設が創設された[2]．心理職との協働は，精神科診療所と出入り口を別に設けることによって心理療法施設（相談センター）を独立させ併設する形態で，精神科医療のなかに変則的に組み入れて行われた．わが国の医療保険制度において，自費診療と保険診療を併用する混合診療を禁止している法に従う形で考案された協働形態である．その後，都市部の精神科診療所では，この形態の精神科医と心理職の協働が進んでいくこととなった．一方では，1996 年の医療法改正により予約料が設定され，経営的には赤字になりがちな心理療法によるコスト面でのマイナスを，予約料で若干なりとも補うことができるようになり，診療所における精神科医と心理職の協働がか

つてに比べれば容易となった.

　一方，2003年には精神の障害による傷病休業が身体の障害によるそれを上回るようになり，産業領域からの精神科医療へのニードが増加した．2005年には東京都心で復職を目的にした精神科デイケアが開始され，産業領域との継続的，有機的な連携が行われ始めた[3]．また，1995年以来スクールカウンセラー事業が開始されていたが，2002年には，学校や介護施設との連携を図るクリニック医師をバックアップする組織（メンタルケア協議会）ができ，この領域でも連携の兆しがみえ始めた．2007年には産業との連携を考えるうつ病リワーク研究会が発足した[3]．これらのいずれの分野でも心理職との協働は求められている．このように心理職との協働のニードはあるものの，全国的には精神病院を含めなお1施設あたりの心理技術員数は約0.6人[4]程度であり，精神保健福祉士数に比べ圧倒的に少ない．現状における都市部における保険外の心理療法の実態は例外的なものである．これらの背景には，心理職との協働の実務上の困難さおよび経営的な困難さがあると推定され，本稿ではこれらについて検討していきたい．

3　精神科領域における心理職との協働の理念と困難

　精神科医療においては，薬物療法と同等に精神療法が有効であるとされる領域は多い．アメリカ精神医学会（American Psychiatric Association：APA）のガイドラインでは，軽度から中等度の大うつ病性障害において認知行動療法と対人関係療法が適応とされ，それらの有効性については，薬物療法と同じく二重盲検法によって証拠立てられている．「深刻な心理社会的ストレス，葛藤，対人関係の問題，パーソナリティ障害に相当する併存疾患が認められ，かつ，患者が希望している場合」に特に有用とされている[5]．また，軽症うつ病については，イギリス国立医療技術評価機構（National Institute for Clinical Excellence：NICE）のガイドラインでは，プラセボに対する抗うつ薬の優越性が認められないという報告があり，薬物療法ではなく認知行動療法のみを適応として推奨している[6]．しかし，現在の日本における精神科外来において，有効性においてエビデンスのある認知行動療法や対人関係療法が行われることは多くはない．

　心理職との協働が精神科医療の領域で進展しない背景は，もちろん心理職が国家資格化されず，質が担保されていない，心理職の大学院教育においてもっぱら傾聴やロジャーズの来談者中心技法が教育されており，治療としての有効性が担保されないなどという心理職側の問題もあるが，医療者の側が心理職と協働するための基礎的な知識がないという要因もあろう．医学教育のなかでは，心理学など隣接領域についての教育はほとんど行われず，チーム医療のマネジメント，コメディカルとの協働の仕方などを教育されることはない．医師が他の職種とどの程度上手に協働することができるか，またチーム医療のマネジメントができるかは，しばしば医師個人の資質に依存してきた．看護師は医師と共通する医学教育を受けているために共通語があり，協働

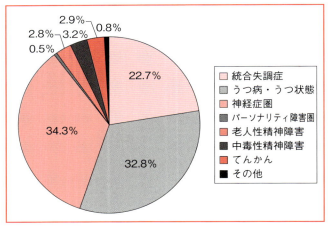

図2 日本精神神経科診療所協会による受診患者の疾患別比率
(八木剛平ほか. Consonance 2004[2]より)

の歴史もあるが，心理職はほとんど医療について知らず，共通語をもたないままチーム医療に参加することも多い．このような状況下では，医師，心理職双方にとって，協働はしばしば過酷なものとなる．ケースワーク，マネジメントの素質に欠ける医師と，医療についてほとんど知らない臨床心理士が協働した場合，同一の患者を同時に治療しながら，医師も臨床心理士もまったく異なる見方をして互いに理解できないことさえある．

このような日本の精神科医療の現状のなかでは，有効性のエビデンスはあるものの，精神科医師が心理職と協働して治療的に有効な心理療法を行っていくことは現実的にはきわめて難しい．しかし，心理療法が治療上有効であり，特に薬物療法と併用された場合，有意差をもって有効であることは多くの知見が示していることを臨床家として念頭におくべきである．今後の社会的ニードを考えると心理職との協働は精神科医療にとって求められている領域といえよう．

4 運営の実際

筆者の診療所では，このようなエビデンスに基づいて，薬物療法と心理療法を協働する試みを開設以来行ってきた．都市型精神科診療所の受診者層は，精神科病院の受診者層とは大きく異なっている．日本精神神経科診療所協会の調査では，診療所の外来受診者は精神科病院の外来受診者に比較すると統合失調症が少なく，うつ病・うつ状態および神経症圏が多いという結果であった（図2）[2]．特に都心にある筆者の診療所では，最も多い受診患者は適応障害および不安関連障害（神経症圏）であり，うつ病，摂食障害，双極性障害が続き，開設以来統合失調症は4％以下で推移している（図3）．このような疾患構成のなか，病態の把握のための心理査定，有効な治療のための心理療法のニードは非常に高い．

筆者の診療所は心理療法が充実しているという特徴のために，心理療法目的で紹介

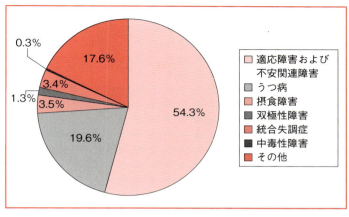

図3 筆者診療所受診患者の疾患別比率
(八木剛平ほか. Consonance 2004[2]より)

をされたり，患者本人が心理療法を希望して来院する場合があり，他の診療所に比べて心理療法のニードはさらに増加している．心理療法を保険診療として行っているために，心理療法のみを希望して来院し，実際に薬物療法の適応ではないと医師が診断した場合でも，医師法（基本医療六法編纂委員会，2008）に従い医師も面接する必要がある．心理療法のみを当初から希望して来院した受診者の場合には，医師が面接することについて，精神疾患であると決めつけられたと考え，抵抗が大きい場合がある．そのため事前に医療機関のシステムや医師の診察について説明し，同意を得る必要がある．これらの齟齬の背景には，マスコミの報道などによる精神科医療，心理療法への誤解が大きいことが考えられる．

また，統合失調症や双極性障害，大うつ病などの機能性精神障害においても，心理療法および心理教育的アプローチが予後を改善するというエビデンスがあり[7,8]，筆者の診療所では，適応のある心理療法，心理教育を行っている（表1）．エビデンスのある心理療法を行うという理念のもと，構造化された指示書によって臨床心理士と協働し，適応のある心理検査，心理療法を行っており，適切に心理療法が行われているか否かについての検討は，カンファレンスや，医師-心理士間の申し送りによって行われている．

2013年10月現在，筆者の診療所来院者の4.9人に1人は心理教育を含め何らかの心理療法を受けている．横断的な受診者数の32％が心理職による心理療法を受けている．受診者の10.3％は，医師の面接と心理療法のみを受療し，薬物療法は受けていない．心理療法の導入は，医師からの指示書のもと，医師から心理職に事例紹介があり，医師-心理職協働で適応する心理技法が検討され，決定する．心理療法導入後も技法の変更や問題について随時相互に検討する．心理療法の困難例については，医師も加わった事例検討により，心理療法の妥当性について検討されている．

現在，年間約120から160ケース程度のロールシャッハ検査が行われており，約90から160ケースの発達査定が行われている．心理査定については，検査後全例にスーパーヴィジョンが行われ，医師が検討後，フィードバックされている（表2）．

Ⅱ．この対象・治療法にこだわる—対象・治療法特化タイプ／Ⅰ．特定領域志向型

表 1 適用されうる心理療法

疾患・障害	適用されうる心理（精神）療法の選択肢	禁忌
統合失調症および他の精神病性障害	□生活技能訓練（SST） □心理教室（　本人　家族　） □ストレスマネジメント 　　ⅰ）ADL向上 　　　（睡眠・食事・運動など日常生活水準の向上） 　　ⅱ）再発予防 　　　（同一のストレスへの対処） □認知行動的精神療法 　　・幻聴対象 　　・妄想対象 □支持的精神療法 □対人関係療法	・侵入的な介入 ・精神力動的な精神療法
うつ病	□認知行動療法 □心理教室（　本人　家族　） □再発予防 □支持的精神療法 □対人関係療法	・重症を除く ・侵入的な介入
双極性障害	□社会リズム療法 □心理教室（　本人　家族　）　□ストレスマネジメント 　　ⅰ）ADL向上 　　　（睡眠・食事・運動など日常生活水準の向上） 　　ⅱ）再発予防 　　　（同一のストレスへの対処） □認知療法 □支持的精神療法 □対人関係療法	・重症を除く ・侵入的な介入
摂食障害	□対人関係療法 □心理教室（　本人　家族　） □家族療法 □認知行動療法	・摂食行動への罪悪感の増強を避ける
パニック障害 広場恐怖	□（認知）行動療法（パニック発作を標的とする） 　　曝露法／フラッディング／反応妨害法／脱感作／思考停止／逆条件づけ □心理教室（　本人　家族　） □リラクゼーション	・病状を見極め，乱暴な曝露をしない
社交不安障害	□認知行動療法（不安を標的とする） 　　曝露法／フラッディング／反応妨害法／脱感作／思考停止／逆条件づけ □心理教室（　本人　家族　） □対人関係療法 □SST □リラクゼーション	・病状を見極め，乱暴な曝露をしない
強迫性障害	□（認知）行動療法 　　曝露法／フラッディング／反応妨害法／脱感作／思考停止／逆条件づけ □心理教室（　本人　家族　） □対人関係療法	・病状を見極め，乱暴な曝露をしない
PTSD	□EMDR（眼球運動による脱感作と再処理法） □行動療法 　　ⅰ）想像技法 　　ⅱ）実験的曝露法 □PE（長時間曝露法） □認知療法（ストレスマネジメント） □対処法としてのリラクゼーション	・病態水準に従い治療
全般性不安障害	□（認知）行動療法 　　曝露法／フラッディング／反応妨害法／脱感作／思考停止／逆条件づけ □リラクゼーションまたはバイオフィードバック	・病状を見極め，乱暴な曝露をしない

表1 適用されうる心理療法（つづき）

身体表現性障害	□認知療法 □心理教室 □支持的精神療法―環境調整・ケースワーク □重症な場合はしばらく様子をみる	・病態水準に従い治療
転換性障害	□心理教室 □支持的精神療法（安全の保証，確保） □リラクゼーション □ストレスマネジメント □精神力動的アプローチ	・病態水準に従い治療
身体醜形障害	□心理教育 □認知療法	
疼痛性障害	□心理教室 □行動療法 □環境調整・家族療法 □リラクゼーション・バイオフィードバック □ストレスマネジメント	
解離性障害	□心理教室 □支持的精神療法―安全の保証・確保 □環境調整・ケースワーク □主人格・副人格ともに保証し，統合に向け援助	・病態水準に従い治療
適応障害	□心理教室 □認知行動療法（リフレーミングなど認知的働きかけを含む） □対人関係療法 □支持的精神療法 □場合によっては危機介入・環境調整	・病態水準に従い治療
クラスターAパーソナリティ障害	□認知療法（猜疑心，精神病性症状のノーマライゼーション） □ロールプレイング（疑い深さを減じることを標的とする）	・侵入的な介入 ・行動療法
境界性パーソナリティ障害	□認知行動療法（分裂と投影性同一視を標的とする）	・脆弱な基本的信頼感を刺激する
クラスターCパーソナリティ障害	□行動療法	・自己価値の低さを刺激する
復職支援の技法	□睡眠など日常生活の評価と対自化 □職業的技能や適応の評価―キャリアガイダンス □職場での外傷的体験の回復 □その他病態水準に応じて	・復職困難度を見立て，それに従い技法を用いる

表2 年間延べ心理療法数と査定数

	2007年	2008年	2009年	2010年	2011年	2012年
心理療法（セッション数）	7,689	9,612	11,898	13,071	12,719	13,611
1日1人あたりのセッション数	3.3	3.7	4.5	5.7	6.2	6.5
ロールシャッハテスト	209	198	173	108	158	118
知能検査	51	42	58	72	88	162

　心理教育は，医師と心理士が協働して作成した院内テキストを用い，個別の面接のなかで行われる．精神科領域の疾患については，マスコミなどがしばしば報道するにもかかわらず，疾患の実態と患者やその家族の理解には乖離や誤解があることが多い．よく知られている病態についても，「あなたの言ってらっしゃることは○○の症状ですね」などと確認をすると，誤解や不十分な知識による理解に患者も治療者も双方で驚くことがある．一面的な理解も多く，たとえば薬には副作用があると考えているが，「副作用のない薬物は存在しない」とは考えない．身体疾患においては，不治の病があるというのは共通の認識であるが，精神疾患においては気の持ちようで治る，治ら

表 3　1 ケースあたりの収支

治療形態	収入（円）	支出（円）	備品ほか	家賃（円）	事務費（円）	CP（円）	医師（円）	利益（円）
心理療法のみ	5,500	5,669～8,476	158	804	611	3,466	630～3,437	▲169～2,976
心理療法＋薬物療法	6,180	5,699～8,476	158	804	611	3,466	630～3,437	481～▲2,296

ないのは自分のせいである，と確信している場合がしばしばある．個別の心理教育は双方向性をもち，十分なコミュニケーションにより患者と治療者のあいだにある疾患への誤った思い込みを発見することができる．

5　経営上の問題

　外来部門のみの診療所においては，現在の保険診療下における心理職は，医療法上，医師の指示による心理査定の施行およびデイケアにおいて「臨床心理技術者」としてのみ認められている．心理療法（精神療法）の施行は，認められていない．したがって心理士（臨床心理技術者：臨床心理士資格は不問）が保険診療機関で心理療法を行った場合，医療法上有意味なことは行われていないことになる．臨床心理士による心理療法を求めて来院し，適応する心理療法を医師と協働し決定して行ったとしても，毎回医師が面接し，診療を行う必要がある．また，自律訓練法など 30 分程度の心理療法も EMDR など 90 分を 1 単位とする心理療法も，保険診療報酬上はまったく考慮されることはない．筆者の診療所においては，「適応となる最も効果的な治療をできる限り行う」という理念のもとに，適応のある心理療法（精神療法）を行っており，これらのすべての心理療法を保険診療の枠組みのなかで行っている．現在，心理療法を求めて来院した場合も，全例臨床心理士の面接とあわせ，医師が診察を行っている．このような形態で心理療法を行う場合，予約料を含めて 1 回の心理療法に対して心理療法のみの場合 5,500 円となり，1 回あたり 169 円から 2,976 円の赤字となる．また，薬物療法を行い，処方箋を発行した場合には，481 円の黒字から 2,296 円の赤字となる．マスコミなどによる報道によって心理療法の有効性が喧伝されており，また実際に有効性のエビデンスも多く示されているが，このような経営上の実態のなかでは推奨されにくい実情がある（表 3）．

6　今後の方向性

　心理職国家資格化は長年の課題である．2013 年 4 月 1 日，日本心理研修センターが発足し，心理士国家資格化への歩みが現実的なものとなりつつある．国家資格化のあかつきには医療領域へ公式に参入することとなろう．現在は精神病院を含め，1 施設あたりの心理技術職数は病院において約 1.28 人，診療所において 0.29 人[4]であるが，その現状においても臨床心理士の 46 ％は何らかの形で医療現場で働いている[9]．心

理職国家資格化後は，医師と心理職の協働が加速化することは想像にかたくない．全体としての診療報酬の伸長が期待できないなかで，医療法下でどのような形態で受け入れていくのか，精神科医，心理士双方にとって大きな課題である．エビデンスのある心理療法が，適切な形で実施され，それらに正当な報酬が与えられることが必要であると考えている．

　どのような形で，バイオマーカーのほとんどない領域での治療効果を測定し，心理療法を診療報酬として定位させていくのか，課題は多いが，今後の方向性がエンドユーザーである精神疾患を病む人々にとって福音となることを願ってやまない．

文献

1) 池田俊也，田端航也．わが国における障害調整生存年（DALY）―簡便法による推計の試み．医療と社会 1998；8（3）：83-99.
2) 八木剛平，菊地謙一郎，佐藤忠彦ほか．精神科医療の機能分化．Consonance 2004；11：8-13.
3) うつ病リワーク研究会．リワークプログラムのはじめ方．東京：弘文堂；2009.
4) 厚生労働省．平成 22 年度精神保健福祉資料．
   http://www.ncnp.go.jp/nimh/keikaku/vision/data22b.html
5) American Psychiatric Association. Major Depressive Disorders. In：American Psychiatric Association Practice Guideline for the Treatment of Psychiatric Disorders COMPENDIUM. Washington DC, London：APA；2004. pp463-546.
6) National Institute for Health and Clinical Excellence（NICE）. Depression：The treatment and management of depression in adults. NICE Clinical Guideline 90. 2009.
7) Dickerson FB. Cognitive-behavioral psychotherapy for schizophrenia：A review of recent empirical studies. Schizophr Res 2000；43：71-90.
8) Scott J, Garland A, Moorhead S. A pilot study of cognitive therapy in bipolar disorders. Psychol Med 2001；31：459-467.
9) 日本臨床心理士会．第 6 回臨床心理士の動向および意識調査報告書．日本臨床心理士会雑誌別冊 2012．pp1-43.

J 薬物特化型

25 漢方薬による治療

杵渕 彰
青山杵渕クリニック

1 はじめに

　精神科診療で漢方治療を取り入れるのは，江戸時代以前にも当然あったものであり，さらに明治以降現在まで続けられているものですが，とても細々としたものでした．しかしこの十数年に至って漢方治療を用いる診療機関が急激に拡大しております．

　急激に拡大しているとはいえ，まだ患者・家族の要望に応えられるだけの数と力量に乏しいものと言わざるをえません．患者・家族が漢方治療に期待している内容は，統合失調症を体質を変えることで治してほしいというように現実的ではないようなこともありますが，うつ病が長引いているが他の治療を試みたい，薬剤の副作用がひどいので軽減する方法として漢方治療を併用したいというような希望が多いものです．また，薬剤の副作用により治療を中断していた場合も，漢方治療を契機に治療に乗ることも少なくありません．

　本項では，精神科領域で一般的な漢方治療の適応と実際の治療を紹介し，さらに私が行っている診療のうち，うつ状態についてご紹介させていただきたいと考えます．

杵渕　彰（きねぶち・あきら）　　　　　　　　　　　　　　　　　　　　　略歴

1947年宮城県仙台市生まれ．1972年岩手医大医学部卒，同大神経精神科医局．1973年都立松沢病院．1980年柏木診療所所長．1988年日本漢方医学研究所付属日中友好会館クリニック所長．2001年青山杵渕クリニック開設，所長．

都立松沢病院在籍中に都立広尾病院兼務となり「不定愁訴」のケースを多く担当し漢方診療を始め，次第に漢方診療のウェイトが大きくなり，日中友好会館では身体疾患を含め広い範囲の治療を行ってきた．しかし，精神科領域に焦点を絞るため青山杵渕クリニック開設．松沢病院では，浜田晋先生，広田伊蘇夫先生らの影響で保健所や地域活動，柏木診療所は藤澤敏雄先生らとともに開設し活動してきた．

主な著書に，『こころに効く漢方』(2001)，『100歳まで元気にすごす漢方読本』(2012)〈以上，筑摩書房〉，共著書に『図解 症状でわかる漢方療法』(主婦と生活社，2002) などがある．

2 漢方治療の適応と実際の治療

● 統合失調症

　現時点で，原則として漢方治療の適応はないと考えております．幻覚妄想状態には江戸時代に，『癲癇狂経験編』[*1]という精神科領域の総説と治験が書かれた文献があり，下気円という処方が多く用いられておりました．また将軍湯[*2]という大黄単味の処方が使われておりましたが，現在では良い大黄を入手すると高価なものになってしまいますし，安定した効果を得るには非定型抗精神病薬などのほうが有効です．

　しかし，身体的な訴えの多い場合，意欲障害が目立つ場合には漢方治療の併用も意味があることがあります．初診時に身体の奇異な訴えがあり抗精神病薬の服用を拒否される場合に，当初は漢方薬を使い，治療関係ができてきてから抗精神病薬服用の説得を行うことが可能となる例があります．家族が精神科へ行くとは言わずに漢方治療だからと言って無理に連れてこられた例では説得の段階で治療中断してしまうことが少なくありません．当然ながら通常の精神科の診療とかわるところはないと考えます．また意欲障害の例では漢方医学的に虚証のことが多く，身体的に補っていくと就労まで回復する例もあります．

● うつ病

◆うつ病，抑うつ状態の漢方治療適応

　気分障害では，躁病は適応にならないことが多く，大うつ病も原則は適応にならないと考えます．大うつ病には抗うつ薬の投与が原則であります．しかし抗うつ薬が使えない場合，抗うつ薬使用に患者家族の頑強な拒否がある場合には漢方治療を考慮致します．また，抗うつ薬の投与に躊躇する場合にも，漢方治療は候補として考慮してよいと考えます．

　抗うつ薬を使いにくい場合には，妊娠中，副作用などがあります．抗うつ薬の投与を躊躇するのは，抑うつ状態ではあってもうつ病とはいえない程度の場合，身体的に虚弱で現代医薬の副作用が出やすい場合，また双極性障害Ⅱ型を疑うときなどがあります．

　気分変調症も漢方治療だけでの治療は困難ですが，補助的には有効なことがあると考えます．

◆治療の考え方

　処方の選択には，うつ状態の病態を漢方医学的に分けて考える必要があります．病態を漢方医学的に整理し，それに合わせた治療を考えることになります．表1は，中

[*1]: 土田　献の『癲癇狂経験編』(1819)は，『呉氏医聖堂叢書』，『歴代漢方医書大成デジタル版』などに収載されている．下気円については浅田宗伯の『丸散方』に構成が収載されている．
[*2]: 龔　廷賢による『寿世保元』(1615)に収載されている処方であり，わが国では有持桂里の『稿本方輿輗』に大黄一物湯として記載されている．

表 1　うつ状態の分類（現代中医学）

1.	肝気鬱結	四逆散加減
2.	気鬱化火	柴胡清肝湯，柴胡疎肝湯
3.	血行鬱滞	血府逐瘀湯など，駆瘀血剤
4.	痰気鬱結	半夏厚朴湯
5.	心陰欠虚	天王補心丹
6.	心脾両虚	帰脾湯
7.	肝腎陰虚	杞菊地黄湯

（李　清福ほか（篇）．中医精神病学．1988[1] より）

国のうつ病の分類[1]です．わが国の治療とも共通するところがあります．この用語のわかりにくさが漢方を拒否されてしまう要因にもなっておりますが，たとえばこのなかの肝気鬱結というのは，肝の気という言葉で表現されているのはいらいら感や攻撃性などを意味しますので，攻撃性がうっ屈している状態のことで，四逆散類を用いるというように考えます．このような場合に日本では抑肝散を頻用します．このように解釈してみますと現代精神医学と漢方医学はまったく違う世界ではなく，症状の分類のしかたが違うものということができると思います．

わが国では表2のように臨床症状から病態を考え，処方を選択する方法をとり，身体症状を併せて考慮していくこととしていることが多いものです．

● 不安障害（パニック障害など）

不安障害も原則的には現代医薬が第一選択であることは疑う余地はありませんが，若い女性では抗うつ薬を拒否して漢方治療を求める場合も多いものです．また全般性不安障害では現代医薬に対する拒否から漢方治療を希望されてくることも多く，この領域では治療者の意図とかかわらず漢方治療を行う機会が多くなっております．

社交不安障害で，赤面が主たる症状の例では，気の上衝と考えられることがあり，桂枝湯類，黄連剤を用います．

パニック障害では，息苦しさが主で，気鬱と考えられる場合には半夏厚朴湯などの気剤，動悸などが奔豚という病態であるととらえられる場合には，奔豚湯類，桂枝加竜骨牡蛎湯などを用います．この状態は驚悸，心忪，怔忡と呼ばれてきたもので，心血が不足したために神気が守られないために起きる症状であると考えられてきており，これに対応する人参，生地黄などが主に用いられてきておりました．

全般性不安障害は，パニック障害と同様な治療が可能な場合もありますが，全体的に虚証となっていることが多く，補剤を用い身体的な体力などの改善を図りながら治療していくこととしております．

● 身体表現性障害

わが国では「血の道症」という名前で呼ばれていた症候群が身体表現性障害に近いものと考えられ，身体表現性障害は，漢方治療の適応であるといわれておりますが，

表 2　うつ状態の分類―わが国の精神症状および身体症状による分類

A. 精神症状による分類
1. 抑うつ気分：気鬱と関連．気剤，遷延化している場合には柴胡剤，駆瘀血剤など
   半夏厚朴湯，木香調気散など
2. 不安焦燥感：漢方でいう煩躁状態と考える．黄連剤，大黄剤，駆瘀血剤
   大柴胡湯，黄連解毒湯，桂枝茯苓丸
3. 意欲障害：気虚・血虚などと関連

B. 身体症状による分類
1. 便秘：大黄剤，滋潤剤
   大柴胡湯，大承気湯，麻子仁丸，潤腸湯，加味逍遙散
2. 胸内苦悶感：梔子剤，柴胡剤
   黄連解毒湯，加味逍遙散，柴朴湯
3. 頭痛：初期では気剤，遷延化例では駆瘀血剤，利水剤など
   半夏厚朴湯，桂枝茯苓丸，五苓散
4. 食欲不振：人参剤，気剤

表 3　「血の道症」の頻用処方

精神症状
1. 多愁訴群
   加味逍遙散，女神散，柴胡加竜骨牡蛎湯，抑肝散，桂枝加竜骨牡蛎湯，加味帰脾湯
2. 特異的症候のある群
   咽喉異物感：半夏厚朴湯，柴朴湯
   ヒステリー発作：甘麦大棗湯

身体症状に用いる処方
1. 下腹部膨満感と圧痛（瘀血）の認められる群
   桂枝茯苓丸，桃核承気湯
2. めまいを主訴とする群
   苓桂朮甘湯，半夏白朮天麻湯
3. 冷え・貧血を主訴とする群
   当帰芍薬散，四物湯
4. 身体痛を主訴とする群
   八味地黄丸（腰痛），防已黄耆湯（膝痛），半夏白朮天麻湯（頭痛），釣藤散（頭痛），半夏厚朴湯（舌痛など）
5. のぼせを主訴とする群
   黄連解毒湯，女神散，加味逍遙散，桂枝茯苓丸

漢方治療でも治療は困難なものです．しかし漢方医学的なアプローチは，本人の訴えを受け入れつつ現代医学的な考え方とは違った解釈をすることができ，治療関係は良いことが多く，治療者としても現代医学的な対応だけに比べるとストレスが少なく，ずっと楽に感じられるものです．

治療の考え方としては，気血水などの考え方によるものですが，内容については成書[2]に譲り，ここでは省略致します．頻用されているのは，表3のような処方です．

睡眠-覚醒障害

睡眠-覚醒障害のうち，患者数が最も多いのは不眠の訴えでありますが，最近，特にベンゾジアゼピン系薬剤の離脱症状が問題となってからは，睡眠薬を離脱することを目的に漢方治療を求めて来られる方が増えております．しかし，漢方薬を使った場合でも離脱がつらいことは変わらず，ノルアドレナリン作動性・特異的セロトニン作動性抗うつ薬（NaSSA）や四環系抗うつ薬を併用して離脱できた後で漢方治療を行

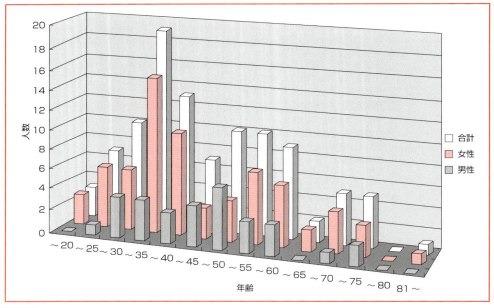

図 1 2010年（平成22年）1〜12月の青山杵渕クリニックにおける初診時抑うつ状態受診者の性別・年齢別構成

うようにしております．従来は，精神生理性不眠などで安易にベンゾジアゼピン系睡眠薬の投与が行われており，現在でも他科では気軽に投与されていることもあるようですが，精神生理性不眠などの第一選択には漢方治療を行っていただきたいものと考えます．

睡眠障害は古くから治療対象となってきたものであり，『黄帝内経』に不眠の治療として半夏流水湯の処方がみられます．治療対象としては，不眠，過眠，睡眠時随伴症などが対象とされております．

精神生理性不眠と従来呼ばれていた不眠の場合に，生活習慣などに注意を払うことは当然ですが，ベンゾジアゼピン系薬剤を投与する前にまず漢方治療から始めていただくことが，長期的にみて有効であろうと考えます．

過眠については，かつては嗜眠性脳炎などの問題もあったと考えられるため，重視されていたようですが，明治以降はあまり取り上げられて来ませんでした．しかし近年になりいくつかの報告も出てきており，期待がもたれる領域です．

過眠の原因として脾胃の虚が取り上げられており，補中益気湯や六君子湯の症例報告があります．

私の診療所における抑うつ状態の治療

2010年（平成22年）1月から12月までの初診で抑うつ状態の患者のプロフィールを検討してみました．総数は102人，女性が70人で他の疾患の男女比とほぼ同じでした．年齢構成は30歳代前半の女性が最も多く，高齢者はそれほど多くないという印象です（図1）．

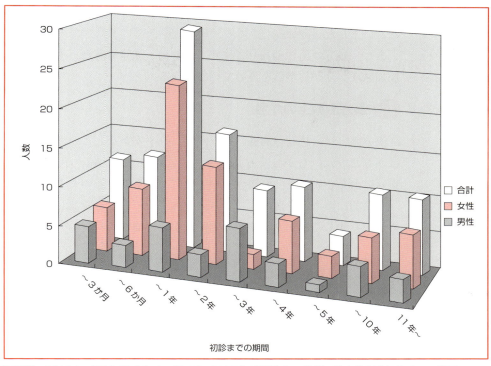

図 2 2010年（平成22年）1〜12月における初診時抑うつ状態の発症後当院初診までの期間

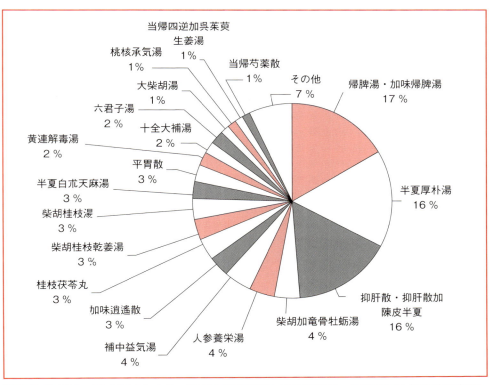

図 3 2010年（平成22年）1月〜12月の初診時抑うつ状態受診者への投与処方（同年中に変更した処方も含む）

発症後に当院受診までの期間は，半年から2年が多く，10年以上という例も20人ほどいました（図2）．

　また，処方は図3の通りですが，帰脾湯・加味帰脾湯，半夏厚朴湯，抑肝散・抑肝散加陳皮半夏が約半数を占めていました．

● 漢方治療上の注意

　漢方薬には，抗精神病薬，抗うつ薬，抗不安薬などとの併用禁忌となっているものはありません．しかし漢方薬のなかにCYP2D6や3A4の代謝阻害をする生薬が見つかっておりますので，今後注意が必要になるものと思います．

　日常的に漢方薬を併用するときに現代医薬の服用を確認しておかないと，急に止められたりすることがありますので注意が必要です．

3 最後に

　漢方治療は，治療脱落例を防ぐうえで重要な役割があると考えますし，治療範囲を拡大していければ幸いと思います．漢方薬を使われる精神科医が増えていることはとても心強いと感じています．しかし，自殺企図があった患者さんで，前医に「漢方薬ぐらいしか出せません」と言われて当院に来られたという方が時々おられます．消極的な投与姿勢では良くなる期待は持てないものですので，積極的な姿勢で漢方治療を取り入れていただきたいと考えます．

文献

1) 李　清福，劉　渡舟（篇）．中医精神病学．天津科学技術出版；1988．
2) 杵渕　彰ほか．新版漢方医学．東京：日本漢方医学研究所；1990．

K 特定精神療法特化型

26 家族療法

中村伸一
中村心理療法研究室

1 はじめに

　外来精神科臨床とは，一般的には健康保険が適用される長くても20分間ほどの診療を想定しているのであろう．このなかでの「家族療法」が可能なのかと1回に1時間以上をかけるセッションが慣わしと知っている精神療法家であれば疑問に思うであろう．しかし，家族療法が個人療法と最も異なっている理論的背景が，家族員関係を観察し，理解し，介入すること，いわゆるシステミックな視点をもって家族や，必要とあらば家族を取り囲むシステム（たとえば学校や会社など）にも介入していく方法であるという基本的な理念を理解していれば，たとえ20分間のなかででも家族療法のエッセンスは活かせると考えることができるのではないだろうか．

　ただし，この「エッセンスを活かす」ためには，実践の開始当時から20分間の家族療法を数多く重ねることでは簡単に達成できるものではない．短時間の家族療法を実践できるようになるためには，やはり標準的な1回の面接が60分から90分間の家族もしくは夫婦合同面接を長らく経験してはじめて達成できるものである．

　このことは他の精神療法を外来の短時間の面接のなかで行う場合にもいえると思う．すなわち，精神分析的，認知行動療法的，森田療法的，ロジャーリアン的な短時間の面接をする場合にも，そのエッセンスを用いる医師は十分に時間をかけた面接と臨床訓練をすでに受けている必要がある．

　こうした視点からすると，多忙な診療体制のなかで，とりわけ精神療法に関心を抱

中村伸一（なかむら・しんいち）　　　　略歴

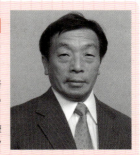

1975年順天堂大学医学部卒．医学博士．
1989年中村心理療法研究室開設，現在に至る．
日本家族研究・家族療法学会会長（2007〜13），米国家族療法アカデミー正会員，アジア家族研究・家族療法協会理事，日本思春期青年期精神医学会運営委員・編集委員，包括システムによる日本ロールシャッハ学会元理事．
著訳書：『家族療法の視点』(1997)，『家族・夫婦臨床の実践』(2011)，『バーカー P（著），家族療法の基礎』(監訳, 1993)，『カールソン J ほか（編），まずい面接』(監訳, 2009)，『ミニューチン S ほか（著），家族・夫婦面接のための4ステップ』(監訳, 2010)〈以上，金剛出版〉．その他多数．

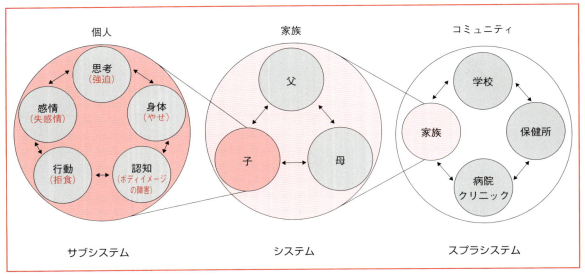

図 1 摂食障害の家族療法

いている精神科医が，医療経済からすれば明らかにマイナスではあるものの，特定の数人の患者に1時間くらいの十分な時間をかけた精神療法面接を特別枠の予約制で行い，その面接経過をその精神療法の専門家に指導を受け続けるというのが理想である．

しかし，このような収入としては割に合わない研修を容認してくれる機関がどのくらいあるのであろうか．筆者の場合は，大学病院での研修医時代や，幸いなことに標準的な時間をかけた家族療法を容認し，むしろ積極的に推進してくれる病院をみつけることができたが，それでも事務方からの視線は冷たかった．最終的には，今回述べる保険診療下での短時間家族面接とは別に自由診療での予約制の十分な時間をかけた精神療法を実践し続けるために個人開業をして今日に至っている．

2 家族療法の考え方

先に述べたように，家族療法では家族を一つのシステム（system）としてとらえる．たとえば図1の中央にあるように父母と子どもから成る家族では，それらの三者が相互に影響を及ぼし合いながら一つの固有なシステムとして機能し続けていると考える．家族員それぞれの個性の総和が家族の特徴を示すことはなく，この家族システムは個人の特徴を超えた固有の特徴や機能をもっている．家族を一つのシステムとみなすと，そのなかにある個人はサブシステム（sub-system）と称される．この個人もシステムであり，左の円に示されているように，その要素として，たとえば感情，思考，身体（生物学的要因），認知，行動を仮定することができよう．これらの5つの要素も不可分に関連しあいながらその個人の機能を表現している．さらに家族システムはそれを内包するコミュニティ（右の円）の中に位置づけられている．家族をシステムとした場合，コミュニティはスプラシステム（supra-system）と呼ぶことができる．図では家族，学校，保健所，病院／クリニックが例示されているが，家族や患

表1　家族療法の適用

1. 児童・青年の症状・問題行動における家族療法の適用
   ① 問題行動：不登校，家庭内暴力，ひきこもり，自傷行為，非行，薬物乱用など
   ② 精神疾患：摂食障害，境界性パーソナリティ障害，強迫性障害（特に巻き込み型），統合失調症，気分障害，不安障害，解離性障害，身体化障害，過換気症候群，PTSD，精神遅滞の心因反応，ADHD，発達障害など
   ③ 心身症：アレルギー疾患，喘息，胃腸障害，肥満など
2. 成人における家族・夫婦療法の適用
   うつ病，自殺企図，性機能障害，認知症，身体的慢性疾患など

者の問題によって，連動しているスプラシステムの要素は変わってくるであろう．

図1では相互連動しているこれら3つのシステムの理解をさらに促すために，拒食症の例を示した．周知のように患者（個人）システムは，失感情症（感情），強迫（思考），やせ（身体），ボディイメージの障害（認知），拒食（行動）を示し，家族システムのなかで機能しようとする．家族療法では，患者の示すこれらの「症状」は，それ以前から存在していた機能不全に陥っていた家族システムに変化もたらす「テコ」の役割を担っていると考える．換言すると，患者の症状は，われわれ治療者へ向けての「家族の主訴」であり，すでに症状を取り込んだ来談家族システムは，症状発現以前の機能不全家族システムとは異なった新たな問題解決システムとして機能しているのである．しかし，この問題解決システムは試行錯誤のあげく，症状を取り込んだある膠着した関係を営み続けていることが多い．

ところでわれわれ治療者はスプラシステムのいずれかの要素／機関に属すると考えられる．以上に示したような家族をシステムとしてとらえた場合，外来での家族療法的介入はどのように位置づけられるであろうか．

3 外来での家族療法の適用

図1に家族療法の考え方を例示したように，家族療法的な介入が妥当と考えられ効を奏する疾患や問題には，まずは思春期・青年期のさまざまな様態がある．さらに表1に示されたような他の問題にも適用が可能である．さらには家族療法的なアプローチのなかには家族や患者を含めた家族に対していわゆる疾患についての「心理教育」を施す家族心理教育も含まれることも銘記しておく必要がある．

これらの多様な疾患や問題に家族療法的アプローチが適用可能な背景には，先に述べたシステム論という家族療法の基本的な考え方が大きく貢献している．つまり家族療法は患者とおぼしき家族員，もしくは問題行動を発現している家族員が来院しなくても実践できるのである．すなわち来院することを拒否したり，抵抗したりする事例を抱えた家族員や配偶者との関係をテコに間接的（システミック）な介入が可能となるからである．

4 外来での家族・夫婦療法の実際

以上述べてきたように，家族療法的なアプローチを用いた外来診療は患者（と推定される家族員）が何らかの理由で来院への動機づけをもてないか，低い場合に有効である．以下では，思春期・青年期と成人の患者についての動機づけが低いか，ない場合での家族療法的アプローチの導入について述べる．

● 思春期・青年期患者との初回面接

◆動機づけの低い患者

代表的には不登校，家庭内暴力，非行，摂食障害（特に制限型）など，ほとんどが親が何とか連れてきたということがすぐわかるような患者で，親との関係はたいへんにギクシャクしているのが手に取るようにわかる．まずは同席で面接を開始し，この親の訴えを聴きながら，この葛藤的な親子関係をよく観察する．どちらにも肩入れしないのが原則である．

その後，患者のみで治療者と話せるかと問い親に退席をねがう．患者とは「このように親と家でガタガタしていてはたいへんでしょう」という介入から面接を展開する．語れる患者にはそのまま患者の主張を「ほどよく共感的」に聞き届け，親にどうなってほしいかを聴く．語ることに抵抗を示す患者にはじっくりと closed question から始めるのがよい．

その後，再び親同席で「親子ともども苦しい状態にあるので，まずはそこを何とか改善していきましょう．それが問題解決の近道と思います」と述べ，あえて問題行動や症状に焦点づけしない面接が導入としては有効である．

◆動機づけのあいまいな患者

代表的には境界性パーソナリティ障害が背景にある患者群である．動機づけのあいまいな成人患者の項目でも述べるが，心性としては同じものがあるが，表現は自傷行為，自殺企図の頻発など，より激しいのが常である．当然のことであるが，毎日生活を共にしている家族が疲弊しているのもこうした来院者の特徴である．まずは同席を勧めるが，患者がこれを拒否する場合には患者との個別面接を優先する．「なぜ個別の面接にしたかったのか」を聴くことで，患者にとっての家族との関係があらわになり，内なる動機づけを語ってくれる場合もある．そうでないときには，家族との同席面接で，患者の様子を十分に観察しながら家族の訴えに耳を傾ける．家族の訴えが一通り終わったところで患者に感想を求め，最終的には「ご家族の心配が収まるまではしばらく一緒に通院してくれませんか？ それがお互いにとって良いように思えます」と締めくくる．

● 成人患者との初回面接

◆動機づけの低い患者

統合失調症，成人の拒食症，重症の強迫性障害，反社会性パーソナリティ障害，薬

物・アルコール依存症など．これらの患者は，家族や配偶者に「連れて来られる」か，もしくは保健所や司法関係からの強制受診であったりする．さらには患者が受診を拒否し，何とか会社の人事課の人が説得し付き添って「連れてくる」場合もある．初回面接では来院者全員の同席で面接を開始することが多いが，患者抜きでまず事情を話したいとする来院者もいる．この場合，患者の許可を得られるなら得てからそのようにする．だが，その後では，来院者と患者の同席面接が必要であることを伝える．面接での要点は，連れて来た人が，患者の「何が心配」で連れて来たのかを患者の前で語ってもらい，次に，患者に向かい「これらの心配が納得いくかどうか」を尋ねる．当然，言い合いもしくは患者の拒否的な寡黙や激怒となったりするが，よほどのものでない限り数分は見届けることで，患者と同伴来院者との関係性を把握する．その後で，たとえば「何とか連れて来た○○さんは患者（本人名）さんの○○というところが心配で，患者さんにはその指摘が納得いかないということがよくわかりました．みなさんが納得できる方法を探しましょう」と述べ，多くは患者個人との面接をして，患者の怒りや寡黙を解きほぐし，患者自身が「困っていること」を語れるように導く．患者が治療者に困っているところを語ることができれば継続面接の可能性はみえてくる．統合失調症などの場合，それでも拒否もしくは怒りがおさまらないようであれば付き添いの者を招き入れて，薬物療法や入院の必要性と手立てについて具体的に話し合う必要性がでてくる．他機関からの強制受診の患者に対しては，「二度とこのようなあなたにとっていやなところに来ないようにするにはどうしたらよいでしょう．一緒に考えてみませんか？」との問いかけが治療的関係づくりに有効である．

◆動機づけのあいまいな患者

　主に身体症状で他科を受診し紹介されてきたもの，境界性パーソナリティ障害もしくはそれに近似のパーソナリティ障害を背景にもっており解離性障害や抑うつなどを主訴に来院する患者，困惑で始まった統合失調症など．とりわけ境界性パーソナリティ障害圏の患者への対応には繊細な感覚が必要とされる．簡単にいうと「治りたいが，治りたくない」，「頼りたいが，頼りたくない」など，きわめてアンビバレントな治療動機をもつために接近が難しい．治療者側の感覚からいうと「近づくと，離れるので，黙っていると今度は攻撃的に依存をしてくる」といった具合である．このアンビバレントは患者の内なる表現としては「私は先生のことなんか嫌いよ！ でも捨てないで！」というものである．したがって治療者は，まずは主訴を中心に面接を展開しつつ，「具体的にどうなったらよいか？」といったある程度限局した治療目標を患者とともにつくりあげることに初回面接の目標を定めるべきである．このような治療目標を限局化することに患者は抵抗を示すことがしばしばであるが，初回面接で目標設定ができなければ次回もそのことについて話し合う用意があることを伝える．たとえば自傷行為，自殺念慮，自殺企図の抑制が患者自身の目標となればよい．同伴している来院者（親や配偶者，場合によっては交際中の異性）がいれば，彼らからの心配も聴く必要があることを伝え，同席して面接することが必要である．同じく彼らと患者との関係をそこでアセスメントし，同伴者と患者の関係が熾烈なものであれば一時的な

入院治療も必要であることを告げる必要がある場合も出てくる．その他，たとえば統合失調症の初期で，患者自身が精神的変調に困惑している場合がある．多くは家族などの付き添いがあったりするが，まずは患者の許可を得ての家族との同席面接が望ましいと思う．ここでは，治療者は丁寧に患者の訴えに耳を傾けた後で，付き添いの者から患者の様子を聴く．限局した症状（不眠，被害感，思考のまとまりの悪さなど）に対して有効な薬物があることを伝え，2週間ほどは辛抱して服薬してみてはどうかと提案する．患者が逡巡していれば，今よりはかなり楽になっているだろうとの肯定的な見通しを示し，何とか服薬を承諾してもらう．

● 患者であろうと推定される者が来ない初回面接

患者と推定される者が，来院を激しく拒否したり，家族などが当人への説得が難しいと判断して当人に内緒で来院した場合の対応について述べてみたい．治療者は来院者の話から，推定診断をつける前に，まずは自傷他害などの危険をはらむ急を要する事態なのか，そうではないのかを判断すべきである．危険と判断すればそれに対応できるような方策を迅速に示すべきである．入院施設をもつ外来への紹介，暴力ならば警察への通報，地元の保健所にも相談にいくこと，複数の保健師による訪問，往診などが考慮されるべきである．説得の余地がある事態と判断したなら，少なくとも家族が本日来院したことを本人に「どのように伝えるか」に知恵を絞る．そこでは推定診断がなされる必要が出てくる．「今日，医者に会って相談したところ，とにかく一度会ってみたいといっていた．今の苦しみが楽になるお薬があるといっていた」など，本人が最も受け入れやすいであろう「誘い」を家族と一緒に勘案する．その結果を次の面接を待たずに電話で連絡してもらうといった臨機応変な対応が必要となる．本人が治療者からの電話を受け入れるようだとの家族からの情報が得られれば家族の目の前で電話し，直に電話で来院の必要性を説得してみる．

5 おわりに

外来での限られた時間でも家族療法的なアプローチが有効であることが理解していただければ幸いである．以上述べてきたことは，おそらくは多くの精神科医がすでに実践していることでもあろう．しかし，図1で示したような「個人−家族−それをとりまく環境」を視野に入れ，「今，この外来診療で自分がどこにいてどのシステムに働きかけているのか」を自覚しつつ診察を行うことは，援助介入の幅を広げることにつながる．まずは家族という重要な治療的資源を活性化させ，さらにはそれをとりまく援助システムも動員することができる．一見すると，このようなアプローチは治療をより煩雑で複雑なものにし，われわれのエネルギーを消耗させるように思われるかもしれないが，実際はその反対である．時間的にも治療効率の点からもすぐれて「省エネ」であることを体験していただけるであろう．

本来，あるいは伝統的にいっても，医学的治療は患者の内に潜む「病気」を医師が

その「病気」の治療のエキスパートとして登場し，携ってきた．しかし，本項で明らかにしたようにとりわけ「治療動機づけの低い患者」に多く出会う精神科診療場面では，まずは患者を抱えて悩む家族システムを視野に入れたアプローチが理にかなっており，強く推奨される．

参考文献

- 中村伸一．外来クリニックでの境界例治療の実践．精神療法 2007；33（6）：31-35．
- 中村伸一．情緒不安定性パーソナリティ障害．山口　徹ほか（総編）．今日の治療指針．東京：医学書院；2011．pp877-878．

K 特定精神療法特化型

27 精神科クリニックにおける精神分析的な診療の実際

鷺谷公子
鷺谷メンタルクリニック

1 はじめに

"精神分析的な診療"と銘打っていますが，実際はより良い診療を求めて私なりに精神分析を学んできた結果としての"私の診療"という意味合いが強いことを最初に申し上げておきます．クリニックの場合，それも特に規模が小さいほど院長の精神医療観がクリニックの実際の診療を決めると思います．そこでまずは私の基本的な考え方を述べ，それをどのように具体化しているかについてクリニックの実際をお話しして，最後に症例を提示しながら診療の実際を述べます．

2 私の基本的スタンス

わが国の外来精神科医療を考えていくうえで，精神科病床が今なお多く，入院中心の精神医療から外来や地域を中心とした精神医療に構造的に転換できていないという問題を無視するわけにはいかないでしょう．そのうえに現代の社会の急激な変化に応じて精神科に来る患者の病像が大幅に変わりつつあります．旧来の精神医学の疾病観や精神医療の枠組みでは対応しきれなくなっているように思います．そして，それに対して諸外国から取り入れたものを付け焼刃的に採用しようとしても本当には根づかない．それが現状のように思います．たとえば，精神分析的精神療法や認知行動療法，ACTをはじめとする地域医療の試み等，使いようによっては役立つことがわかっていながら患者にとって身近なものになっているのか，意欲をもって精神科医になった若手医師にとって身近なものになっているのかとなると疑問ではないでしょうか．日々のプライベートな生活のうえに精神科医療があるというのが本来という意味で外

鷺谷公子（さぎや・きみこ） 略歴

1979年金沢大学医学部卒，慶應義塾大学精神神経科に入局．八王子市の駒木野病院で8年間病院臨床に従事．傍ら精神分析的精神療法を学ぶ．川崎市で2年間地域医療に従事．その後，日本精神分析協会で精神分析のトレーニングを開始し，2001年にさいたま市で鷺谷メンタルクリニックを開業し現在に至る．

来診療は重要です．精神科クリニックの利点として患者にとって身近な存在であることがあげられます．私は基本的に一人で診療をしているので，やれることには限界があります．できる範囲を広げていくのではなく，範囲内でできることをするというのが基本的なスタンスです．患者にとってのプライベートな主治医であり続けられたらと思っています．

　精神科の基本が面接であることは私がいうまでもないことでしょう．面接についての多くの良書のなかで特に読み継がれているものに土居健郎の『方法としての面接』があります．これは平易な言葉で書かれていますが精神分析のエッセンスが凝縮されており，精神分析を自分のものにし，それを日々の診療に生かしていった土居だからこそ書けたのだと思います．このなかで土居は医者と患者とのあいだの治療関係こそが診断するにも治療するにも最も重要であると繰り返し述べています．これは標準的な精神療法においてだけでなく日常の診療のなかでも同じだと思います．この本の註で土居は手当てをすることによって治療関係が成立するという件で，Cassell EJ の著書『癒しのわざ』のことに少しだけふれています．Cassell はアメリカの内科医ですが，医療の本質についてや医者とは何をする人なのかが鋭い洞察とともに真摯な筆遣いで述べられています．精神分析にも精通した人のようで，精神分析の転移の概念を癒しの文脈で使用し，「われわれは"転移"という言葉を使用するが，2人の人間のあいだの思考から感情に至る全領域の接触点にわたってつながりが問題となっていることを自覚している限り，つながりという言葉を使ってさしつかえないのである」と述べています．癒しやつながりという言葉を安易に使用することは控えなければいけないと思いますが，ここで私は生身の人間としての医者が感傷に流れることなく患者に向き合い関係を形づくっていくことを模索することなく治療を語ることはできないことを主張したいと思います．これが精神分析的精神療法の基本にあります．したがって，この基本のないところで精神分析の概念や理論をあてはめようとすることは有害無益であると考えます．

3　クリニックの概要

　開業は2001年なので13年目に入りました（本項執筆時）．当初より精神分析的あるいは精神力動的な臨床を行いたいと考え，完全予約制をとり，診療日は週5日，午前午後それぞれ3時間です．診療の構造に関してですが，診察時間は初診50分，再診10分または20分で病状や患者のニードに合わせて私のほうで設定しています．変更するときは告げるようにしています．すなわち，だいぶ落ち着いてきたので次から10分にしましょうとか，もう少し詳しくお話を伺いたいので次回は20分にしましょうという具合です．したがって，患者の方も自分の持ち時間を把握しています．精神分析的精神療法は1回50分で予約料をいただいています．週に8〜10セッションをその時間にあてています．午前午後の最初の時間になるべく設定したいと思っていますが，患者の希望や諸々の都合で通常診療のあいだに組み込むこともあります．この

ように比較的しっかりした構造のもとに診療を行っていると，ほとんどの患者が時間をきちんと守ろうとしてくれます．したがって，遅刻やキャンセルという形で病状の悪化やその人の病理があぶり出されてくるという利点があります．

4 診療の実際

　精神分析的な診療についてはすでに多くの先達の書かれたものがありますので，ここでは症例を通して述べます．精神分析では，パーソナリティは健康な部分と病理的な部分から成る多面的なものであり，その各部分の表れは固定されたものではなく，面接者の働きかけや状況によって常に流動するものであると考えます．面接者の役割は健康な部分と同盟を結んで病的な部分を患者がどうとらえ対応するのかを援助することです．そのためには患者のことを理解しそれを伝えるという交流を通して健康な部分との同盟をつくりあげていくことが求められます．ここでは精神病的パーソナリティと健康な部分を併せもち診断的には迷うような症例を提示し，患者が病理的な部分を抱えて生きていくのをどう援助するかを考えていきます．

● 症例1

　1例目は当院初診時26歳の女性Aさんです．同胞3人中の第3子で姉と兄がいます．病歴ですが，女子大を卒業後，就職したが寮生活で会社にずっと縛られている感じがして緊張から不眠となりました．その後，外出したくない，誰にも会いたくないと思うようになり，結局耐えられずに退職し実家に戻りました．実家で1か月過ごした後，ベンチャー企業に派遣で入社しました．仕事内容は電話でのクレーム対応でしたが，対応できないことも多くプレッシャーから仕事が手につかなくなりました．次第に出勤したくないと思うようになり，某精神科クリニックを受診しました．そこからの紹介状によりますと，当初主治医は神経症圏と考え抗不安薬を処方したとのことです．しかしその後の経過のなかで，リストカット痕を示しながら「切って痛みを感じると生きている実感がしてうれしくなる」と笑いながら話す様子がグロテスクな印象を受けたと記載しています．また希死念慮があり，表情は硬いものの，ときおりニヤリとするなど深刻味に欠け，感情圏やパーソナリティ障害ではなく精神病圏を疑うようになりました．最終的に統合失調症と診断し，抗精神病薬による薬物療法を行っていました．

　Aさんは1年ほど通院した後，会社を退職し実家に戻るからと紹介状を書いてもらいました．しかし実際には，実家では受診せず薬もなくなった段階でやめていました．そして，また就職先を決めて実家を出て，今度は以前から交際していた男性と同棲を始めました．会社では直属の上司とうまくいかずパワハラだと感じてイラっときたり，落ち込んだり，リストカットをするようになりました．そこで相談機関で受診先を探し，同棲中の男性と一緒に当院を受診してきました．初診時の面接ではAさんは自分についてある程度語ることができ，話も一応まとまっており，情緒的な交流もそこ

そこもてるという印象でした．幻聴等の異常体験はありませんでした．

　生育歴に関してでは5歳上の姉がAさんが出生した頃に腎疾患から透析を始めたとのことでした．重篤な身体疾患の同胞がいる場合，親の注意はその病気の同胞に向きがちであったことが推測されます．小学校頃から感情の波があり，家ではかんしゃくを起こして物に当たったり，父親の言葉にキレることも多く，特に中学生頃はひどかったと言います．中学3年で蛋白尿や高血糖を指摘されるも通院はしませんでした．高校に入って過呼吸を起こし，そこでも高血糖を指摘され，糖尿病の診断で高校と大学の時にそれぞれ2週間ほどの入院をしています．現在は糖尿病薬は服用せずコントロールされているとのことでした．

　初診の段階で私は，Aさんは統合失調症を発症はしていないがパーソナリティのなかに精神病的な部分を抱えた人であろう，もう少し正確に言うと，誰でも少しは精神病的な部分はあると考えればAさんはその部分が大きいか前景に出ているのであろうと考えました．その理由は，経過および面接の情報から，分裂や投影同一化などの防衛機制に頼る傾向があることが推測されたからです．そのため，職場などで人間関係や仕事などのストレスがかかると，被害的になったり，自尊心を保てずにキレたり落ち込んだりするのだと思います．ただ，初診の段階ではまだ確定はできませんでしたので，統合失調症ではないと思うが，経過からみて不安定になりやすいと思われるので，診断は保留にしておきますと正直に伝えました．そして，その後の経過のなかで情緒不安定なパーソナリティ障害であると説明しました．治療としては，身体化や行動化がみられることから，情緒的な問題を意識化したり言語化することはかなり困難であろうと考えました．そこで不安の軽減を図り，自我機能が回復して健康な部分が発動してくれることを目指しました．そのために少量の薬を使いつつ，Aさんの訴えに沿って現実問題を整理していくことで安定した治療関係を構築するようにしていきました．同棲中の男性から経済的に利用されているのではという不信感から頭の中で砂嵐が吹いているような感じが一時的に出現したことがありましたが，彼と話し合っていくようにサポートし落ち着いていきました．前医での診療のなかで心理テストが施行されてIQ69と出ており，Aさんは納得いかないようで知能テストの再検査を希望されました．そこで私は他機関の臨床心理士に依頼し，結果はWechsler成人用知能検査（WAIS）でIQ89と出ました．他の心理テストも合わせて施行し，結果は私から話しました．Aさんが同棲中の彼の同席を希望したので，2人になるべくわかりやすい言葉で説明し，今回は納得してくれたようでした．他の心理テストの結果は，神経症レベルから境界例レベルのパーソナリティだが負荷がかかると精神病レベルにまで落ち込む可能性があるというもので，私の診察結果と合致していました．Aさんは先にも述べたように対人関係や仕事の負荷などの問題に対し身体化や行動化で反応する傾向があり，自分自身の情緒問題としてはなかなか意識化できません．そのため問題が鎮静化するとすぐに，もう治った何も問題はないと思い込んでしまいます．服薬もすぐにやめてしまいがちで，実際Aさんのような場合は落ち着いた段階での服薬に予防的な効果はあまりなく，副作用のほうが前面に出てくるように思います．

むしろ，環境が安心感をもてるものであることのほうが重要です．Aさんの場合は同棲中の彼と結婚に至り経済的にも精神的にも安心感がもてたことで安定しました．つまり，パーソナリティの精神病的な部分は背後に隠れ健康な部分が前面に出てきている状態です．しかもAさんの場合，実家や彼との関係のもち方からみて内的な対象関係にそれほど重篤な欠陥はないと判断したので，治療はいったん打ち切り何かあったらいつでも受診するようにと伝えました．ここでいう対象関係は精神分析用語です．Aさんの場合はちょっとしたきっかけで信頼関係が崩れる傾向がありますが，もち直す力もかなりあります．

治療を打ち切って1年ほど後にAさんはまた受診してきました．また新しい会社に入ったのだけれど仕事が難しくて，わからないと怒られ，会社に行くのが怖くて中途覚醒が始まったということでした．どうしていいかわからず夫にも相談できずにいると述べます．まずはどうしていいかわからないというAさんの窮状をそのまま受け止めて話を聴き，睡眠導入薬を処方してよく眠ってから夫にも相談してどうしたらいいかよく考えるようにと言いました．次の回，Aさんは夫と相談して会社を辞めることにしたら眠れるようになりましたと笑顔で話してくれました．将来，子どもを育てることも考えて実家近くに転居することになっており，また何かあったら来ますと言って帰っていきました．

症例2

2例目のB氏は33歳の男性です．初診時，妻と幼い子どもを待合室に残して診察室に入ってきました．同じ市内の総合病院精神科からの1年前の日付の診療情報提供書を持参していました．その内容は以下のようでした．B氏は大学を中退して会社を立ち上げたが部下とうまくいかなくなってうつ状態を呈してその病院を受診．希死念慮が強いが通院や服薬は不規則．経過のなかで，部下には裏切られ会社は倒産．親が病気を理解してくれないと訴え，親に対して被害的になる．テレビのニュースでも何か関連したことを言っていると妄想にまで至り，薬を抗精神病薬に切り替えた．県外に転居するというので紹介状を書いたとのことでした．

B氏は100kgは超えそうな体格に険しい表情を浮かべ「何がうまくないのかわからない」と話し始めました．県外には転居せず家にひきこもった形で子どもと過ごし，妻が働きに出て生計を立てていました．親が会社の経営にかかわってきたらしいのですが，親や会社関係の人にはとても怒りを抱えているようで話したくないと拒否します．初診の段階では断片的な情報しか得られませんでした．債権者などがおしかけて来るのではという不安が強く，玄関のチャイムや電話が鳴るのではないかと怯える生活．時には幻聴なのか聞こえることもあると述べます．恐怖・不安・怒りなどを抱える一方，惨めな自分を晒したくないという気持ちも強く，こちらの不用意な言動でB氏を傷つけて怒りを引き出してしまうのではないかという不安を感じながらの面接でした．しかしその反面，妻や子どもに対する態度には父親としての心遣いが感じられ，そのギャップが印象的でした．

B氏の場合はAさん以上にパーソナリティの精神病的部分が顕著であり，日常生活もひどく制限されています．初診から数年経ち家庭内や子どものことでの活動はできますが，まだ仕事は始められていません．薬は処方しても服薬せず，効果もあまり期待できないので出していませんが，B氏は3週ごとくらいの頻度での通院は欠かさず来ます．最近は表情も穏やかになり，原家族や発症時のことも語れるようになっていますが，怒りが出てきて何かしてしまうのではという不安をB氏はもっています．B氏の原家族は病理的な家族のようで，B氏もそれは承知しており診察室でしか語れないようです．しかし，週1回50分の精神療法は提案しても受けません．おそらく今ぐらいの距離を私とのあいだに保っているほうが安心していられるのだろう，関係が近くなって陰性感情が出てこの治療を破壊してしまうことを恐れているのだろうと推測しています．そのため現実的な対応策を取るようにして，まずは仕事に向けて動き出すことを勧めました．しかし，いざ動き出そうとすると喘息などの疾患やさまざまな身体症状が出て実現には至っていません．おそらく今の状態でバランスを取って精神病的な破綻を防いでいるというのが私の理解です．

　この2例ともにパーソナリティの精神病的部分を抱えており，何らかの契機で発病しかかり，B氏の場合は一時的には発病していた可能性もあります．診断は，Aさんは適応障害，B氏は統合失調感情障害でその背後に自己愛性パーソナリティ障害があると考えています．

5　外来診療で気をつけなければならないこと

　医者には重篤な病理を見逃してはいけないという意識が働きがちです．しかし実際の診療では，むしろ病的部分に患者がどう対応し生活を営んでいるかを知ることのほうが治療的には重要です．こういう症例で気をつけなければいけないことの一つに医者の側の逆転移の問題があります．医者のほうが患者の病理に圧倒されて無意識的に自分の手に負えないと感じてしまうことです．こうなると，患者が投影してきたものを受け入れて理解し，咀嚼して患者に返すという治療的役割が取れなくなります．そうならないためには，常に自分の精神状態をモニターしておくことが必要です．逆転移が働くと医者として機能できなくなります．外来診療では医者として患者を受け入れ理解することが重要であり，それがひいては精神科クリニックの重要な役割の一つである患者の精神病的破綻をくい止めることにつながります．今回は，精神分析療法の症例ではなく，一般外来のなかで精神分析をいかに生かすかについて述べました．

K 特定精神療法特化型

28 精神科外来診療における精神療法的アプローチ

鈴木　龍
龍医院

1 はじめに

　私は20年間半蔵門のクリニックで，週4, 5日自費診療で精神分析的精神療法を実践してきた．多くは週1回50分の面接の枠組みで，毎日8, 9人の治療を行ってきたが，4年前に東京・中野に精神科クリニックを開設し保険診療を始めた．そのきっかけは森田療法を行ってきた父の知準が亡くなり，診療所の建物を使って，精神分析的精神療法で身に着けた精神療法的観点と方法を精神科外来診療に活かしたいと思ったからである．半蔵門オフィスでの精神療法の実践を週3日は続けつつ，週3日を精神科診療にあてている．保険診療の枠内での，精神科臨床に役立つ精神療法的アプローチの思考と実践を述べたい．

2 EBM精神医学と精神療法的アプローチ

　DSM-III以降の操作的診断学の導入によって，日本の精神科医の臨床能力，とりわけ精神療法的態度が減弱したことは疑いない．診断プロセスから傾聴と患者の体験への共感と理解が追放されたからである．EBMで効果があるとされた薬物はあくまで二重盲検法でコントロール群と統計学的に有意差があるにすぎないから，ある患者に効果があるという保証はない．それを試してみてはじめて効果がわかるが，そのた

鈴木　龍（すずき・りゅう） 　略歴

1943年北京生まれ．1969年東京大学医学部卒．1970〜78年東京都練馬区の陽和病院で精神医療に従事，病棟の開放化に尽力する．1979〜86年ロンドンに留学．総合病院ガイスホスピタルで精神医学の臨床訓練，タヴィストック・クリニックで思春期の精神療法の臨床訓練を受ける．1987〜2009年東京半蔵門に鈴木龍クリニックを開設．精神分析的精神療法とカウンセリングを専門的に実践してきた．また当医院の前身である鈴木知準診療所で神経科の外来診療を行ってきた（非常勤）．2009年龍医院を開設，現在に至る．
著書に『「永遠の少年」はどう生きるか─中年期の危機を超えて』（人文書院，1999），翻訳書に『心理療法の臨床と科学』（誠信書房，1992），『ユング派と逆転移─癒し手の傷つきを通して』（培風館，1998），監訳書に『思春期を生きぬく』（岩崎学術出版，2000），『まんがサイコセラピーのお話』（金剛出版，2013）などがある．

めにはその薬物の使用に患者が納得して，一定期間薬を飲み続け，効果と副作用について患者からよく話を聞かねばならない．医師の実践としてのEBMは，処方を含めて医療行為が患者に「個別化」されてはじめて臨床的意味と有効性をもつ．しかも個別化は医師によって一方的になされるのでなく，患者との信頼関係があって可能になる．個別化や治療関係はEBMにおいてはせいぜい随伴的な意義しか与えられていないが，EBMの実践の本質的で不可欠な部分なのである．

　なかでも精神科診療では目に見えない主観的精神症状を訴える患者を相手とするとき，原因となる身体所見や病変が明らかでないのであるから，医師は患者の訴えをよく聞きとらねばならないし，そのための聞き方が必要になる．しかも症状やそれが起きる状況や背景にふれること自体，恥や苦痛を引き起こす可能性をもっているから，そうした気持ちを推察しつつ聞いていかなければならない．それを聞くには主に言葉を通して聞くのであるが，内容は外的事実の情報ではなく感情を伴う体験であるから，医師はそれを感じ取りながら聞かなければならない．

　それは診断のための情報収集に役立つだけでなく，治療的な効果をもっている．自分のことがわかってもらえるという体験が患者に安心感と信頼感を与えるからである．このように患者とのコミュニケーションを通じて，治療的変化をもたらす治療法が精神療法であり，なかでもフロイトの精神分析は最も集中的な治療形態であるが，それから多くの学派の精神療法が発展してきた．

　この精神分析的精神療法のコンセプトや技法のなかで，保険診療における精神療法的アプローチに適用可能なものは何なのであろうか．もちろん保険診療のなかでは50分の面接を週1回必要とするような治療形態は不可能であるし，症状の軽減・除去のためには無意識領域を探求する精神分析はあまり有効ではないから，そのようなインテンシブな形態は必要がない．

3　共感と精神療法的アプローチ（表1）

　精神科外来診療で必要不可欠なものは，意識に近い領域（容易に意識化できる前意識的領域を含めた意識的領域，ここでは意識的領域と記す）での体験の理解であり気づきである．何よりも症状とは意識的な体験であるし，病気であると感じて，医師を受診するのも意識的選択である．治療契約やインフォームド・コンセントという考え方は治療に対する患者の意識的主体性を抜きには成り立たない．意識に近い患者の体験を医師が理解する方法は何か．それは共感である．すなわち医師は客観的な態度ではなく，患者の主観的な立場に自らをおいて，その体験をわがことのように感じて理解することが必要なのである．

　イギリスの精神分析家ライクロフトによる『批判的精神分析辞典』[1]では共感は次のように定義されている．「empathy（Einfühlung）．それは自己の人格を，注意を向けている対象のなかに投影し，かつ対象のことを理解する能力（OCD）のことであり，他者の気持ちになって感じる能力のことである．この概念は人が対象に感情移入する

表1 共感的理解と精神分析的理解との対比

	共感的理解	精神分析的理解
こころの領域	意識と前意識	無意識の領域
治療者の関心	現実生活の体験	治療関係での転移
面接の機能	現実生活への基地	内界の探求の場
こころの成長	生活での発見と学習	無意識の理解とかかわり

と同時に，対象とは異なった人格としての自己のアイデンティティを意識していることを意味する．それは同情とは違って，客観性を保っていることを意味する．…共感する能力は精神分析的療法を行ううえで必須の前提条件である」．

　ライクロフトはイギリスの精神分析家であるが，彼は共感が精神分析療法の前提条件であるという．もっとも無意識の葛藤や空想を探求していく精神分析のなかでは，共感の重要性は評価されてこなかったといえる．むしろ精神分析を批判する側から共感の意義が強調されてきた．日本のカウンセリングに強い影響を与えてきたロジャーズのクライエント中心療法がそうであって，そこでは意識的体験への共感が重視され，患者を理解するうえで無意識の探求の意義は否定されたのである．

　もっとも共感が母性的な温かさを意味すると考えたら，それは共感に対する根本的誤解である．それは共感という訳語が，ともに，あるいは一緒に感じることを連想させるからである．ライクロフトがempathy（Einfühlung）と書いているように，共感と訳されたempathyとはドイツ語のEinfühlungに対する造語であって，それは日本では以前から「感情移入」と翻訳されていて，日本の精神科医には慣れ親しんだ用語であった．なぜなら感情移入はヤスパースの『精神病理学総論』の方法論の中心となる概念だからである．共感とは感情移入のことである．

　ヤスパースは，「精神的なもののなかに身を移し入れること（感情移入）によって，われわれは精神的なものが精神的なものから生じるのを発生的に了解する」という了解心理学の観点から，精神病理学に了解可能性と了解不能性という区別を導入，了解不能の精神症状の場合には，「意識外の」メカニズムを想定して，自然科学的な因果関連が探求されなければならないとした．

　ヤスパースの了解概念は普遍的明証的に了解できるか，了解できないかで峻別されるものである．そこでは了解不能なものとして，統合失調症の症状を診断的に確立することが第一の課題であった．そして感情移入には治療的な意義は与えられていない．なぜならヤスパースには了解不能なもの，「わからないもの」をわかるようになるまで医師がかかわるという発想はまったくないからである．また了解可能であることは普遍的に明証的とされるが，医師が一方的にわかった気になっているのかもしれない．了解したことを言葉で患者に伝えて，患者の反応を確認するという観点がないのである．

　感情移入的了解（共感的理解）を治療的にするものは何か．そのためには共感できない患者の体験に対して，医師はわからないことの存在を認めつつ関与し続けること（治療関係）であるし，それを可能にする治療的枠組みが必要である．共感する場合

でも医師は理解したことを言葉で返して，患者の反応をみなくてはならない．こうした方法こそヤスパースが激しく糾弾した精神分析療法が与えてくれるものである．それは治療構造と言語的コミュニケーションである．

4 治療構造と言語的コミュニケーション

私のクリニックでは意識的レベルでの共感を臨床的に有効にすべく，次のような工夫をしている．

15分という「治療構造」

完全予約制にして再診は一人15分の時間枠で診療することを原則としている．一定の時間の面接を週1回，週2回というような間隔で継続する安定した治療構造のなかで患者の訴えをよく聞いて，患者の不安を抱えて，不安の共感的理解と解決を図る．そのなかで治療者に了解できない体験を抱えていくのである．15分という時間であっても，もし毎週診察をするなら，密度の濃い精神療法的ダイアローグが可能である．より長い面接時間が必要と判断されるならば，30分の面接を提案する．その場合予約料5,000円をチャージしている．

理解を言葉で伝える

意識に近い体験，症状や感情や思考（期待や信念）について患者から聞いて，医師は了解したことを「こういうことですか？」と言語的に伝え，それを患者がどう受けとめるかをみることが必須である．意識レベルで症状を理解し，それについての患者の思考を理解することは認知行動療法（CBT）による自動思考の理解と取り組みを含むし，私はCBTの考え方は共感的理解に基づいていると考えている．

非言語的態度も重要であり，患者の話を聞くときや理解したことを語るとき，医師は相手をちゃんと見なければならない．それは凝視ではなく，相手への関心を示すためである．面接（interview）とは，「互いに見る，見合う」ことを意味している．

患者は自分が「わかってもらえた」とき安心するだけでなく，そのことによって自己の体験の確認がなされる．自分の体験が医師によって映し出される，リフレクトされることで自分の体験について考えることができるようになるし，自己についての新たな気づきが可能になるのである．

面接で話すこと

症状や治療のあり方が主なテーマであるのはもちろん，現在の現実生活に焦点を当てる．仕事や勉強，親子や夫婦を含めての対人関係，個人的興味などに関して，そこでの体験に耳を傾ける．苦痛な体験だけでなく楽しくよかった体験も大切にされる．反対に過去の記憶や幼児的な体験は必要な場合以外には聞こうとはしないし，今ここでの転移感情は医師のこころのなかでは考慮されるにしても，問題として扱わない．

親面接を並行する

　思春期・青年期の病理に取り組むとき，内的および外的な両親との関係が問題になってくるが，精神科外来診療では現実の親子関係に焦点が当てられる．青年患者の診療だけでなく，母親面接を並行して行う．心理的にサポートされると親としての保護機能が高まって，青少年の問題の治療的解決が促進されるからである．

5 一つの事例

30代男性Yさん—関係妄想性の同性愛恐怖
　Yさんは私が以前に4回の精神療法的アセスメントをした方である．その直後A大学病院に統合失調症の診断で入院治療．その後，外来でリスパダール®（リスペリドン）溶液5 mgが処方され続けた．「フォローがなされていない」と不満で私の医院に転院してきた．
　主訴は，男性と話をすると性的な喜びが湧いてきて，自分の声や態度に表れてしまうという不安である．女性に対しては嫌悪感を抱いてしまって自分の態度に表れてしまう．そのため同性愛であると周囲に思われていると関係妄想的になっていた．明らかな同性愛感情の経験は否定された．
　発症の状況は，大卒後就職した会社で，頼っていた友人が辞めてしまって孤独感を抱いていたとき，ある同僚が厳しい上司から自分をかばってくれてうれしかったが，そのとき性的な喜びを感じたという．
　5年ぶりの診察で，彼の症状は若干軽減していたが基本的に同じであった．私は基本的には強迫観念であると診断して，隔週の診察で当分同じ処方を維持しながら，彼の症状と職場やその他の場での対人的な体験を聞いていった．3回目の診察で，男性同僚とやりとりしたとき，予期不安にもかかわらず自分の言葉が浮ついた声にならなかったと話した．次の回には女性の同僚と話しているとき，自分からハハハと笑いが出た瞬間があったと報告して，その次の回には，女性同僚から誘われて昼食に行き，会話が楽しかったこと，それはこれまでまったくなかったことだとうれしそうに語った．さらに次の診察では6年ぶりにある女性に恋心を抱いたことを話した．
　ところが次回には「あまり良くなっていない」と落胆，通勤駅で駅員に話しかけたとき，うれしそうな声が出てしまったという．私が〈このところ両方の傾向があるみたいだね〉というと，「そういえば男性の同僚には何とも感じない」と応えて，それから音楽教室で楽器を習いたい願望も話した．その次の回には，新入の男性社員と話すと，うれしそうな声が出てしまう，相手に伝わっているのでないかと不安になった．しかし次の診察では，その社員と一緒に帰った電車の中で自分の声は浮つかなかったという．
　これが初診後4か月間の経過である．対人的不安は関係妄想ではなく関係念慮のレベルに減弱，また普通の対人関係と興味も可能になってきている．私がしたことは何

か，彼の体験に関心をもって聞いたことである．継続的な枠組みのなかで，自分の体験を聞いてわかってもらうことで，彼は関係妄想的な自分だけでなく，普通に感じる自分を医師の目を通して確認することができたと思われる．その後の経過は，彼は自己の願望や欲求の実現を図るようになった—男性教師の個人レッスンで楽器を習い，やがてガールフレンドとの交際を始めた．処方は現在リスパダール®錠2 mg，デプロメール®（フルボキサミン）100 mgである．

6 おわりに

　私は，精神療法的アプローチとは傾聴と共感を通して症状の軽減を図るが，その中核は現実生活の体験を振り返ることであり，そこから再び現実生活のなかに出ていって実験的な体験をすることだと考えている．こころの問題の解決は現実生活のなかでなされるが，その体験の豊かさを発見・確認することが精神科外来診療の重要な機能であると思うし，その意味で私は診療が実に興味深く，そこから多くのことを学んでいると思う．

文献

1) Rycroft C. A Critical Dictionary of Psychoanalysis. New York：Penguin；1968／山口泰司（訳）．精神分析辞典．東京：河出書房新社；1974.

K 特定精神療法特化型

29 精神分析をふまえた診療の実際

成田善弘
成田心理療法研究室

1 精神分析的人間理解と治療目標

　古典的精神分析の人間理解と治療目標をあえて要約すれば，無意識，幼児性欲，転移と抵抗の3つを重視し，それらを解釈によって患者に知らしめることによって，患者が自己を理解し制御できるようになることを目指すといってよいであろう．これを達成するために，精神分析は週に4～5回，1回50分，カウチを用いて自由連想を行う．
　一般のクリニックの日常臨床でこれを行うことはまず不可能であろうから，クリニックの外来では精神分析そのものを実践するのではなく，精神分析的人間理解をふまえて診療を行うことになる．そこでまず筆者が精神分析的人間理解をどうとらえているかを表1に示す．
　これは古典的精神分析の人間理解をやや拡大解釈し，一般的な言葉に置き換えたものである．こういう人間理解をふまえて，患者に自己を知り自己を律する自立した個になってもらうことが目標である．

2 診療の実際

　診療の現場で治療者の行うことを表2に示す．これらについてはすでに別のとこ

成田善弘（なりた・よしひろ） 略歴

1941年名古屋市生まれ．1966年名古屋大学医学部卒．1967年名古屋大学医学部精神医学教室入局，1970年愛知県立城山病院，1971年名古屋大学，1978年社会保険中京病院精神科部長，1994年椙山女学園大学人間関係学部教授，2002年桜クリニック嘱託（2011年まで），2003年大阪市立大学大学院生活科学研究科特任教授（2010年まで）を経て，2011年成田心理療法研究室．現在に至る．
主な著書に，『精神療法の第一歩』（診療新社，1981／新訂増補版，金剛出版，2007），『心身症と心身医学』（岩波書店，1986／新装版，1999），『青年期境界例』（金剛出版，1989／改訂増補版，2004），『強迫性障害』（医学書院，2002），『贈り物の心理学』（名古屋大学出版会，2003），『精神療法家の仕事』（金剛出版，2003／新版，2014），『精神療法を学ぶ』（中山書店，2011），『精神療法家の本棚』（みすず書房，2014）など多数．

表1 精神分析をふまえた人間理解
① 人間の言動は意識されている心的活動だけでなく，無意識なものに支配されている
② 人間は過去から現在に至る歴史をもつ存在であり，現在は過去に影響されている
③ 上記①，②は治療者との関係のなかに現れてくるので，治療者－患者関係，特に情緒的関係が重要である

表2 診療の実際―治療者の行うこと
① 治療構造を設定する
② 主訴と病歴を聴く
③ 対処歴を聴く
④ 患者の語ることに傾聴する
⑤ 理解しそれを伝える

ろ[1]で述べたが，ここではそれを要約して解説する．

治療構造を設定する

治療構造を設定するとは，いつ，どこで，どのような頻度で，どのくらいの時間面接するかといった，診療が行われる物理的諸条件を定めることである．

日常臨床において，たとえ短い時間しか面接できなくても，できるだけ予約制にし，なるべく同じ面接室で会うようにする．つまり患者がいつもの治療者がいると思って受診したのに今日は不在だったとか，治療者の都合でいつもより面接が早く終わってしまったとか，いつもと部屋が違って落ち着かなかったとかというようなことができるだけないようにする．こうすることによって，患者はそのときそこへ行けば必ず治療者がいるという安心感をもち，面接と面接のあいだも治療者と内的な対話ができるようになる．

筆者は一般外来では初診30分，再診15分を原則とし，大まかな予約制にしていた．またなるべく同じ面接室で会うようにしていた．たとえ15分という短い時間でも，いつ終わるかわからなくて結果として15分になるのと，はじめから15分とわかっているのとではおおいに違う．

頻度も重要である．クリニックでは週1回あるいは2週に1回が多いであろう．週1回と2週に1回ではかなり違いがあり，2週に1回だと現実生活の報告的話題が多くなり，週1回だと内界のことも語られるようになる．精神療法的面接をするにはなるべく週1回が望ましい．

面接室はなるべくいつも同じ部屋にし，その広さ，内装，備品，窓の有無，治療者と患者の座る位置などに留意し，それらが患者にどう体験されているかに注意を払う．不安の高い患者は，窓のブラインドの隙間からのぞかれているのではないかとか，通気孔から声がもれやしないかなどと不安になる．安定している患者は，ここに来るとおじいさんの家の縁側に座っているみたいなどという．つまり面接室が患者の精神内界が展開する舞台となる．

面接の頻度や時間を定めておくことで，遅刻やキャンセルの意味を患者と検討することが可能になる．また面接室の内と外とで患者のふるまいがどう変わるかに注意を払い，それを話題にすることによって，患者の境界機能を育むことができる．

構造はいったん設定したらなるべく変更しないほうがよいが，患者の状態によって，あるいは治療者側の現実状況によって変更しなければならない場合がある．たとえば，患者の不安が著しくて隔週の面接では対処しかねるので毎週にしなければならない場合などである．構造を変更する場合は，その理由を患者に説明するとともに，変更後

の患者の変化を変更に対する患者の反応ととらえることが必要である．処方変更後に患者の状態が変化すれば，医師はそれを処方変更に対する反応と考えるだろう．それと同じである．

🔴 主訴と病歴を聴く

「どういうことで来られましたか？」と問うて，まず主訴を明確にする．主訴が明確で限定的か，あるいは漠然としてあいまいであるかは診断上きわめて重要である．神経症水準の患者の主訴は比較的明確であり，境界水準の患者の主訴は多彩で漠然としている．

主訴の明確化が重要な理由はほかにもある．一つは，何が自我違和的かを明らかにすることにある．たとえば，パーソナリティ障害患者の暴力や嗜癖など，ほかからみて異常であってもそれが自我親和的であれば主訴とはならない．もう一つは，治療関係を「今私たちが会っているのは〜のためです」という形にし，その「〜」のところを明確にすることにある．こうすることで，「〜」を目指して治療者と患者が協力する関係，すなわち治療同盟をつくることができる．

次いで病歴を聴く．まず主訴の発現に前駆する人生の出来事や生活の状況を聴き，それを患者がどう体験しているかを聴く．いずれは病を患者の人生の中に位置づけ，その意味を明らかにしたいと願いつつ聴く．

🔴 治療歴，対処歴を聴く

前治療のある場合には治療歴を聴く．前治療の内容だけでなく，前治療者との関係，それに対する患者の感情，評価を聴く．そこに転移や抵抗が現れていることが多いからであり，またそこで起こったことは現治療者である私とのあいだにも起こる可能性が高いからである．さらに，患者自身が病にどう対処してきたかを聴く．こう聴くことは，患者は病に自ら対処しうる人間だと治療者が考えていることを患者に伝え，自己対処能力（自助能力）を育んでいくために重要である．対処歴を聴くと，症状と思われたことが患者の対処方法であったことがわかってくることもある．たとえば，リストカットが空虚感や離人感を一時なりとも和らげる方法であったり，不登校が教師に反発して暴力をふるってしまうことを回避する試みであったりする．こういう対処行動がより適応的なものになるように援助することがさしあたっての目標になる．対処行動の標的となっている心的状態，たとえば空虚感とか孤独感とか怒りとか見捨てられ感とか羨望とかもいずれは扱わねばならないが，一足とびにそれをとりあげようとしても，患者はそれを自覚することの苦痛ゆえに，それについて語ることを回避するかもしれない．また，治療者がその空虚感や孤独感を満たしてやらねばと思いこむと，患者に不必要な退行が生じるかもしれない．精神療法は空虚感や孤独感や羨望をなくすことはできない．ただ人がそれを自己の内にあるものと認め，それと和解することを援助するだけである．たとえば，同僚の研究者の業績に羨望を抱いている人が，その同僚の業績にケチをつけたり攻撃したりするのではなく，「彼はよい仕事をした，

> **表3** 傾聴するとは
> ① 言葉にされたものだけでなく，ノンバーバルなことに注目する
> ② まんべんなく注意を払いつつ聴く
> ③ 象徴的に聴く
> ④ 無意識のつながりを考える
> ⑤ 治療者自身に引きつけて聴く
> ⑥ 患者の話の内容だけでなく構造に注目する
> ⑦ 排出されたものを感じとる

うらやましい」と言えるようになるということである．

患者の語ることに傾聴する

　構造を設定し，主訴と病歴そして対処歴を聴いたら，しばらくは患者に自由に話すよう促し，それに傾聴する．傾聴とはどのように聴くことかを表3に示す．

① 言葉にされたものだけでなく，ノンバーバルなところに注目する：話すときの患者の姿勢，表情，声の調子，緊張の有無などに注目する．言葉にされたものとノンバーバルなところから受ける印象とが一致しているかどうかに注意を払う．両者のあいだに不一致があれば，語られていることが必ずしも患者の本音ではなかったり，それについて葛藤があったりする．

② まんべんなく注意を払いつつ聴く：患者の語ることの何が重要で何が重要でないかの区別をすぐにすることなく，特定のテーマに焦点づけることなく，受身的に聴く．患者は，治療者が聴きたがっていると患者が思うところを語りがちであるから，治療者の関心が狭く偏っていれば，患者の話も狭く偏ったものになりやすい．

③ 象徴的に聴く：語られていることそれ自体だけでなく，それが何かを象徴している可能性に留意する．治療の終結が近づいたときのある面接で，患者が「（面接室の窓から見える）木にあった鳥の巣がなくなってしまいましたね」と言ったとき，治療者は「帰るところがなくなるとさびしいですね」と応答した．「鳥の巣がなくなった」ということばに終結への不安が現れていると感じたからである．この後，患者は終結をめぐるさまざまな思いを語り始めた．

④ 無意識のつながりを考える：患者の話が不連続のようであっても，無意識の中ではつながっているかもしれないと思って聴く．別々の話に共通して流れている感情や同型の関係パターンや類似のテーマがあるのではないかと思って聴く．たとえば会社の上司との関係について話していた患者が，突然子どもの頃の親との関係について語り始めることがある．2つのエピソードには直接のつながりはないが，そこには，支配される，言いたいことが言えない，信頼していたのに見放されるなどといった関係が，そしてそういうことへの怒りや悲しみが共通しているかもしれない．

⑤ 治療者自身に引きつけて聴く：患者が第三者のことを話していても，暗に治療者のことを言っているのかもしれないと考えてみる．つまり第三者についての話を転移の仄めかしと考えてみる．たとえば④でふれた上司や親の話は実は治療者の

> **表 4** 理解を深め，それを患者に伝える
> ① 質問する
> ② 明確化する
> ③ 是認する
> ④ 達成を評価する
> ⑤ 解釈する

ことを言っているのではないか．患者は治療者に支配される，言いたいことが言えない，信頼していたのに見放されると感じているのかもしれない．

⑥ 患者の話の内容だけでなく構造に注目する：これは神田橋[2]の述べているところだが，たとえば患者が「どうしてか，すぐに〜してしまうんです」と語ったとすると，「〜して」が内容で「どうしてか　しまうんです」が構造である．この構造に注意を払い，「どうしてか　しまうんですか？」と質問する．こういう構造は内容に対する患者の留保，逡巡，葛藤を表しているので，まずそこに注目する．

⑦ 排出されたものを感じとる：患者がことばでは怒りを表現していなくても，面接室に怒りが充満したように感じられることがある．患者が意識から排除したものが面接室に排出される．それを感じとることが大切である．

理解を深め，その理解を患者に伝える

以上のように患者の語るところに傾聴し，理解したところを患者に伝えるのが治療者の仕事である．そのために治療者のすることを表4に示す．

① 質問する：理解が十分にできないとき，さらに理解を深めたいときに質問する．患者の語ったことに出発して，なるべくオープンエンデッドに質問する．患者の話が抽象的，一般論的で具体的にイメージしにくいところ，矛盾のあるところ，当然語ってもよいのに語らないところなどを質問する．患者が行動を語れば，「そのときどう感じましたか？」と問い，感情を語れば「それでどうしましたか？」と問う．

② 明確化する：患者の語っていることを，患者のことばをなぞるようにして明確化する．患者は自分の言っていることを，自分が言っているのだと常に意識しているわけではない．「私」という主語を明示しなくても文章が成立する日本語では，とりわけこういうことが生じやすい．治療者に明確化されることで，患者は自分の語ったことを改めて対象化し，自覚する．

③ 是認する：患者の言動や気持ちが患者の立場に立てば無理のないことだとわかったと伝える．「なるほど，あなたのおっしゃることには一理ありますね」，「そう感じるのももっともですね」などと．患者の言動は世の常識とされていることとはズレていることも多いので，患者を深く理解しないと是認することは難しい．

④ 達成を評価する：患者が成し遂げたことをともに喜び，「できてよかった」と伝える．すでにできていることで，患者自身は達成とは思っていないことを達成と評価できるとよい．

⑤ 解釈する：患者が自身の体験で触知できるように，特にいま，ここでの体験に近づけるように，そのことに関する治療者の理解を伝える．そこに無意識の感情や

欲動,過去の体験への言及が含まれることもある.治療初期に見立てを告げるのも,ある意味では解釈である.たとえば境界例の患者にこう言う.「子どもの頃から親との関係が稀薄で,いつ見捨てられるかと不安な気持ちですごしてこられたようです.それでどうもその後の人間関係でも,見捨てられやしないかという気持からその人にしがみつくという関係になっているようです.そのためかえって関係が破綻しているようにみえます.そういう関係がどうして繰り返し起こってしまうのかはまだよくわかりませんが」と告げる.この初期の見立て(解釈)は,今後それをめぐって患者と治療者が話し合い,より深められていくことが期待される.解釈したときに,患者がそれについて,「あーそう言えばこういうことがあった,こういう気持ちになった」などと連想を発展させることができれば,あるいは,「いやそこは違います,こうですよ」と自分の見解を述べることができれば,その解釈は治療的だったのである.

重要なことは,この治療者と話していると驚きや発見がある,そして自分が本当に言いたいことが言えるようになると患者が感じられるようにすることである.本当に言いたいことは初めからわかっていることではない.聴く用意のある人物に語り終えたときに,初めてわかるのである.

文献

1) 成田善弘.精神療法を学ぶ.東京:中山書店;2011.pp107-144.
2) 神田橋條治.対話精神療法への手引き.東京:花クリニック神田橋研究会;1997.pp75-76.

K 特定精神療法特化型

30 日常診療で出会うこころと身体の境界領域の「人生」の治療——ユング心理学の立場から

石岡弘子
ユング心理学クリニック
ユング派分析家

1 自己紹介——羽化を見守る北限のユンギアン

　私はもともと内科医で，心身症の治療に携わってきた．心理療法を本格的に勉強するために1986年から7年間スイスのチューリッヒのC.G.ユング研究所に留学して，分析家資格を得て帰国し，故郷の青森県弘前市に心理療法専門のクリニックを開業した．日本人初のユンギアン，河合隼雄（1928〜2007）が京都を中心に活躍していたことから，日本の多くのユンギアンは京都の近くに集まっているので，ユンギアンとしては，私は，北限に位置している．

　このような心理療法専門の開業の仕方で，うまくいくかどうかの過去のエビデンスはまったくなかったが，「心理療法を必要とする患者さんは必ず来る」と密かに確信していた．

2 当科の基本理念

　チューリッヒ，C.G.ユング研究所留学中の教育分析の体験をもとに，次のようなことに留意した．

石岡弘子（いしおか・ひろこ）　　略歴

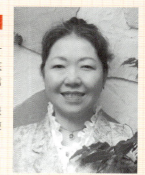

1948年青森県生まれ．1973年東邦大学医学部卒後，弘前大学医学部の第一内科学教室にて内科医として出発．1979年弘前大学大学院を卒業し，医学博士号を取得した．その後内科医として心身症の治療に携わっている間にユング心理学に導かれた．1980〜1986年青森逓信病院内科部長．1986年度国際ロータリー財団奨学金取得．1986〜1993年スイス，チューリッヒのC.G.ユング研究所に留学．日本人の内科医としては（女医としても）初めて，ユング派分析家資格を取得して帰国．1993年ユング派分析家として，弘前市内に開業．2000年医療法人羽化会ユング心理学クリニック院長．
主な受賞歴
1999年度　青森県医師会学術奨励賞
2010年　　社団法人日本女医会荻野吟子賞

量より質の自由診療（完全予約制）

日本のことわざの「一寸の虫にも五分の魂」の五分の魂を大切にするために，当科では，手づくりのオーダーメイドの治療をしている．

守秘義務に徹した建物の構造―隠れ家的な建物の位置

当科は静かな住宅街の庭の小道の奥にあり，道路から直接は見えない．**個室の待合室**，患者が安心して物語れる[1] **防音構造の面接室**等で，「五分の魂」のための，「守られた自由な空間」[2] を確保した（筆者は，客観的なエビデンス・ベイスト・メディスンと，患者の主観を復権させるナラティヴ・ベイスト・メディスンは，お互いに補完しあう関係と考えている）．

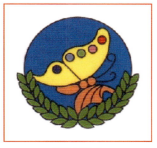

（医）羽化会
ユング心理学クリニック
シンボルマーク
（デザイン 石岡弘子）

医療モデルから成長モデルへ，できれば個性化へ

患者たちは，最初は何らかの症状を訴えて来院する．必要であれば，対症療法のための薬物療法も行う．症状が改善した時点で治療関係が終了するのが医療モデルであり，症状が改善してからも人格的成長を目ざす治療関係が続いていく場合は，成長モデル[3] である．

古代ギリシア語で，蝶と魂は同じ言葉「プシケー」[4] と呼ばれ，蝶に魂の変容の象徴である．患者たちも，来院時は病気や苦悩で動きがとれない**蛹状態**である．外から見ることはできないが，蛹の内側ではエビデンスではとらえきれない目を見張るような変容が起こっていて，しかるべき時（ギリシア語でカイロスという）に羽化して，本来の自分になる（**個性化**）．個性化がユング派の分析の目的である．

適応は相対的で，患者本人が切実に「人生」を改善したいときの選択肢である．ユング派の分析では無意識[5] を扱うので，対象になる方々には，意識がきちんと機能して，治療者に自分のことを物語る能力が必要である．

3 イメージの活用

イメージを活用することはユング心理学の特徴である．筆者は，検査所見の裏づけのない身体症状は，身体で表現されたイメージと考えている．身体症状には象徴性がある．筆者は以前，身体症状の象徴性[6] について書いたので，それを参照していただければ幸いである．象徴性を理解するためのユング心理学の個々の知識については，文献欄に紹介した優れた入門書[5,7,8] を参照していただきたい．治療関係が良く，治療者が患者の苦悩に誠実に対応して，言葉や描画，夢などの，身体症状とは別の表現方法を提供していくと，イメージが先行して展開し人生の変化を予告するようになる．人生を導くイメージが改善すると，症状の改善は後からついてくる．

「百聞は一見にしかず」なので，患者さんから発表の許可をいただいた，「日常診療で出会う，こころと身体の境界領域の人生の治療」の一例を，この症例に即したユング心理学的な考察を加えて紹介する．

4 症例：一見，摂食障害の形をとった中年の危機—パートナーシップ再考

● 症例，主訴，既往歴

症例：初診時41歳，女性．事務職．既婚．
主訴：るいそう，自己誘発嘔吐，抑うつ感情．
既往歴：結婚後子宮内胎児死亡2回（原因については，精査していない），40歳時子宮腺筋症．

● 起始と経過

41歳の7月，婚外恋愛が破局してから，やせ願望を伴う激しい自己誘発嘔吐が始まり，発症前の43kgから，1か月間に5kgの体重減少．抑うつ感情，流涙，ひきこもり，自分の手をかじる自傷行為が出現した．

● 家族関係

初診時，父親は75歳，母親は71歳でC型肝炎に罹患している．45歳の夫と二人暮らし．子どもはいない．

● 成育歴，生活歴

患者は幼少時から両親のけんかを見続けてきた．父親は酒癖が悪く，酔って，母親に包丁を振りかざすことがあった．患者14歳時に両親は離婚．患者は母親のもとで育てられた．

患者は，優しくしてくれる男性に弱かった．18歳で就職．新採用者研修の時，現在の夫と知りあった．一緒にいると居心地が良く，25歳の時，はっきりしたプロポーズの「決め台詞」のないまま，いつの間にか結婚．

結婚後，2回流産したが，子どもについて，夫とはきちんと話し合うことはなく，どこか割り切れない気持ちが続いていた．

31歳の頃，夫婦生活が苦痛でできなくなった時期に，夫に恋人ができた．患者は，自分が夫の求めに応じていなかったので夫を問いつめなかった．

● 現病歴

41歳の4月，職場に転勤してきた妻子あるAと出会った．Aは優しく，交際が進むにつれて，患者に「自分の子を産んで欲しい」と言った．互いに離婚して再婚することを前提に真剣に交際したが，Aは最終的に，「子どもと別れられない」と言って，

7月頃二人の関係は破局した．

　直後から，やせ願望を伴う激しい自己誘発嘔吐が始まり，どんどんやせていったが，Aは職場で毎日患者と顔をあわせても，何事もなかったように明るく仕事を続けた．8月に入って，患者には立ちくらみ，過呼吸が出現した．患者がAに「具合悪い」とメールしても，「それって僕のせい？」と取りあわなかった．女性の同僚が心配して患者の自宅を訪ねたところ，窓を閉め切り，冷房もつけず，うずくまり，泣き叫び，自分の腕をかじる自傷行為がみられた．

　8月下旬，患者はB医師を受診した．「あなたの場合，病気じゃない．不道徳なことをしたので，わかるでしょう…」等々と叱られてショックを受けさらに苦しんだ．

　職場では，Aと机も近く，Aが視界に入り，話もよく聞こえ，動悸や過呼吸をどうすることもできなかった．頭痛，腹痛，不眠も出現した．患者があまりにもやせていくのを見かねて，8月28日，同僚の女性が患者を近医C医師のところに連れて行った．そこでアミノ酸補液などの処置を受け，軽度の鉄欠乏性貧血（Hb 11.6 g/dL）を指摘され，C医師から当科に紹介された．

　初診時現症は，身長152 cm，体重37 kg，BMI 16.01（るいそう），血圧104/70 mmHg，脈拍92/分（不整脈なし），体温37.2℃，顔面蒼白，月経周期28日型（無月経ではない）であった．

🔴 治療方針

　同時進行で，①環境調節：病原刺激Aからの隔離（職場へ病気休暇の診断書を提出），②安静，③個体の抵抗力の増強（薬物療法，個人心理療法）を行った．

◆環境調節における夫の役割

　夫は初めから，患者の回復を願い，パートナーシップをやり直す意志が強く，キーパーソンとして治療に全面的に協力した．主治医の指示通りに患者に服薬させ，患者が最も困っている時に患者を支え続けた．また，Aに直談判をして，妻の健康被害について抗議した．Aは夫に土下座して謝った（この後しばらく，Aの妻によると思われる無言電話が続いた）．

◆安静

　仕事の負担とAのそばにいる心理的ストレスを軽減した．

◆薬物療法

　スルピリド（食欲増進，抗うつ作用，50〜200 mg/日），ブロモクリプチンメシル酸塩（スルピリドによる高プロラクチン血症対策，5.0〜7.5 mg/日），消化酵素剤，ゾルピデム（睡眠導入薬，10 mg/日），エチゾラム（抗不安作用，1.0〜3.0 mg/日）を処方し，症状に合わせて増減した（「治療経過」〈図1〉参照）．

◆個人心理療法のキーワード

　「身体化から言語化へ」：Aに直接伝えられなかった患者の想いを徹底的に物語ってもらい，批判せずに傾聴した．

　「トラウマ返し」：患者の想いを受容し，Aに対する怒りに共感しながらも，その想

図 1　治療経過

初診時：41歳女性，身長 152 cm，ベストコンディション体重 43 kg（84%），標準体重 50.82 kg．
LM：風景構成法

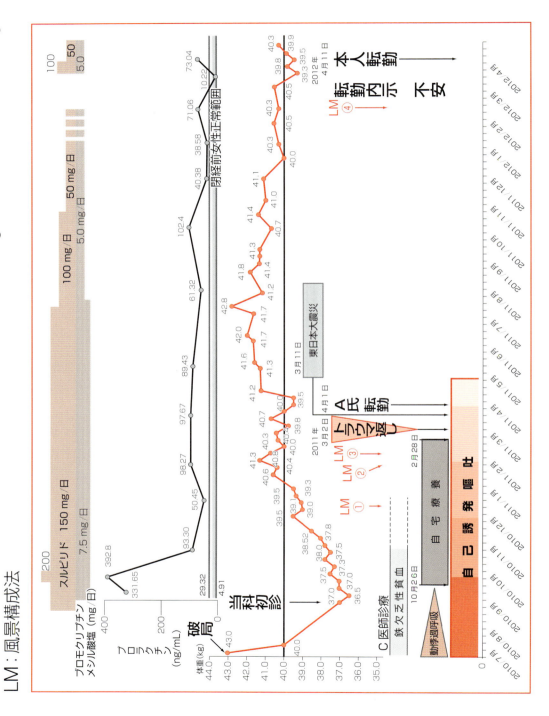

いは治療者に語るよりは，患者本人が大人の女性として自我を強化し，原因療法としてAに直接語る必要があると考えた．小野の『子供が親に心の傷を返しに来る時—トラウマ返し』[9]の概念を応用して，患者がAのいる職場に復帰する直前の何回かの面接で，患者がAから受けた心の傷をAに直接言葉で言って非難する「トラウマ返し」のリハーサルを入念に行った．

治療経過（図1）

図1にみられるように，当科での治療を開始して，語るべきことを十分に物語り始めてからすぐ，動悸，過呼吸は消失した．

◆体重の変化

発症前の体重は43 kgと，もともと小柄な人だったので，治療目標体重を40 kg（標準体重50.82 kgの約80％）とした．図1にみられるように，病原刺激から守られたおよそ6か月の自宅療養中に，自我を強化するための夢分析を含む中身の濃い個人心理療法が行われるにつれて，自己誘発嘔吐が次第に減少し，体重は徐々に増加して，職場復帰の前には目標の40 kgに到達した．

◆身体イメージの変化

経過中，患者の内面のイメージを視覚化するために4回の風景構成法（Landscape Montage：LM）[10]を行った．特にLMの人物像は，患者の自己—身体イメージが反映されたものである．最初のLM①（図2a）は，患者が「自分は生きていく価値がない」と思い，自己誘発嘔吐があった時のものである．図2aに見るように，人物像は針金状で，精神的にも身体的にも生きていないことを如実に示していた．図2bは体重が回復し，人生の協力関係としてのパートナーシップが再建された時のLM④で，人物像は笑顔の五体満足な姿に変化した．さらに，パートナーシップを象徴する「対」のモチーフ（2個ずつ実がついた2本のりんごの木，2羽の鳥，2個の石）が印象的である．

ユング心理学的考察

◆「症例」の身体症状の象徴性

過呼吸は，言いたいことを無理やり抑え込んでいることを示し，声をあげて言葉を出す代わりに息だけを口から出した状態と考えることができる．当科で物語り始めてから，過呼吸は消失していった．

また**自己誘発嘔吐**については，失恋という喪失体験による強烈な自己不全感，相手に裏切られた怒りを「吐き出す」，現実を受け入れることができない「呑み込めない」気持ち，社会的ルール違反に対する自罰感情などのすべての苦痛の**象徴的な表現**と考えることができる．

◆トラウマ返し（龍との闘い）と投影の引き戻し，症状の消失

それまで，自分のことを良く思ってほしかったAに向かって，勇気を振り絞って，患者側からみた相手の不誠実さを，患者が本来言葉で表現したかったように口に出し

Ⅱ．この対象・治療法にこだわる―対象・治療法特化型タイプ／K．特定精神療法特化型

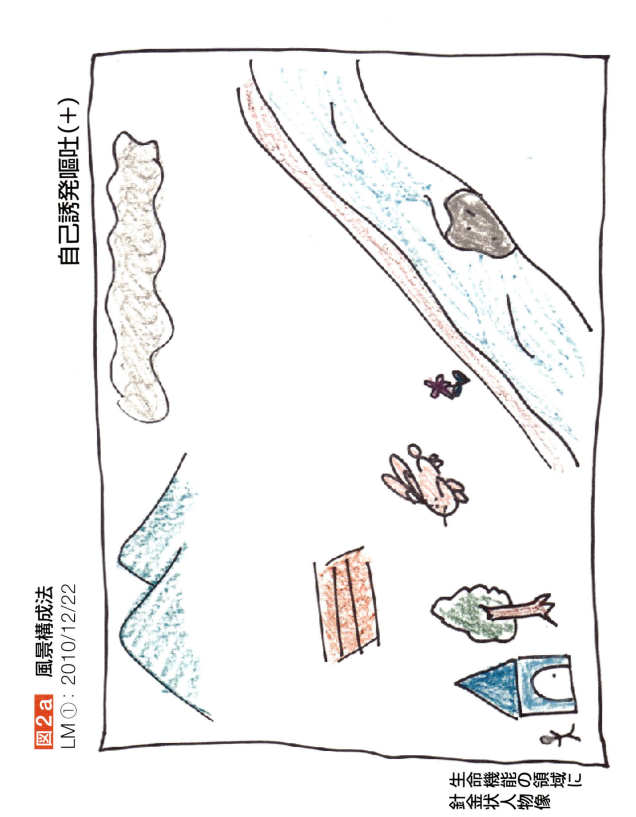

図2a 風景構成法
LM①：2010/12/22　自己誘発嘔吐（＋）
生命機能の領域に針金状人物像

214

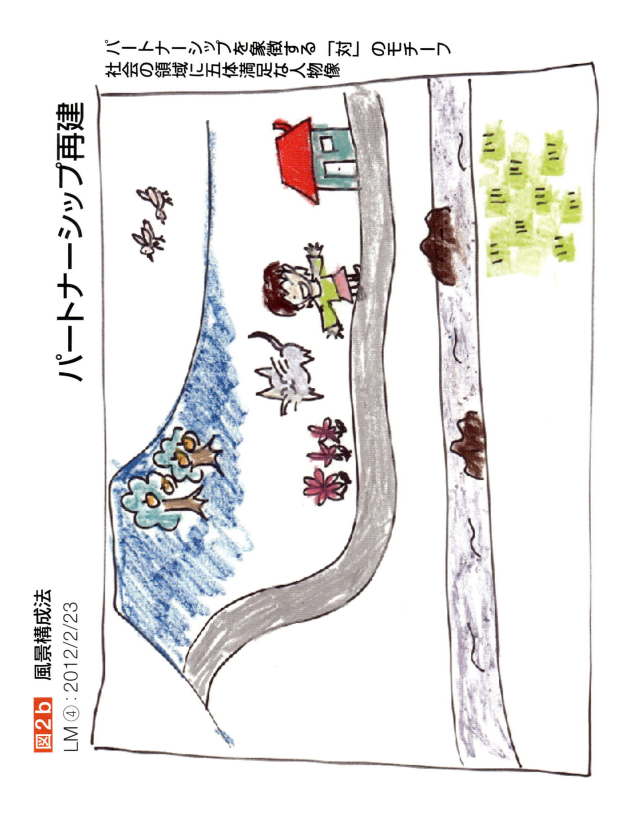

図2b 風景構成法
LM④：2012/2/23
パートナーシップ再建

パートナーシップを象徴する「対」のモチーフ
社会の領域に五体満足な人物像

て非難してトラウマ返しをした（ユング心理学的における，自我を確立するための決死の龍との闘いに相当する）．

　Aは叱られた子どもが親に泣きつくようにAの妻に助けを求めた．その直後からしばらく，患者の自宅に，Aの妻によると思われる無言電話が続いた．Aのこの（情けない）行動によって，患者のAに対するアニムス元型[11]の投影（理想化）は完全に引き戻された．トラウマ返しの2か月後，自己誘発嘔吐はまったく消失した．

◆自然災害　（共時性[12]？）
　双方訴訟の可能性もあったところに，東日本大震災が起こった．未曽有の災害の前では，個人的なトラブルは考慮されなくなってしまった．その直後の4月，Aは転勤し，患者は（病原刺激だった）Aのいない職場に，薬を服用しながらも，着々と復帰していった．

◆アニマ／アニムス元型
　恋愛をつかさどるアニマ／アニムス元型は，人間が生き物として種を保存するため，それまでの人生を一変させるエネルギー（情熱，喜び，生きる価値）を心・身・行動に供給するので，いったんアニマ／アニムス元型が活性化されてしまうと，人類の発生に比べればはるかに後発の社会のルールや道徳だけでその情熱や行動を完全に制御することは難しい．特に性愛に関する道徳は，その社会の優位な者にとって都合が良いようにできており，歴史，場所，文化によって，相対的である．
　この患者の婚外恋愛は，幼少時体験できなかった優しい父性を，実際に子どもがいて父親でもあるAから急速に補給しようとして（ユング心理学では，父親アニムスの投影と呼んでいる）起こってしまったのである．Aの「自分の子どもを産んでくれ」という台詞は，夫とのあいだできちんと話し合われずに無視されてきた，患者の潜在的な母性の価値を認めるものだった．患者にとってこの出来事は，人生前半の父性，情熱恋愛，母性に関する元型的なフラストレーションが中年期に一気に噴き出して，大震災のように人生の地殻変動が起こり，生死にかかわるほどになってしまったのである（中年の危機）．
　治療者としては，危機に陥って助けを求めてきた患者を目の前にした時には，裁判官のように断罪して，苦しんでいる人をさらに苦しめるよりは，被害の修復を優先して，患者が生き続けられるようにする必要があると考える．

◆パートナーシップ再考
　ドイツ語の「困った時の友が真の友」ということわざのように，夫は患者を支え続け，患者は夫を完全に信頼していた．大震災の次の冬は大雪だった．患者は夫のかつての恋人からのメールを発見した．夫は「2度と連絡しない」と謝った．患者は夫に対する信頼を失って家出しようと思ったが，あまりの雪と寒さで，外に出ることができなかった．その時，「一人では生きていけない」と痛感して，夫とパートナーシップをやり直す再決断をした．そのイメージが図2bの「対」のモチーフである．
　この夫婦は，それぞれに過失があったが，この事件をきっかけにきちんと話し合うようになり，パートナーシップは，「いつの間にか結婚」でもなく，アニマ／アニム

ス元型を投影し合う「情熱恋愛」でもなく，等身大の，現実的で，穏やかな，しかし意志的な，長続きのする協力関係に変容した．

◆**医療モデルから成長モデルへ**

執筆現在，患者は減薬しながら人生後半の現実に軟着陸している．職場でもパートナーに対しても，言うべき時に適切に自己表現できる，大人の女性，社会人として成長中である．筆者は希望をもって，十分な手応えを感じながら，成長モデルの治療を続けている．

文献

1) Greenhalgh T, Hurwitz B（eds）. Narrative based Medicine. London：BMJ Books；1998／斉藤清二ほか（訳）. ナラティブ・ベイスト・メディスン―臨床における物語りと対話. 東京：金剛出版；2001.
2) Kalff DM. Sandspiel：Seine therapeutische Wirkung auf die Psyche. Zürich, Stuttgart：Rascher Verlag；1966／河合隼雄（監訳）. カルフ箱庭療法. 東京：誠信書房；1972. p iv.
3) 石川 中，野田雄三. 生活と健康シリーズ. サイバネーション療法―心身医学への新しい道. 東京：時事通信社；1981. p175.
4) 呉 茂一. 新装版ギリシア神話. 東京：新潮社；1994. pp226-228.
5) Jung CG, et al. Man and His Symbols. London：Aldus Books；1964／ユング CG ほか（著），河合隼雄（監訳）. 人間と象徴（上巻）. 東京：河出書房新社；1975.
6) 石岡弘子. 心身症―身体症状の象徴性，内科診療におけるプラクティス. 河合隼雄（編）. こころの科学セレクション. ユング派の心理療法. 東京：日本評論社；1998. pp141-152.
7) Jung CG. Analytical Psychology：Its Theory and Practice. London：Tavistock Lectur, Routledge & Kegan Paul；1968／ユング CG（著），小川捷之（訳）. ユング 分析心理学. 東京：みすず書房；1976.
8) 河合隼雄. ユング心理学入門. 東京：培風館；1967.
9) 小野 修. 子供が親に心の傷を返しに来る時―トラウマ返し. 名古屋：黎明書房；2007.
10) 中井久夫. 風景構成法と私. 山中康裕（編）. 中井久夫著作集別巻 H. NAKAI 風景構成法. 東京：岩崎学術出版社；1984. pp261-271.
11) Jung E. Ein Beitrag zum Problem des Animus. Psychologishe Abhandlunngen IV. Zürich：Rascher；1947. Die Anima als Naturwesen. In：Studien zur Analytischen Psychologie C.G. Jungs. Zürich：Rascher；1955／笠原 嘉ほか（訳）. 内なる異性―アニムスとアニマ. 東京：海鳴社；1976.
12) Samuels A, et al. A Critical Dictionary of Jungian Analysis. London, New York：Routledge & Kegan Paul；1986／サミュエルズ A ほか（著），山中康裕（監），濱野清志ほか（訳）. ユング心理学辞典. 大阪：創元社；1993. pp44-46.

K 特定精神療法特化型

31 クリニックにおける森田療法の実践と展望

内村英幸
福岡心身クリニック

1 はじめに

　森田療法を行う場合，森田理論を説明し日誌指導をすると自ら実践する自己完結型の若者も少なくないが，最近の若者はひきこもり，不安を抱える力が弱い傾向にあるので，患者を受容する側面が必要になる．「とらわれ」を不問にして，受容する側面がないと，追い込んで挫折させる危険性が大きい．原法の森田療法は入院治療であり，森田は自分の家で生活を共にし，森田夫人をはじめ家族全体が患者を支え治療に参加していた．大家族的治療構造をもつ家庭療法であった．それゆえ，一般の精神科病棟では主治医と受持ち看護師による核家族的治療構造を設定し，受容する側面を重視して森田療法を実践し展開してきた[1]．

　精神科クリニックでの外来森田療法では，受容する側面をどう設定するかが課題になる．一つは，母親を森田療法の補助治療者にして支えてもらうこと，もう一つは，家族的治療構造をもつショートケアを設定して受容する側面を強化することであった．さらに，行動療法の技法を併用し不安の低い行動から実践することである．本項では，まず森田療法の概要[2]を述べ，事例を紹介しクリニックでの実践を示したい．

略歴

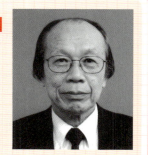

内村英幸（うちむら・ひでゆき）

1936年　福岡県生まれ．
1962年　九州大学医学部卒．
1972～1974年　アメリカ，コネチカット大学，生物行動科学部門，精神薬理研究室留学．
1982～2002年　国立肥前療養所（現国立病院機構 肥前精神医療センター）所長．
2003年　福岡心身クリニック院長．
2007年　福岡心身クリニック名誉院長．
主な著書に，『情動と脳—精神疾患の物質的基礎』(1981)，『慢性分裂病の臨床』(1983)，『森田療法を超えて—神経質から境界例へ』(1992)，『精神科保護室の看護とチーム医療—困難事例への援助と対応』(2002)〈以上，金剛出版〉がある．

2　森田療法の概要

●「とらわれ」の心理機制と生活分析

① 不快感を排除しようとするとその感覚は鋭敏になり，注意と感覚の悪循環に陥る（注意と感覚の相互作用）．さらに，理想（完全主義）と現実の葛藤（思想の矛盾）に予期恐怖が加わり悪循環は強化され，「とらわれ」は固定する．この「とらわれ」の機制を詳細に聴くと，理解してもらったという安心感と信頼感が生まれてくる．

② 日常生活分析：起床時間から就寝時間までの生活の仕方を詳細に聴く．1日の生活状況で特に行動できる状況，回避する状況，趣味など具体的に把握する．

③ 生育歴と神経質傾向の把握：内向性，弱力性（過度の内省，劣等感，心配性）と強迫性，強力性（完全欲，負けず嫌い，高いプライド）の自己矛盾的二面性を把握する．

④ 「生の欲望」：漠然としていることも少なくないが，何をしたいか，どのように生きたいのか，向上したい欲求について聴いておく．治療の進展とともに中心課題になってくる．

●「とらわれ」の打破と悪循環からの解放

◆「とらわれ」と「生の欲望の過大」は表裏の関係

　対人恐怖の人は，人から良く思われたい，嫌われたくない欲求が強すぎ，パニック障害，不潔恐怖の人は，健康で充実した生活をしたい気持ちが強すぎる．「とらわれ」の裏にあるこの強すぎる「生の欲望」を理解し，この絶対的矛盾を乗り越えるには，不安・恐怖はそのままにして，「今，ここ」に必要なことに手を出して行動し，目的ある生活をしていくことを強調する．毎日日誌を書いてもらい，生活の仕方を指導する．「不問」でなく傾聴・受容しながら説明し，いやいやながらでも，手を出し行動に移すよう本人に返していく．

◆「気分本位」から「目的本位」の生活態度に転換

① 感情の法則の三原則を体験するよう徹底して指導する：ⓐ 感情はそのまま放置し自然の発動のままに従えば消失していく．ⓑ 感情は注意をこれに集中するとますます強くなる．ⓒ 感情は慣れるに従って鈍くなり不感になる．

② 行動に踏み込む：感情を放置するには，気分はそのままにして「今，ここ」で必要なことや好きなことにいやいやながらでも手を出して行動に踏み込むことを実践する．目の前のやってみたいことから実践する．「依存型」の人は家族，特に母親と行動する．この実践によって注意は自己観察から行動する外界の方向に向かい，感情の法則が実践されていく．

③ 没我体験：行動に踏み込むことによって，行動と一体化し集中すると自己観察を忘れていたことに気づくようになる．この瞬間は「とらわれ」から解放され「あるがまま」の自分でいた状態である．この状態まで治療が進展すると不安で回避

してきた生活の仕方を修正しつつ，行動がさらに広がるとともにこの没我体験もふえて，「あるがまま」の自己受容へと深化していく．たとえば，汚れたトイレを見て洗い，きれいになったと感じた時，達成感，自己肯定感も生まれてくる．

◆個性を伸ばす

「とらわれ」と「生の欲望」は表裏の関係であり，症状という「とらわれ」のなかにいきいきと発展していく健康な生の力を治療の核心に据えている．あるがままの肯定的な人間観がある．この人間観こそ治療者が患者に示す根本的な受容的治療態度である．神経質傾向の人は内省力があり細かく配慮できる性格であり，この個性を磨き伸ばすことで，内省しすぎる自己観察から外界への観察，実践へ反転することである．「とらわれ」と「生の欲望」の表裏の二面性が反転し，自己否定から自己肯定へと展開する．

◆森田療法的ショートケア

セラピストと看護師による家族的治療の場で患者を支えることをベースに実践し，仲間関係の形成を促進し，社会集団のなかで安心できる居場所を提供できる場でもある．社会的ひきこもりの人にとって治療的意味は大きい[3]．

3 事例

最近は，関係妄想性重症対人恐怖症や強迫行為を伴う強迫性障害が多い．さらに，ストレス状況に対応できず，過量服薬，リストカットなど衝動をコントロールできず，境界水準に退行する事例も少なくない[4]．

● 加害性自己視線恐怖症，横恐怖（脇見恐怖）：自己完結型

K氏は中学2年時，隣の人が気になりだし，隣に人がいると勝手に目が横を向いてしまい，相手が自分の視線を気にする，相手が反応するので不快に思っていると悩むようになる．大学を中退し，22歳で精神科クリニック受診し精神分析的治療を受けたが効果なく，23歳時に森田療法を知り受診する．初診時，自分の視線が不快を与えている．自分が近づくと圧迫され苦しそうにため息をつくので嫌われているのがわかるという．

森田療法について説明し，日誌指導．学費と生活費が必要でアルバイトしたい希望をもっており，食堂で働く．忍耐強くやれている．客を見ると嫌われていると思って気になるが，忙しいのでその場をすぎれば流せるようになってきた．視線を忘れることもある．店長からよく怒られる．ハンバーグを作った後のボールをタワシで洗ったら肉がくっつくではないか，チキン南蛮の注文が入り，あと何個残っているかと店長に言われ黙っていると，気配りが足りないと言われる（コメント：神経質な人は，細かいところに気がつくので，店長の指摘のように細かい気配りをすること．気配りをすると自分のことはすぐ忘れるようになる）．半年後には，店長から「仕事が上手くなった」とほめられるようになった．視線におびえることはあるが，感じてもすぐ忘

れる．資格取得受験も頑張りたい，森田療法的に今後も実践したいと治療終了した．

● 醜形恐怖症：依存型

　S氏は小学5年生頃から，失敗すると自分の容姿が悪いためだと思うことがあった．しかし，大きな問題もなく大学に進学した．一緒にボランティア活動をしていた男性と恋愛問題で悩み，自信をなくし気まずくなってやめた．この頃から自分の容姿がひどく気になり，人の視線が自分の顔に集中し，外出が苦痛で登校できなくなって受診する．人が咳をすると自分の容姿が悪いため不快を与えているせいだと思う．人間関係を考えると憂うつになり，無気力になり，集中力がなくなったという．

　フルボキサミンを併用し森田療法的アプローチで日誌指導をする．母親と一緒の外出はできて，視線もあまり気にならないという．このため，母の手伝いなど母との行動を積極的に勧めた．母との買い物，家事など，生活指導をした．自分を汚いものを見るように人の視線を感じるし，電車に乗っていて咳払いされると不快感を与えたと気になったが，降りると忘れていた（不快感を流せるようになったことを評価する）．次第に一人で電車に乗るのも耐えられるようになり，半年後登校し授業に出るようになる．一番後部の隅の席が最も視線が気にならない席だと先生に教わっていたので，早く登校してその席に座り授業を受けた．視線はあまり気にならず，毎日出席した．1年間登校し安定する．

　しかし，話しかけても母親が不機嫌で対応してくれないと拒否され見捨てられたと感じ，家に居場所がないと症状が顕在化し，見捨てられ抑うつ的心性をのぞかせた．母子の二者関係の問題を引きずっているように思われたが，次第に乗り越え，大学を卒業し就職して自立していった．

● 社会的ひきこもり：否定的自己と誇大的自己，森田療法的ショートケアの活用

　A氏は高校卒業後，予備校に通学するが，予備校には女性が多く，おならを気にするようになった．大学入学するも登校困難になり，6年間，数か所の精神科で薬物療法，カウンセリングを受けるが効果なく，森田療法を希望し受診．初診時，「ガスが出る感じになると，人が咳，くしゃみする．家族も同じように反応する」と確信的な自己臭恐怖症であった．ほとんど外出せず，食事も部屋で食べる．母親と一緒なら行動しやすいという．母親の買い物や家事の手伝い，庭の手入れなど一緒に行動する．その後，父親にも協力してもらい，一緒に外食，潮干狩りなどに行くようになる．一人で行動できるようになり「いやでもしたいことを優先してやると達成感がある」という．しかし，小説家になるとか，野球選手になるとか現実感のない誇大感をのぞかせていた．

　その後，森田療法的ショートケアに導入．メンバーとの交流が深まり，ボーリング，海水浴などに出かけ，乗れなかったバスにも乗れるようになった．「時々臭いが気になるけれども，話していると忘れる，活動に熱中していると忘れる」といい，活動が

広がっていった．その後アルバイトをするようになり，大学に進学し，卒業して社会人になっている．

長期のひきこもり事例は，誇大感をもっていることが多い．社会的ひきこもりの別の事例のW氏は，嫌われる恐怖で自己否定すると，逆に誇大的自己が膨らみ，両者が悪循環し，ついに分裂して「スター的自己」を目指していた．森田療法的ショートケアに参加し実践するなかで，両者の葛藤を，絶対臥褥のようにそのままにして，「純な心」，「無垢な直感」に委ねて行動すると「分裂」を回避できるといい，同じ悩みの仲間から受け入れられるとあるがままの自分を受け入れられるという．アルバイトをするようになり現実的に生活するようになっていった．家庭療法的森田療法は，自己愛的パーソナリティ構造をもつ社会的ひきこもり事例に有効である[2,3]．

強迫性障害：行動療法の技法を併用

外来では，治療構造の設定ができにくいので，パニック障害，強迫性障害の事例では，行動療法の不安階層表とセルフモニターを用いて，不安の低い行動から実践していくと抵抗が少ない．自己完結型と他人を巻き込む依存型がある[5]．後者は家族を補助治療者にして治療を進める．森田療法では，不安をもちながら行動に踏み込むことと，感情の法則を実践していくことを強調する．行動療法の曝露と反応妨害法と同じであるが，行動療法のように不安を消去するのでなく，不安をそのまま受け入れ流していくことである．重症例では，フルボキサミンに少量のアリピプラゾールを併用する．治療の進展とともに減量，中止する．

衝動コントロール障害：弁証法的行動療法（DBT）の技法の併用と「純な心」

弁証法的行動療法（dialectical behavior therpy：DBT）と森田療法の治療観は非常に類似しており[6,7]，行動連鎖分析（マイクロチェーンアナリシス）やヴィパッサナ瞑想法（マインドフルネス瞑想法の原典）を用いて，負のスパイラルに陥って衝動的になる過程を詳細に観察，描写，記述し，最初の一次感情（純な心，初一念）にまず気づくようにしていく．不安，怒り，嫉妬など純な心（一次感情）は誰にでもある自然な感情であり，ここで止め，行動に踏み込むことで感情の法則を実践する．毎日日誌をつけ自己分析できるようにしていく[2]．この際，DBTのマニュアルは参考になる[8]．

境界水準のI氏は，中学3年の時発症して15年治療を受けていたが改善せず，過食，母親への暴力，リストカット（リスカ）を繰り返していた．日誌をつけ，行動連鎖分析を行い，不安，怒りなど純な心（一次感情）に気づき，具体的に対処していくことを繰り返していった．どうしようもないことは，その入り口で切り，「今，ここ」で必要なことをすることを身につけたという．リスカの傷跡を見て悲しくなったが，過去のことを考えてもしようがないと，素直に悔しいとシクシク泣いて感情を出したらすっきりした．素直に泣ける感じで，負の連鎖に陥り泣き喚いていた以前とは泣く質が変わったという．このように，1年目には，「純な心」で受け止めて行動できるよ

うになり，アルバイトを始め安定していった．森田療法でもDBTでも「感じ─直観」で受け止め，行動するよう指導することを重視している[6]．

4 まとめ

　近年の若者は不安を抱える耐性が弱く，不安を抱えて生活していく力を育てていく技法が必要になる．森田療法の受容していく側面を意識し，認知行動療法的に不安を抱えて行動できるところから一歩一歩実践し，「あるがまま」の自己肯定と前向きの生き方へと森田療法的に展開していくことが重要であり，境界水準の病態への治療も実践していけることを述べた．紙数の都合上，気分障害については述べなかったが，神経症的うつ病や気分変調症は森田療法の対象であり，中村によるうつ病への森田療法的アプローチも養生訓として有用である[4,9]．

文献

1) 内村英幸．家族的治療構造．内村英幸（編）．森田療法を超えて．東京：金剛出版；1992．pp31-47．
2) 内村英幸．森田療法における病態と介入のポイント─特に「純な心」について．精神療法 2011；37（3）：287-292．
3) 松尾顕二ほか．森田療法の新たな展開─クリニックにおける森田療法的ショートケア．臨床精神医学 2009；38（3）：321-326．
4) 内村英幸．とらわれとこころの悩み・健康─森田療法の立場から．こころの科学 2009；144（3）：42-46．
5) 内村英幸．森田療法と強迫性障害．精神療法 2009；35（5）：578-583．
6) 内村英幸，竹田康彦．弁証法的行動療法と森田療法の治療観と戦略．精神医学 2012；54（4）：366-368．
7) 内村英幸．弁証法としての森田療法．精神療法 2013；39（3）：409-416．
8) Linehan MM. Skills Training Manual for Treating Borderline Personality Disorder. New York：Guilford Press；1993／小野和哉（監訳）．弁証法的行動療法実践マニュアル．東京：金剛出版；2007．
9) 中村　敬．森田療法によるうつ病治療の考え方─養生論1．北西憲二，中村　敬（編）．森田療法で読む─うつ．東京：白揚社；2005．pp65-105．

K 特定精神療法特化型

32 外来森田療法専門クリニックの治療システムについて──現代的病態への対応

北西憲二
森田療法研究所・北西クリニック

なぜ森田療法の専門クリニックを立ち上げたのか

　1980年代から森田療法の危機がさまざまな形で表面化してきた．一つは入院森田療法施設の減少である．さらに治療者の不問的態度と治療の場での行動的体験によって神経症者（いわゆる神経質）は改善するが，入院森田療法で何が起こっているのか，が十分解明されず，魅力的な精神療法とはいいがたかった．当時は，慈恵医大第三病院で入院森田療法を実践しながら，新しい展開を模索していた．

　森田療法はどこに行くのだろうか，このまま名前だけが教科書に残るような前世紀の遺物のような精神療法になってしまうのだろうか，と真剣にわれわれは考えた．

　われわれは森田療法に導入する時のクライアントの見立てとそれに対応した治療構造，治療プロセスと介入方法，そしてそこでの治療的関係などを統一的な視点から再検討しようとした．これには皆川氏らと行った「森田療法と精神分析的精神療法」の比較研究が役に立った[1]．

　入院森田療法の唯一の技法である「不問」をさまざまな角度から検討し，不問的態度はクライアントの心的変化を引き起こすための重要な手段であることが確認された．治療者の不問的態度（症状を取り上げないこと）は作業への取り組みへの促しと対をなす．それはクライアントに次のような変化を引き起こす．今まで目の敵にしてきた症状を，①価値づけしないこと，②その操作をあきらめ，受容すること，③そ

北西憲二（きたにし・けんじ）　　　　　　　　　　　　　　　　　略歴

1946年埼玉県生まれ．1970年東京慈恵会医科大学医学部卒．1970年東京慈恵会医科大学精神医学教室に入局，第三病院で入院森田療法に従事．1972～74年スイス・バーゼル大学精神科・うつ病研究部門に留学．帰国後，成増厚生病院，日本女子大学に勤務する傍ら，1996年森田療法研究所・北西クリニックを開設し，慢性抑うつ，不安に悩む人たちに外来森田療法やそれに基づいて家族への介入，グループ・ワークなどを行っている．
1998年第9回森田正馬賞受賞．
主な著書に，『実践森田療法（健康ライブラリー）』(1998)，『森田療法のすべてがわかる本（健康ライブラリーイラスト版）』(2007)，『慢性うつ病からの離脱と森田療法』(2013)〈以上，講談社〉，『我執の病理──森田療法による「生きること」の探求』(白揚社，2001)，など多数．

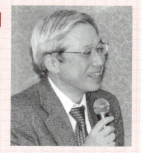

れと連動して，自らの生きる力（森田療法では生の欲望と呼ぶ）に気づき，作業を通して発揮させること，である[2,3].

一方，多くの自己形成不全，あるいは未熟で不安定な性格をもつものへの対応に苦慮することになった．そのようなものは，不安への耐性，衝動への制御が不十分で，症状を不問に付され，治療の場の作業やグループへの参入への促しは，問題行動，そして脱落へと結びついていった．クライアントの期待，依存心と治療の構造の離齬が大きかったのである．

そのような事例でも，脱落後に外来での緩やかな枠組みで森田療法を行い，彼ら／彼女らへ成長を促すことができるようになった．

そこで注目したのは，クライアントの感情であり，その背後にある「○○したい」という生きる力，内的欲求である．クライアントは自己の感情に圧倒され，無力感に苛まれ，そこから引き起こされる過度な緊張の緩和のためにさまざまな問題行動を起こすことが理解されるようになった．またそのようなクライアントも，「かくあるべし」という理想の自己を求め，現実の自分を受けいれられず苦悩し，絶望していることもわかってきた[2].

このクライアントのあり方は，脆弱な自己愛（自己愛の病理）としても理解可能であった．その後，大学病院を離れ，成増厚生病院，そして日本女子大学に職を得たが，その傍らに1996年から外来森田療法の自費診療の試みを始めた．当初は病院の外来を借りて，後に森田療法専門クリニックを開業した．そこでは主に2つのことを試みようとした．

一つは，外来森田療法である．外来森田療法は対話精神療法で，臥褥期なき森田療法である．それが可能かどうか，可能であるとすると入院での治療の場の機能をどのように補っていくのか，が問われることになる．それには，入院森田療法での見立てと導入，治療構造や介入方法，日記のコメントや面接の仕方，そこでの回復のプロセス，治療的関係などを検討したことが役に立った．

そして外来森田療法を遠方，海外でも受けることができるように積極的に現代における情報技術（IT）を使い，工夫を凝らした．電話面接，スカイプ利用による面接とEメールを用いた日記療法などを組み合わせた．携帯電話やそのメールアドレスも必要に応じてクライアントに伝え，その時々の危機介入も行うようにした．これが現代的な日記療法，通信療法であり，これによって今まで森田療法で扱えなかった現代的病態にも治療効果を上げることができた．

二つ目は，積極的に森田療法の啓蒙活動および研究を行うことである．専門的な研究成果を一般の読者に理解してもらおうと，専門書以外に一般書で森田療法のわかりやすい解説を書くように試みた[4,5]．森田療法に基づくメンタルヘルス領域への働きかけである．森田の時代から現代まで，森田療法関係の本を読み，自分で自分の悩みを解決しようとし，それで思春期，青年期を乗り切った一群の人たちが確実に存在するからである．

それだけではなく私自身の森田療法の考えを積極的に発信するために，ホームペー

ジを立ち上げ，専門家に協力してもらって随時更新している[6]．

最近ではe-ラーニング（10回セッション）を行える体制を作り，幅広く森田療法の知恵を学んでもらえるように工夫している．

2 治療上の工夫

導入に注意を払うこと

このクリニックのスタッフ構成はきわめてシンプルである．受付業務をはじめ，クリニック全体の維持，運営を秘書役の女性一人とその補助二人が担い，ともに森田療法学会認定専門医／精神神経学会専門医である私と女性医師（井出 恵氏）で治療を行う．クリニックは受付と診察室2つで，できるだけ穏やかで，居心地の良い空間になるように工夫している．

多くのクライアントは慢性的な不安，うつ，あるいはさまざまな人生上の問題で悩み，森田療法関係の図書を読み，自ら治療を希望するか，あるいは紹介（同業者あるいは以前のクライアント）により来院する．また少なからずの例が，家族が子どもの問題（多くはひきこもり）で対処に苦慮し，受診を希望してくる．最初の電話での受付の対応が重要で，受付を担当している秘書には，丁寧な対応を心がけてもらっている．

受診を希望するものには，住所を聞いて，治療のシステムと治療費（自由診療，予約制，日記療法などを行うなど）を書いてある資料を送る．そのうえで私が困っていることを電話で聞き，簡単に治療の方針を伝え，初回面接（1時間）までに今までの経過について簡単に書くことを依頼する．

たとえば，「長いあいだうつと不安で悩んでいるのです．薬などいろいろ治療を受けたのですが，良くならなくて…」と電話口でクライアントが訴えれば，「症状が長引いているのは，もっと，もっとと自分を追い込み，どこか無理をして生きている場合が多いのです．それを変えることがここの治療ということになります」などと簡潔に伝え，症状を標的とするのでなく，その根っこにある生き方の転換を図ることにより，本来の自然な生き方を目指す，ということを明確に示すことにしている．

ひきこもりの例，児童・思春期例などはまず親，特に母親が電話をしてくる．その場合は，「本人を無理に受診させなくても結構です．まずご家族の対応について相談しましょう．しかしここに来ることは本人にも伝えてください」と話し，まず家族面接から始める．あるいは家族同席面接を行うことも多々ある．

クライアントと電話で話すときに，私か井出氏のどちらが治療を担当するのかを決めて，同意を得れば治療はスタートする．共同して治療にあたる場合もあり，井出氏がクライアントを担当し，私が両親面接を行う，あるいは逆の場合もある．

治療のシステムについて

具体的な外来森田療法の進め方についてはすでに紹介しているので，そちらを参照して欲しい[2,3]．ここでは，その治療上の工夫などについて紹介する．

多くの例では，日記療法を併用する．それは大学ノートに手書きで書いてもらう場合と，Eメールを使って，送ってもらう場合がある．およそ半々であるが，Eメールのほうが，その時々の状態の変化に応じて介入が容易である．それに組み合わせて，携帯電話を使ったサポートを行うこともまれではない．以下に私が経験した症例を紹介する．

慢性うつ病（双極性障害スペクトラム）のクライアントで，数回の休職があり，夫婦関係も不安定で，職場でも対人不安が強い．治療は，3週間に一度程度の面接，日記（メールによる），そして携帯でのメールで必要に応じてサポートすることにした．

産業医や産業カウンセラーなどの面接が行われていたが，本人の状況は不安定で，時に自傷行為に近いものもみられた．クライアントは出社前，そして出社後も些細なことで不安，抑うつ状態に陥り，いつ会社に行けなくなるか，問題行動がさらにひどくなるか，薄氷を踏む思いで治療を進めていた．

その状態は1年以上続いたが，そのような彼を支えたものの一つが，危機的状況になると携帯電話に送られてくるメールであった．「もう会社に行けない．同僚が怖い」などと訴えてくるメールに「とりあえず体を職場に持っていくこと，そこで直接経験してみること」などと返していった．そして実際に踏み出してみるとあれこれ考えたことと現実の違いに気づくのであった．

ゆれながら，回復していった彼は，「メールで助言してもらえたことがありがたかった．そこで何とかもちこたえられた」と述べた．

森田療法の基本的介入方法は，受容の促進（不安，抑うつをありのままに受けいれること）と行動の変容（生活世界を直接体験すること，生の欲望—生きる力を生活場面で発揮すること）であるが，これは厳しい治療原理である．クライアントの取り組みを支えていくために，このような治療者との多様な手段を用いたつながりが必要で，それが入院治療の場の機能を担うことにもなる．

思春期，青年期の自己形成不全，未熟な人格を基盤に対人不安，慢性抑うつなどを呈しているクライアントの場合，面接，日記療法，そして携帯あるいはPCによるメールのやり取りの組み合わせが有効であった．

そこでの治療者は，クライアントの健康な力を信じ，面接，メールなどでかいまみられる健康な感性，生きる力を照り返し，それをクライアントが意識し，生活の場面で発揮できるように援助していった．それとともに治療者の感性をできるだけ率直に表現しようとした．治療者の自己開示である．それが治療者とつながっているという安心感を提供し，過度な依存心を引き出す危険性を減らした．また，いわゆる転移，逆転移という文脈から離れ，新しい人間関係を学ぶ契機ともなった[1]．森田療法で重視する生の欲望には，その人としての感性，感情，内的欲求などが含まれている．そ

の出現に治療者がいきいきと反応し，ほめ，そしてそこでの率直な自己開示は，過去に執着し，未来を悲観するクライアントに"今この時"を生きる実感へと導きやすい．

3 精神療法専門クリニックの醍醐味と苦労

　外来森田療法を立ち上げてから，17年余が経った．そこでは多くの臨床的な経験をした．一つは幅広い病態に出会い，そしてそのクライアントと多くの場合，年単位という比較的長期にかかわっていった．そこでその人たちが，自分の不安，恐怖，抑うつ，人生上の行き詰まり，対人関係の苦悩などとつきあいながら人生を切り開き，自分を受けいれ，自分を生かすようになる回復のプロセスをつぶさにみることができた．これが何よりも治療者にとっての醍醐味であり，時に困難な精神療法的営みを続けていく原動力ともなった．

　またクライアントから多くのことを学び，治療者がともに成長するような実感を味わうこともできた．その一例を以下にあげる．

　ある思春期の女性が母親とともに来院した．病像は非定型的うつ病で，過眠，過食，からだが鉛のように重くなり，午前中はほとんど起きていられない，対人的過敏さなどである．薬物療法を受けていたが，軽快せず，人と会った後に生じる自傷行為，過食について厳しく担当の医師から注意されて，追い込まれたような苦しさを覚え，さらにうつ状態が悪化した．

　問題行動については，いま人と会うときに，自分を抑えて人に合わそう，とするから苦しくなり，自傷・過食はそのための行動で，傷が残るほどにしないこと，過食はそのままでよい，と伝えた．そのうえで，人にどう思われるかでなく，「○○したい気持ちを一緒に探し，それを行動に移せるようにしましょう」と話し，治療がスタートした．一時は行き詰まり，薄氷を踏むような時期もあった．

　治療の詳細は省くが，治療者が終始一貫して注目したのは，クライアントの健康な感性，生きる力であった．それはクライアントの音楽，あるいは絵を描くことが好きだ，という点に現れているように思われた．それについて，時には励まし，そこでの活動状況を聞き，素直な治療者の感想を述べた．母親との同席面接を続けたが，母親もその領域に興味があり，一緒に取り組んでいった．クライアントは，自分の好きな領域に入りこみ，そこで自分を表現することの楽しみをつかんでいった．私も興味をもち，それについて率直な感想を述べた．

　その頃から対人関係にも深く入らず，いやなことはいや，嫌いな人は嫌い，という感覚をしっかりつかみ，適度な距離をもって人と接することができるようになった．

　クライアントから音楽，美術，あるいは宗教，哲学，歴史，さらにはその人の生き方などを教えられることが多かった．精神療法という営みは，一方的にクライアントを援助するのではなく，治療者が学ぶことも多い，また治療者の素直な感性が引き出され，クライアントと共振していく．

　精神療法的営みを，飽きずに燃え尽きることなく行うことができる原動力は，クラ

イアント，家族からの感謝であり，対話精神療法を通してクライアントから引き出された治療者のありのままの感性であり，治療者の生きる力である．

4 自己愛の時代と森田療法

　森田療法は欲望を扱う精神療法である．このようなことを述べると奇異な印象をもたれる読者もいるかも知れない．現代は欲望の時代であり，そこでは肥大した自己愛をめぐる問題が私たちの苦悩のあり方と関係していると理解している．この問題はすでに東洋では古くから論じられてきた．原始仏教では，すべてのものが無常である（自然である）のに，私たちは事物をすべてわがものであると考え（反自然なあり方），執着しているがゆえに苦しむのであるとした．この反自然的なあり方は肥大した自己愛の問題としても理解できる．これは森田学派からの自己愛論であり，その解決法を示すことが森田療法の向かう方向性であると考えている．森田療法で扱う領域はきわめて現代的である．

　欲望とは矛盾を含んだ概念で，森田療法では一方で肥大した自己愛を削り取る作業をしながら，他方ではそこに含まれている小さくなった生きる力，生の欲望を育て，生活実践に結びつけるような援助を行う．

　森田療法では肥大した自己愛を，クライアント自身の，他者や世界のかかわり方を縛っている自己意識のあり方，「べき」思考（コントロールすること，価値づけすること）との関連からとらえていく．

　そこからが森田療法独自の理解であるが，そしてクライアントの不自然な生き方（肥大した自己愛）を欠損モデルでなく過剰モデルから読み替え，その生き方の修正を促す介入法を取る[2,3]．

　恐怖，落ちこみに圧倒されている人たちは，自分には何かが欠けている，足りない，劣っている，と悩んでいる．それに対して，異なった理解の枠組みを提示することが可能となる．「自分はダメな人間」，「つらい，不快な感情を何とかしたい」と苦悩し，それと苦闘し，結果として逆の生き方をせざるをえなかったクライアントに共感的理解を示しながら「過剰に生きてきましたね」，「足りないのではなく，むしろ多すぎるのです」，「あまりに他の人とよい関係を求めすぎましたね」などと面接で伝える．このことは，治療的関係を強固にし，クライアントの悪循環に陥りやすく，頭でっかちな生き方（肥大した自己愛）を浮き上がらせ，気づかせ，そして修正していく介入方法である．それがその人の反自然的な生き方から自然なそれへの転換を促すのである．

　一方で，感情へのかかわりを問い，肥大した自己愛と「べき」思考に介入しながら，他方でそこに内在する生の欲望を発見し，発揮することを援助する．

　先ほどあげた2事例でも，人に拒絶される恐怖，人に嫌われる恐怖の根っこに人に認めてもらいたい，人なつっこい素直な欲望がある．それが「人とうまくやるべきだ」，「人にいやな思いをさせてはいけない」，「嫌われてはいけない」と自分で自分を縛ると，本来の素直な感性，欲求が抑えられ，人に合わすことばかりにとらわれてしまう．

そこから自由になってきたときに，その人の素直な欲求に気づき，それを表現するようになる．

われわれが苦悩を苦悩として受けいれたときに，おのずから生じてくる生きる力（生の欲望）を実感できる，という恐怖と欲望のダイナミックな相互関連の発見である[7]．そして外来森田療法は治療の焦点をここにぴたりと当てていく．

この"生の欲望（生の力）"の発見とその現実の行動に結びつける視点は，現代人の精神病理への介入法として重要な意味をもつ．外的価値が優先し，そこでの結果主義や他者の評価に依存する自己愛的青年たちへの森田学派からの治療的提案である[3]．

治療者とともに自らの生の欲望（生の力）を発見し，それを生活世界の行動に結びつけることは，外的価値からの自律の試みである．その作業は，その人固有の内的価値をつくり，そしてそれがそのままありのままの自分を受け入れ，発揮していく作業ともなるのである．

5 おわりに

薬物万能の時代が終わりつつあるが，精神医療の方向性はまだまだ定まっていないように思われる．そこでの精神療法の果たす役割は大きなものがあろうが，それが薬物療法とどのように組み合わされ，実践されるのか，について明確な答えはない．精神科医が自ら精神療法を行うにせよ，臨床心理士と共同であたるにせよ，薬物一辺倒の治療では，すぐに限界を露呈するだろう．薬物療法は始めるにやすく，終わるに難しい治療法であろう．終わりを意識し，あるいは治療のゴールを意識しないと，終わりなき治療となり，医原病をつくりかねないのである．

そのような意味では，本格的な精神療法でなくても，精神療法マインドともいうべきものがこれからの臨床家には求められよう．症状除去のみを目的とするのではなく，症状がその人の人生（社会生活，家族の関係）にどのような影響を与えているのか，を考慮に入れ，そこでの離齬，軋轢を最小限にとどめるような介入は必須であろう．それなくして有効な薬物療法はありえないのである．また回復することは以前の状態の戻ることではなく，何らかの形でその人のより健康で，自然な生き方への転換が必要であろう．それなくしてはすぐに再燃，再発してしまうのである．それには日々の臨床で，そのようなクライアントの健康さに反応する治療者のセンスを養っていく必要があろう．

これはいわばミニマムな精神療法的配慮だが，それを精神科医のトレーニング，あるいは医学教育に取り入れていって欲しいと願うものである．慢性疾患が医学の主たる対象となった現在において，医療の質の向上には診断，治療の技術の進歩だけでは不十分で，このような視点からのクライアントへのかかわりこそが重要であろう．

文献

1) 北西憲二, 皆川邦直, 三宅由子ほか. 森田療法と精神分析的精神療法. 東京：誠信書房；2007.
2) 北西憲二. 我執の病理—森田療法による「生きること」の探求. 東京：白揚社；2001.
3) 北西憲二. 回復の人間学—森田療法による「生きること」の転換. 東京：白揚社；2012.
4) 北西憲二. 実践森田療法. 東京：講談社；1998.
5) 北西憲二（監）. 森田療法のすべてがわかる本. 東京：講談社；2007.
6) 森田療法研究所／北西クリニック. http：//www.neomorita.com
7) 森田正馬. 新版 神経衰弱と強迫観念の根治法—ノイローゼ克服への必読の原典. 東京：白揚社；1995.

K 特定精神療法特化型

33 認知療法の実践
——外来個人療法から復職デイケアまで

井上和臣[*1]，内海浩彦[*2]
*1 内海メンタルクリニック・認知療法研究所　　*2 有馬病院

1 はじめに

　内海メンタルクリニック（以下，当クリニック）は，医療法人内海慈仁会が2012年春に新たに開設した診療所で，リワーク（復職）デイケア（以下，リワーク）を併設している[1,2]．2011年秋，同一法人下の有馬病院に心療内科リワーク病棟「六甲」が誕生し，入院形態をとりながら復職を支援している．当クリニックでは，心療内科・精神科の外来診療とともに，「六甲」の退院患者や，うつ病・うつ状態のため他の医療機関で治療が継続されている外来患者（主治医は変更しない）を対象に，職場復帰前の医学的リハビリテーションを実施している．

　本項では，外来個人認知療法の症例と，リワークでの集団認知行動療法の実践例を提示する．

　外来の自験例では，電子カルテの問題志向的記載法（SOAP）に準拠して記述した．SOAPのS（subjective）は自覚的症状を，O（objective）は他覚的所見を，A（assessment）は評価・判断を，そしてP（plan）は計画・方針を表す．F（free）は，SOAPにとらわれない記述欄であり，自由記述を表す．

井上和臣（いのうえ・かずおみ）　　略歴

1952年徳島県生まれ．1977年京都府立医科大学卒．1980年京都府立医科大学精神医学教室，1986年同講師．1988年米国ペンシルベニア大学精神医学教室認知療法センター留学．1989年京都府立精神保健総合センター所長．1990年鳴門教育大学人間形成基礎講座助教授，1998年同教授．2001年鳴門教育大学教育臨床講座教授．2012年医療法人内海慈仁会内海メンタルクリニック院長．
著書として，『心のつぶやきがあなたを変える─認知療法自習マニュアル』（星和書店，1997），『認知療法への招待』（金芳堂，2006），『認知療法の世界へようこそ─うつ・不安をめぐるドクトルKの冒険』（岩波科学ライブラリー，2007）など多数．

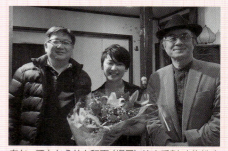

向かって右から井上和臣（帽子），竹本千彰，内海浩彦

2 外来個人認知療法の症例

症例は感情調節困難（「プチ爆発」）を主訴とした20代女性である[*1].

● 病歴

1年前仕事ができないほど体調が悪く漢方治療を受けた．半年後仕事に戻ったが，気分にむらのある状態が続くので受診した．何かのきっかけで突然頭の中がしんどくなり，家族にきついことを言ったり手が付けられなくなったりする．

高校の頃からずっと重い感じがあって，それがたまると爆発した．20代初めは過食で体重が増えたり減ったりした．死にたい気持ちはあっても手首を切ったことはない．真面目で融通がきかず無駄にやりすぎると言われたことがある．

土曜日，しんどいと友人に打ち明けアドバイスをもらったが，「またできていないのか，やっぱり」という渦に巻き込まれた感じになって，月曜日に爆発した．机の周りにあるものを壁に投げたりした．

爆発したら，「またこんなことをして」と自分を責めてしまった．

認知療法を週1回で開始した（第5回から隔週，第11回から月1回）．

● 第1回

S）2日ほどは元気で頭がさえて興奮しすぎているかと思っていたが，3日目にしんどくなって週末の夜はずっとしゃべって，自分では覚えていないが，妹や母にきついことを言っていたようだ．

A）治療目標（表1）として，感情に支配されるのでなく感情をコントロールしたい，を患者は選択した．

● 第2回

S）ボランティア活動を控えめにして気分は安定したが，疲労感や頭重感があった．何もしないと不安で自分に自信がない．がむしゃらにやる感覚が楽で中毒的なとこ

表1　治療目標

1. 楽しめる自分でいたい
2. もっと自信をもちたい
3. いろいろなことに興味がもてるようになりたい
4. 上手に気分転換や息抜きができるようにしたい
5. 錯乱することは絶対に避けたい
6. 本来，もっているはずの自分の良さを発揮したい
7. 感情に支配される自分でなくて，自分で感情をコントロールしたい
8. 心から家族に「今までありがとう」，「もう大丈夫だよ」と言えるようになっていてほしい
9. 前向きで積極的な人になりたい
10. 「〜がしたい！」，「〜が好き」という自分の意志や意欲のある人になりたい

[*1]：患者の同意のもと匿名性に留意して治療経過を記述する．

ろが染みついてしまった．常に人のために何かしていないと張り裂けそうな気持ちになった．「家族はわかってくれているのか」と引け目を感じ不安と怒りが募って，母にわっと言い出して母に論され何かを叩いてしまった．

A）ボランティア活動は「中毒」であり不安や自信欠如が駆動力となっているようだ．患者は活動を控えるという行動実験を始めていた．

●第3回

S）ボランティアで相手に合わせすぎて「ちゃんと受け止めないと」と無理やり笑顔で応対し疲れた．感情を押し込めているみたいで爆発する．

A）「本当の自分をみせると嫌われる」といった，不安性（回避性）パーソナリティの認知的特徴が予想された．

●第4回

S）真面目に取り組みすぎて，できなかったときの過敏さがネックになる．一つがだめというときに自分全部がだめとなっている，と友人に言われた．妹と仲良くしたい気持ちが強い．妹に黙られていると「私が悪い」と責めプチ爆発をした．妹とは溝がある．「力不足」で，妹にしてあげられることがあるのかと責める．「できるはず」と自分に多くを求めていた．できなくても当然，となるのは難しい．

A）話題は，「なぜ」と自分を責め，「できて当然」と自分に高い義務を課す，というスキーマに関連するものとなった．

●第5回

S）疲れて眠れなくていろいろ考えて，ボランティアから帰宅して抑えられなくて物を投げてしまってひどく暴れた．ボランティアの頻度を減らしていたがペースを戻した．ペースを下げるのが不安で，減らして家でいると「こんなにだらだらしていていいのか」となる．ペースを変えると「人からどう思われるか」，「変化を気づかれたくない」．「元気そうにふるまわないと」と思っている．悟られることをすごく恐れている．隠すというほうに行って，仮面をかぶる．

A）過剰活動と疲労と感情調節困難という悪循環である．他者の視線や思惑を懸念し仮面で装う．

P）「弱い自分はみせられない」というスキーマを仮定して，強い自分と弱い自分の対比表を作るよう提案した．

●第6回

S）信頼できる人に活動を少し控えたいと話してみた．前は話したらどうなるか予測もできなかった．「言ってくれればいいのに」と話してもらえた．妹とは自分が保護的に対していたので，弱い自分を見せ逆の立場になるのが難しい．

P）休息の確保と活動の調整を実験的に試みること，弱い自分と強い自分のリストを

表2 「弱い自分をみせてはいけない」―弱い自分と強い自分の対照表

弱い自分	1. バランスを崩して，ペースが落ちている自分 2. 自分の気持ちを伝えるのが本当はへたなので，人に合わせてしまうことの多い自分 3. 苦しんでいる自分 4. ほかの人に困りごとをお願いして協力してもらう自分
強い自分	1. 精神的につらい状況がずっと続いていたけど，ずっと忠実に神に仕えてきた自分 2. ほかの人のことを思い，ほかの人の助けや力になれるよう精一杯努力してきた自分 3. あきらめなかった自分

作ることを勧めた．

F）『マタイ受難曲』からペテロの否認を話題とした．死後のイエスはそれにはふれず，弱いペテロを責めないで，むしろ大きな役割・責任を与えた，と患者が教えてくれた．

● 第7回

S）母親へのプチ爆発があった．「たくさんしないと，神の愛は得られない」と思い，これまでやってきた．

A）コミュニケーションにおける青信号・赤信号の区別[3]を説明した．弱みと強みの対比表（表2）を検討した．

● 第8回

S）自分が「とんでもなくおかしな人間」で，普通の人と違って，思ってもないことを言ったり自分を責めたりしている，と思っていた．青信号がわかっていなかったと気づき，肩の荷がおりて楽だった．疲れるのはあって，誘いを断れず予定を詰め込みすぎてしまう．問われると，嘘もつけずまじめに答えてしまう．

A）〈誘いを断らない→予定がいっぱいになる→疲れる→プチ爆発→私は無価値だ→自信を喪失する〉という，プチ爆発と自信喪失に至る悪循環図を患者に示した．

P）患者が考えたり試みたりする時間をとるために受診間隔を長くする．

● 第9回

S）自宅でプチ爆発があった．親しくしている人とは関係が壊れないように我慢していた．私を100わかってもらうようにと考えていた．まじめ度を下げた言い方をしてみたら相手は意外に普通の感じだった．ボランティアの集会でも皆に責められているようで「十分にできてないので見捨てられるのでは」と思っていた．妹とは摩擦が起きるたびに昔から母に怒られた．二人だけだと，何か自分がしないといけないと，私のせいなのかと責められていて，相手に当たる．

A）見捨てられる不安があった．

● 第10回

S）爆発が数回あった．他者からの評価で自分の価値を測るのが強い．ボランティア

活動の時間について自分は割り切っているつもりだが，周りが何でとか聞くかもしれない．私の失態で続けられないんじゃないかと．
A）制御することに多量のエネルギーを消費している．強い「汝なすべし」が患者を蹂躙している．

🔴 第11回

S）活動を減らしたけど疲れていた．休んで安定してきている．しょうもないことで気に障って爆発した．妹に言われ，全然だめだというところまで行った，全体を否定された感じで．疲れてたんやと気づいた．自分をほめたらないかんと．
A）患者は従来から聖書の言葉を書き留める習慣があった．患者の列挙した感情調節法は，① ほめる，② 不安とか考えていることについて整理する，③ 要求ばかりしないで信じる，であった．

🔴 第12回

S）妹は文章力が優れている．私は気が回りすぎて人に合わせすぎて，しんどくなる．ほかの人と比較して劣等感を感じる．ほかの人の良いところはすぐ気づく．自分はありのままを受け入れてもらえないと．
A）妹との比較について「研究」し苦痛が軽減していた．
P）変化だけを強調することにならないようにと勧めた．

🔴 第13回

S）ボランティアの時間を増やしたい．ボランティアの大会で，半年間悩んできたのは間違ってなかったと思った．
P）ホームワークは時間倍増案の利益・不利益分析であった．

🔴 第14回

S）時間を増やすのは見送った．この1年間はゆっくりしていこうと．
A）治療で得たものを確認した．① スケジュールの組み方，② 無理と思うと即答しない，③ プチ爆発の前にもやもやを見極める，④ 妹とは，小出しに早めに言う，⑤ 神は私も妹も愛しているから，世界中の人が妹がいいと言ってもいい．神は病気でほかの人のようにできない人にも平等だ．
P）今後は Be your own therapist！に近づくことを支持する．

🔴 第15回

S）今回で最後にしたいと思って1か月やってみた．「ちゃんとしてないと捨てられる」，「周りの期待に沿わないと捨てられる」，「いつも的確で」と思っていた．「ちゃんとしてないと捨てられる」を検証した．神が見捨てないというのを発見した（新約聖書ヘブライ書13章5節）．目処がついたので終わりにしようと．

A）プチ爆発は第1治療月が2回，以後1回が続き，第7治療月以降は認めなかった．認知療法を終結した．

3 集団認知行動療法

リワークのプログラムは，マインドフルネス瞑想，集団認知行動療法，問題解決法，社会生活技能訓練など，多くは認知療法に関連する．集団認知行動療法では「認知療法の7つのステップ」に則って認知再構成法の実際を利用者に提供している[*2]．

● 第1段階

あなたが困っていること，解決したい問題をはっきりさせましょう．

● 第2段階

どういう場面でその問題が起こるのか調べてみましょう．

利用者の一人から，仕事の電話がかけられないで先延ばしにしていた，という休職前の出来事が話題提供された．他の利用者も，電話を受けるのも避けていた，面識のない相手は電話をするのを躊躇する，といった経験を発表した．

● 第3段階

その場面でみられるあなたの感情や行動，そしてあなたの認知（心のつぶやき）について調べてみましょう．

不安（90％），恐怖（90％）という感情，電話を先延ばしにするという行動とともに，当該利用者のあげた認知（心のつぶやき）は「間違えたことを決めてしまうのでは（確信度80％）」，「ほかの人に迷惑をかけてしまうのでは（90％）」，「相手と意見が違う場合，自分は説得できないだろう（90％）」であった．

ほかの利用者からは「聞いている人に『できていない』と思われるのでは（70％）」，「相手が無理を言ってくるのでは（70％）」，「断ったら，相手に信用してもらえなくなるのでは（80％）」，「言い残したことが出てかけなおしたら，『こいつとは組みたくない』と思われるのでは（80％）」，「上司が聞いて，上司の考えと違うところを見つけられ，怒られるのでは（70％）」などがあげられた．

● 第4段階

あなたの認知（心のつぶやき）があなたの感情や行動にどのように影響しているか調べてみましょう．

当該利用者が選択した認知（心のつぶやき）（「間違えたことを決めてしまうのでは（80％）」）と，感情（不安90％）・行動（電話を先延ばしにする）との関連を認知的

[*2]：臨床心理士の竹本千彰（有馬病院）がパワーポイントを用いて利用者の発言を逐次記入しながら進めている．

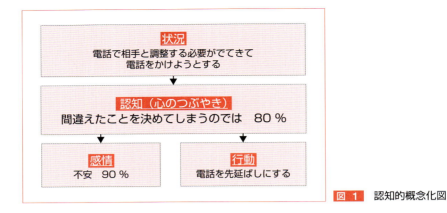

図 1　認知的概念化図

概念化図（図1）として利用者全員に示した．

第5段階

あなたの認知（心のつぶやき）が適切かどうか，あなたの役に立っているかどうか調べてみましょう．

「間違えたことを決めてしまうのでは（80％）」という認知（心のつぶやき）に対する根拠と反証を募ると，「担当者として電話で決めたことをそのつど上司に否定されたことがたびたびあった」など，6つの根拠があがった．一方，反証は13ほどあり，「ほかの人にも同じような対応をしており，それは上司側の問題かもしれない」といった可能性とともに，「復職の段階では，電話を取ることが苦手であることを上司に伝える」などの対処法の提案もあった．

第6段階

同じ場面で別の認知（心のつぶやき）ができないかどうか調べてみましょう．

第7段階

別の認知（心のつぶやき）を実行してみましょう．

多くの提案から当該利用者が選択した別の認知（心のつぶやき）は，①上司に苦手であることを伝える（環境づくり），②上司がいない時間帯にかける（段階的な負荷），③1回の電話で決めようとしない（行動的方略），④上司に何か言われることも仕事と考える（認知的方略）というように，徐々に段階的に取り組むことであった（確信度80％）．これによって最初の認知（心のつぶやき）の確信度は80％から50％に，不安は90％から50％になり，先延ばしにせず，計画的にいつかけようかを検討することになった．

4 おわりに

　メンタルクリニックにおける認知療法について紹介した．認知療法には能動的・問題解決的・時間限定的・構造的・教育的といった特徴があるが，自験例では可能な限り治療者の関与を少なくすることに努めた．集団認知行動療法は，共同的な精神（collaborative spirit）を重視した認知的治療環境（cognitive milieu）での実施を心がけている．鍵(かぎ)は「聚」であり「無為」である[2]．

文献

1) 井上和臣. 気分障害のリワークと再発防止を目指す SST. 精神医学 2013；55（3）：253-258.
2) 井上和臣ほか. 認知療法・認知行動療法の拡がり―外来治療から入院治療と復職デイ・ケアへ. 日本精神科病院協会雑誌 2012；31（12）：6-11（英語版：Inoue K, et al. Dissemination of cognitive-behavioral therapy：From outpatient to inpatient and day care settings. Journal of Japan Psychiatric Hospitals Association 2012；31：63-67）.
3) 成瀬英員, 井上和臣. 不登校児童生徒の母親相談における認知行動カウンセリング. こころの臨床 2003；22（増刊号 2 井上和臣〈編〉. 認知療法ケースブック）：135-142.

K 特定精神療法特化型

34 認知行動療法の実践

吉田卓史
西尾医院
京都認知行動療法カウンセリングルーム

1 西尾医院の紹介

　筆者が勤務する西尾医院（図1）は，京都市の中心地で御所のすぐ南側に位置する．住宅地のなかにあるが，周囲には四条河原町や木屋町などの繁華街や，京都大学や同志社大学などの大学もあり，さまざまな層の患者が来院する．

　西尾医院自体の歴史は古く，舅である西尾元哉が40年近く前に京都では2番目の精神科医院として開業した．平成20年（2008年）4月に筆者の京都府立医科大学の退職を契機に，建物を新築し，妻の吉田洋美が院長，筆者が副院長として新しくスタートした．それに伴い，標榜科を「精神・神経科，神経内科」から「心療内科・精神科」に変更した．

　診察は午前・午後とも完全予約制で，夜診のみ予約なしとしている．主に午前診を院長，午後診・夜診を筆者が担当している．1日の平均来院患者数は40～50人で，男女比は6：4でやや男性が多い．年齢層は20歳代から60歳代まで幅広く，学生や主婦・サラリーマンが中心である．高齢者は少ない．後述するが，当院の2階に認知行動療法専門のカウンセリングルームがあるため，強迫性障害・社交不安障害・心的外傷後ストレス障害（PTSD）などの不安障害の患者が多く，全体の約50％を占める．その他は，双極性感情障害・うつ病などの感情障害が約30％，統合失調症やてんかんが20％程度である．

　診療のポリシーとしては，evidence-based medicine（EBM）の提供とそのために

吉田卓史（よしだ・たかふみ） 略歴

1994年京都府立医科大学卒．1994年京都府立医科大学付属病院精神神経科研修医．1996年京都府立医科大学付属病院精神神経科修練医．1997年醍醐病院医師．1999年京都府立医科大学精神医学教室助手．2006年京都府立医科大学大学院医学研究科精神機能病態学内講師．2008年西尾医院副院長．
京都認知行動療法カウンセリングルーム代表，京都府立医科大学大学院医学研究科精神機能病態客員講師．
1996年より京都府立医科大学付属病院にて不安障害専門外来を担当，2007年9月より醍醐病院にてストレスケア外来を担当．

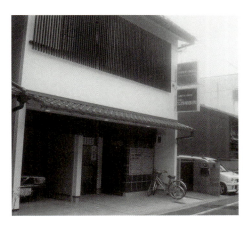

図 1 西尾医院および京都認知行動療法カウンセリングルームの外観

白壁に格子窓の京町屋風の建物である．1階は西尾医院，2階がカウンセリングルームとなっている．

必要なインフォームド・コンセントの実践である．

　神経生理学的な病態生理の説明と症状を維持している学習理論を中心とした認知行動療法的なメカニズムを患者自身が理解できるように説明する．そのうえで，薬物療法や認知行動療法などの具体的な内容およびその期待される効果とその限界を実際のデータを示して説明し，患者自身の意志で治療法が選択できるよう援助する．薬物療法以外の治療法として，有効性が確立している認知行動療法についても選択できるようにする必要があるため，当院の2階に京都認知行動療法カウンセリングルームを開設した．

2　京都認知行動療法カウンセリングルーム

　平成20年4月に当院をスタートすると同時に，認知行動療法専門のカウンセリングルームを開設した（図2）．開設にあたり筆者自身も認定行動療法士に加えて，臨床心理士の資格を取得した．筆者のほか心理士2人と併せてカウンセラー3人でスタートした．平成25年（2013年）度の初回来談者について調査したところ，不安障害が31.5％で最も多く（強迫性障害：19.5％，社交不安障害：6.7％，パニック障害：3.3％，PTSD：1.3％，全般性不安障害：0.7％），次に感情障害が28.2％で多かった（うつ病：21.5％，双極性感情障害：6.7％）．

　年間来談者数も徐々に増加し，平成24年（2012年）4月から営業時間を拡大し，基本的に西尾医院の診療時間をおおむねカバーできる形とした．当初はホームページを見ての来所が多かったが，徐々に精神科・心療内科などの医療機関や保健所などの相談機関からの紹介での来所が増えてきている．

　また，平成21年（2009年）より，「京都行動療法研修会」を開催し，定期的に行動分析を中心とした研修を行っている．

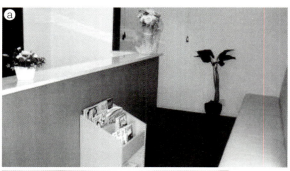
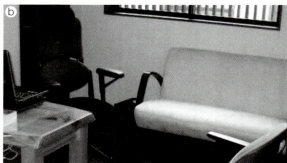
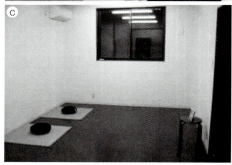

図 2 京都認知行動療法カウンセリングルームの内部
a：受付と待ちあい．完全予約制なので，長時間待っていただくことはない．
b：カウンセリングルーム．ゆったりした空間で，カウンセラーがともに，問題とその解決法を考えていく．
c：会議室．基本的には会議室だが，あまり会議はしていない．動作法や瞑想に使用していることが多い．

3 四段階方式の生物化学的認知行動療法

　当院で実践している EBM の一例として強迫性障害（obsessive compulsive disorder：OCD）に対する四段階方式の生物化学的認知行動療法について説明する．

　四段階方式の生物化学的認知行動療法は，Schwartz[1] が強迫性障害患者の脳機能画像研究に基づき開発した強迫性障害に対する認知行動療法で，自己治療のためのマニュアル[2] として 1996 年に発表し，1998 年に邦訳されている．その内容としては，

　第一段階　Relabel（ラベルを貼り替える）
　第二段階　Reattribute（原因を見直す）
　第三段階　Refocus（関心の焦点を移す）
　第四段階　Revalue（価値を見直す）
の四段階から成る[3]．

第一段階　Relabel（ラベルを貼り替える）

　頭の中に浮かんでくる，反復的に侵入してくる嫌な考え，衝動，イメージを強迫観念，強迫観念による不安や苦痛を予防したり，中和したりするために，反復的に行う行動を強迫行為として明確に認識し，症状の外在化を徹底する段階である．強迫観念や強迫衝動が頭に浮かぶたびに「これは自分自身の考えなのか，OCD の症状なのか」と患者自身で考えるように促すことで「手が汚れたと考えているのではない．手が汚いという強迫観念に襲われているのだ」，「鍵を確認する必要はない．鍵を確認したいという強迫行為に駆り立てられているのだ」と認識するようになる．「自分ではない．OCD だ」，「この嫌な考えが頭から離れないのは強迫観念だからだ」，「繰り返しの行

動が我慢できないのは強迫行為だからだ」,「強迫観念や強迫行為は脳が誤ったメッセージを送っているためだ.行動を変えることにより,脳の働きを変えることができる」と症状の外在化を徹底するとともに,自己評価の改善,破局的思考の改善を図る.

🔴 第二段階　Reattribute（原因を見直す）

　OCDの生物学的・神経心理学的な病態を理解する段階である.OCDを眼窩皮質,尾状核,帯状回,視床を中心とした神経ネットワークにおけるセロトニン・ドパミンの不均衡による機能異常であるとする神経ネットワーク仮説を説明する.併せて,強迫行為や回避行動が症状を悪化させているメカニズムについても行動分析を行い,強迫観念に対する認知・対処行動が症状を維持していることを理解できるように促す.「自分が考えているのではない.OCDという疾患によって,脳が誤ったメッセージを出しているにすぎない」,「自分の責任ではない.OCDという疾患にかかっているだけだ」,「自分が積極的に認知行動療法を行っていくことで,自分の脳の機能を正常に戻すことができる」とOCDの原因を理解するとともに,症状を克服するための対処法を理解できるようになる.洞察の改善を図り,治療への動機づけを高め,治療目標を明確化する.

　このように日々の診療のなかで,適切な治療を行うことで症状が改善することを具体的なデータに基づき説明することが重要であると考える.治療の動機づけの向上とともに,患者自身が治療者であることを自覚できるように促す.

🔴 第三段階　Refocus（関心の焦点を移す）

　曝露反応妨害法にあたる段階である.強迫観念や強迫衝動が浮かんだとき,我慢するのではなく,強迫症状と関連のない行動を自主的に行うことが重要である.一定時間（15分など）経ってから,強迫観念や不安の強さがどう変化したかを評価し,さらに一定時間関心の焦点を移すことを繰り返す.時間を決めて練習し,強迫症状に対する慣れではなく,積極的にreattributeによる認知の修正を促す.課題の設定では,必ずしも不安の程度に従い段階的に行うのではなく,ウィリングネスを重視し,なるべく具体的なメリットが強いものを課題とする.OCDに支配されない自主的行動ができたことを評価し,OCDにコントロールされる立場から,自身がOCDをコントロールできるようになることを促していく.

　四段階方式の認知行動療法では,認知の変容による行動の変容を重視する.診察場面では,成功した場面やうまくいかなくても自主的にチャレンジできた場面に面接の焦点を当て,そのときの感情や認知を自覚するように促す.ホームワークにおける課題はあくまでも努力目標であり,できなくても落ち込むことにならない.今までできなかった新しいスキルを身に付けようとすれば,最初からうまくいかなくて当然である.そのなかで,不完全であったとしても,できた部分に焦点を当て,「他の場面とどう違ったのか」,「なぜこのときはできたのか」,「うまくいった結果,日常生活はどう変わったか」,「成功した時の気分や自己評価はどうだったか」を明確化していくこ

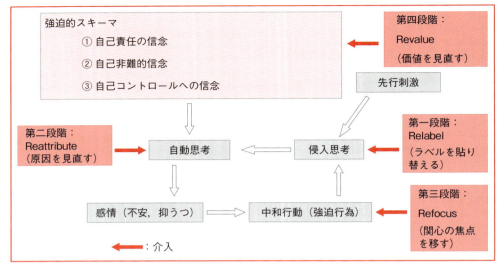

図 3 認知的概念化図と四段階方式の認知行動療法

(吉田卓史ほか. 臨床精神医学 2006[4] より)

とで，次回から成功する可能性を高めるとともに，動機づけの向上と自己効力感の向上を図る．併せて，現時点では対処できない症状があることを受け入れ，その症状によって自分を責めないようにする．

第四段階　Revalue（価値を見直す）

revalue とは，上記の3つの段階を繰り返し実行することで，強迫症状が軽減し，強迫観念や強迫衝動の正体を見極め，それにとらわれないようにする段階である．認知行動療法を繰り返していくなかで，スキーマが修正され，患者は自らの行動に自主的に能動的にかかわっていくようになる．

OCDの認知的概念図と四段階方式の認知行動療法のそれぞれの段階が主に介入しているポイントの関係を図 3[4] に示す．

このように治療計画を立て，実行するという流れができるように促していく．その結果，自ら症状の評価を行い，ホームワークの課題を作成し，実行するようになる．そうすることで強迫症状はさらに軽減し，自己コントロール感が回復する．強迫観念があっても，自分の行動や自分の人生の価値はOCDではなく，自分自身で決めていけるのだということが実感できるようになる．その結果，強迫症状は何の意味もなさないことが実感できるようになり，症状に煩わされることもないようになる．

4　おわりに

以上，西尾医院と京都認知行動療法カウンセリングルームについて概説した．さらに，当院における診療のポリシーとしてのEBMの実践としてOCDに対する四段階

方式の生物化学的認知行動療法の概要と日々の生活における認知行動面での変化が神経生理学的変化を起こしていくことを段階に応じて教育を行い，患者自身が治療者となる方法を援助していくことが重要であることを説明した．

長年，精神科に通院し薬物療法を受けてきた患者でも，「自分の病名に関する説明を医師から受けたことはない．薬についても気分を落ち着かせる薬，寝つきをよくする薬などの説明を受けただけで作用機序などは聞いたことがない」などと述べられることが珍しくない．現在の医療では，EBMとインフォームド・コンセントが重要であることは周知のことであるが，現実の精神科臨床ではそれが十分に行われていないケースもあるように感じる．

精神科臨床においては，他の診療科に比較しても，検査や他覚的所見よりも，患者自身の自覚的陳述が重要である．そのためには，患者自身が自分の疾患を理解し，状態を評価し，目標の明確化と目標達成のための方法を理解できるように促していくことが必要である．それを医学的知識・技術を用いて援助することが医療者の役割と考える．

それには，診断と今後の見通しをデータに基づいて説明する．治療法について，どのような選択肢があるのか，なぜその選択肢となるのか，それぞれの選択肢についての作用機序および効果とデメリットについて，患者に理解できるように説明する．そうすることで初めて，患者自身が能動的に治療者となり，自身の状態を評価し，目標を設定し，達成できるよう促していくことが可能となると考える．

文献

1) Schwartz JM, Stoessel PW, Baxter LR, et al. Systemic changes in cerebral glucose metabolic rate after successful behavior modification treatment of obsessive-compulsive disorder. Arch Gen Psychiatry 1996；53：109-113.
2) Schwartz JM. Brain lock. New York：Harper Collins；1996／吉田利子（訳）．不安でたまらない人たちへ．東京：草思社；1998．
3) 吉田卓史，太田　純，濱元泰子ほか．強迫性障害患者に対する四段階方式の認知行動療法（Schwartz）－症例を通して．臨床精神医学 2002；31：851-858．
4) 吉田卓史，井上和臣．神経症圏障害の認知療法の原則．臨床精神医学 2006；35：733-738．

K 特定精神療法特化型

35 クリニック臨床の工夫と楽しみ
——実学派こころ医者・逍遥記

原田誠一

原田メンタルクリニック・東京認知行動療法研究所

1 はじめに

精神科医がクリニックでの仕事を考え始める経緯はさまざまですが，

① まっとうな精神科臨床に対する世間の大きなニーズがある現状をふまえて（異なる申し上げ方をすれば，一部の精神科臨床の在りようへの懸念が存在することをふまえて），

② ある程度臨床経験を積んだ臨床好きの医者が，

③ 小規模で柔軟性と機能性に富み，自らの裁量で運営方針や治療構造を工夫しやすいクリニックという形態の中で，己が目指す臨床活動を展開する志を抱く

事情は，多くの場合に共通しているのではないでしょうか．これは精神科医が自分で開業する際にも，クリニックで勤務するときにもあてはまることが多いだろう．この①～③をふまえた拙いパロディーを弄すると，「臨床の，臨床（家）による，臨床のためのクリニック診療」となるであろうか．この視点・熱意・プランニングがクリニックでの臨床へと舵を切る原動力となり，その後の実践の形式と内容に大きな影響を与える．

しかるに，この志はあくまでスタートラインにおける初期設定であり，より本質的な営為が開業後に待ち受けている事情は，他のすべての運動体の場合と同様である．それはクリニックというしつらえを通して日々試行錯誤を続け，そこで起きる多種多

原田誠一（はらだ・せいいち） 略歴

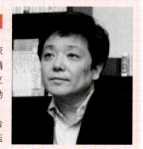

1957 年東京都生まれ．1983 年東京大学医学部卒．東京大学医学部附属病院精神神経科，東京都立中部総合精神保健センター，東京都立墨東病院内科・救命救急センター，神経研究所附属晴和病院，東京逓信病院精神科医長，三重大学医学部精神科神経科講師を経て，2002 年より国立精神・神経センター武蔵病院外来部長．2006 年 7 月より原田メンタルクリニック・東京認知行動療法研究所を開設．現在，原田メンタルクリニック院長．
主な著書として，『正体不明の声—対処するための 10 のエッセンス』（アルタ出版，2002），『統合失調症の治療—理解・援助・予防の新たな視点』（2006），『精神療法の工夫と楽しみ』（2008），監修として，『強迫性障害治療ハンドブック』（2006）〈以上，金剛出版〉，『強迫性障害のすべてがわかる本』（講談社，2008）など多数．

様な出来事を味わい評価して，必要に応じて修正を加える営みである．さらには，こうした経験の総体を臨床の場にフィードバックして，臨床の質の向上を目指す作業が営々と継続される．

本項では，こうした「船出の志〜その後の運営」にまつわる私的実情を記させていただく．変哲のない個人事情を綴る私記になってしまい恐縮ですが，医者になって30年間一貫して実践的な臨床活動〜研究を志向してきた一精神科医の実態をお伝えするなかに，少しでも読者諸賢にご参考にしていただけるところがあればと願っています．

2 わたしの開業事情－精神療法（認知行動療法），保険診療，臨床研究の三題噺

わたしがクリニック開業を意識した契機を3つのキーワードで述べるとすれば，「精神療法（認知行動療法〈CBT〉），保険診療，臨床研究」となりそうである．すなわち開業クリニックという場を通して，① 精神療法（特にCBT）をふまえた治療を，② 別料金を徴収しない保険診療の範囲で提供して，③ その経験をふまえた臨床研究を継続的に続ける，という自分なりのビジョンを抱いた．

ちなみにキーワードの一つを「認知行動療法」とせず，「精神療法（認知行動療法）」としたのにはワケがあります．私見ではCBTと他の精神療法は相補的な関係にあり，CBTだけやっていれば十分ということにはならないのですね．臨床の実践現場ではCBTのみで事足りはせず，CBT以外の臨床の知も適宜利用する柔軟性と統合性が求められるため「精神療法（認知行動療法）」とした次第です．この問題意識に基づいてある専門誌で特集を組んでみましたので，興味をお持ちの諸兄姉におかれましてはご参照いただけますと幸いです（『精神療法』誌 2013；39（4）．特集「認知行動療法をめぐる対話—これからの精神療法について語り合う往復書簡」）．

前述の3つのキーワードをわたしが強く意識するに至った背景の一つに，開業前に奉職していた国立精神・神経センター病院でCBT専門外来を運営した経験がある．2004年8月に国立精神・神経センター病院に就職したわたしは，樋口輝彦院長のご理解・ご援助のもと翌年4月にCBT専門外来を開設した．この専門外来を創始した意図は，「東京近辺でCBTを施行している医療機関は少なく，特に保険診療で行っているところは（当時は）ほとんどない．そのため，従来の治療で十分効果が得られない症例などにまつわるCBTへの大きなニーズが存在すると予測される．こうした切実な需要に対して，保険診療で（＝病院の経済的なメリットには，あまりつながらない形で）CBTを用いて対応することは，国立のセンター病院にふさわしい内容の一つではあるまいか」というものであった．

週1日専門外来を開設し（午前9時〜午後5時），「1セッションに50分，1症例につき計20回まで」という設定とした．創設期のスタッフは，医師1名（＝わたし）と外部の臨床心理士2名（開設当初から小堀 修先生，1年後から勝倉りえこ先生が研修生として参加）のみという，ささやかなチーム陣容であった．そして専門外来で

の診療を始めた直後から，月1回の研究会も始めた．ちなみにこの研究会は開業後も続いており，2013年に100回を迎えて現在も継続している．

専門外来でのさまざまな経験を通して，わたしは次のようないくつかの「想定」を抱くようになり，それがクリニック開業を意識する転機につながっていった．

想定1：CBTを組み込んだ保険診療に世間の大きな期待とニーズがある

CBT専門外来には，日を経ずして外部の医療機関からさまざまな患者が紹介されてきた．そのほとんどは，通常の薬物療法や精神療法やリハビリテーションで十分改善しないケースである．この経験を通して，CBTを組み入れた治療に対する患者・家族の大きな期待と切実なニーズがあることを改めて実感した．また，十分対応しきれないほどの紹介をいただくなか，医療機関側のCBTへの需要も大きい事実を知った．

しかるに，前述のように東京都内（あるいは関東地方，さらには日本全体といってもよいだろうが）でCBTを行っている医療機関は当時数えるほどしかなく，まして保険診療でCBTを施行しているところはほとんどないのが実情であった．こうした需要と供給のかなり極端なアンバランスの存在を改めて痛感したことが，CBTを行うクリニックの開業を考える契機となった．

想定2：保険診療で行う比較的短時間のCBTである程度の治療効果や患者・家族の満足度を期待できるだろう

CBTのセッションは通常1時間程度かけて行われ，国立精神・神経センター病院の専門外来でも50分の面接時間をとったことは前に記した通りである．CBTの各種エビデンスはこうした治療構造に基づくデータによっており，CBT専門外来での治療成績もまずまず満足のいくものと感じた．

しかるに，民間医療機関において現行の保険診療の範囲でCBTを行う場合，経営の視点が入ってくるため潤沢に時間を使うことは難しい．標準的な場合と比べて短時間のCBTとならざるをえないわけであるが，その条件でもそれなりの治療効果や患者・家族の満足度を期待できるのではないか，と想定（期待）した．

想定3：協働を通して質の高いCBTが実践できるし，よい臨床トレーニングや生産的な臨床研究にもつながる

この想定の背景にも，CBT専門外来での経験があった．専門外来では精神科医と臨床心理士が同席して面接を進めたが，その協働がよい臨床効果を生み出し，さらには互いに刺激し学びあう格好の教育の場ともなった．

加えて月1回CBT研究会を開いて研鑽に努めたが，こうした協働の形態が臨床研究を進めるうえでもプラスになると感じた．そして，これらを精神科クリニックで実践することも可能と考えた．

● 想定4：協働方式でも経営は成り立つ

　現行の保険診療のもとで協働方式をとっても，クリニックの経営はそこそこ成り立つと見込んだ．そして（僭越ながら）これがモデルとなり，CBT を組み入れた診療を提供する医療機関が増えるといいのだが，という淡い願いも抱いた．

　開業して7年を超えた現在，ここまで述べてきた4つの想定が（ある程度は）正しかったと感じている．次に，わたしのクリニックで行っている CBT を組み込んだ治療構造を紹介する．

3　開業後の実情①：治療構造について

　2006 年 7 月に開業して，1 名の精神科医（＝わたし）と複数の臨床心理士が協働しながら CBT をふまえた診療を行ってきた．周知のように，現行の保険診療の枠組みで臨床心理士が CBT を行っても診療報酬上のプラスはなく，また CBT を行うならば臨床心理士にすべて任せるという手もある．そのため，わたしは「なぜ，こういう方式をとっているのですか？」という質問を少なからず受けてきた．そうした際には「道楽です」と（半ば本音で）答えることが多い．なお 2010 年 4 月から精神科医による 30 分以上のうつ病に対する CBT が保険適用となったが，わたしのクリニックの診療はこの基準を満たさないので，通常の通院精神療法の範囲でさまざまな精神障害に対して CBT を行っている．

　初診は，（臨床心理士による予診の 15 分のほかに）わたしが 50 分かけて行っている．初診時には，通常の診療に加えて心理教育も施行して疾患ごとのオリジナル資料を手渡すことが多い．さらに，必要に応じて「思考記録を一緒に作成する」，「不安階層表の書き方を教示する」などの CBT 導入の作業を行い，次回（再診 1 回目）までの宿題を出すこともある．つまり CBT の導入は，精神科医が行う場合が多いことになる．

　再診で患者が CBT を希望する場合には，初めに臨床心理士が CBT をふまえた面接を行う．臨床心理士によるセッションは予約制で，20 分の時間をとっている．セッション終了後に臨床心理士が 10 分間でサマリーを書き，精神科医のもとにカルテが渡る．

　精神科医は，臨床心理士が記した内容に目を通して再診に臨む．診察時間は 10 分で，前回以降の経過を聞くとともに臨床心理士が行った CBT を話題にする．必要時には，精神科医が改めて CBT の追加・修正を行う場合もある．たとえば，「（時間の関係もあり）臨床心理士が十分扱えなかった内容をさらに聴取する」，「今回の診療のポイントを別の角度から検討する」，「追加の宿題を出す」などである．

　精神科医と臨床心理士の意思疎通は，カルテ上で行うほかに診療の合間に適宜話し合い行っている．加えて，月 1 回の研究会での症例検討などを通して交流を図っている．こうした治療構造で施行している CBT の特徴を，さらに以下で紹介させていただく．

4 開業後の実情②：クリニックで実践しているCBTの特徴

わたしのクリニックで行っているCBTに関して，（すでに述べた「保険診療」のほかに）以下の特徴を指摘できるだろう．

● 特徴1：CBTの施行を希望して受診する患者が多い

前に記したように，CBTを組み入れた診療に対する需要と供給のはなはだしいアンバランスが存在し，CBTを行っている医療機関が少ない事情もあり，患者の多くがCBTの施行を希望して受診している．もちろん当クリニックが初診医療機関という例もあるが，すでに治療を受けている患者が紹介状を持って来院するケースが多数派である．その際の主訴は，「病状が十分改善しない」，「再発を繰り返している」などの問題をCBTで治したいとか，「クスリをやめてCBTで治したい」という希望であったりする．

それでは，CBTを望んで来院する患者の多くがCBTの内容を知ったうえで受診するかというと，そんなことはない．むしろ，「内実を知らないまま，CBTに漠然とした（しかも過大な）期待を抱いて来院する」，「主治医や家族からすすめられて，内容がわからないまま受診する」割合が実は結構高い．また，CBTを希望して受診した患者のすべてがCBTを行うことにはならない．CBTに取り組んでみて自分には合わないと感じる患者は少なくないし，診断や処方の見直しなどで問題が解消してCBT導入に至らないですむ症例もまれではない．

ちなみに，「患者が自分にはCBTが合わないと感じる場合，どのように対応すればCBTに再導入できるか」という質問を講演会などでいただく機会がある．その場合わたしは，次のように答えることが多い．

「CBTに関する説明を再度したり進め方の見直しをするなどして，動機づけを高めることも大切でしょう．しかし，一般的に言ってCBTは患者にとってそう容易な作業ではなく，勇気・根気・工夫を要する結構厄介で面倒なもの．こうしたCBTに気が進まないと感じる患者がいても，当然のことでしょう．相性の良し悪しや，機が熟しているか否か，などが関係してくるわけです．」

「時折わたしは，『自分がうつ病などの精神障害にかかったとして，はたしてCBTをやりたいと思うだろうか．本当に，CBTに詳しい医師に診て欲しいと願うだろうか』と自問することがあります．その際の自らの返答内容は，『必ずしも，そうでもないなぁ．たとえばうつ病になったら，思考記録を書くのを"面倒くさい"と感じそうだ．ただし強迫性障害になったら，CBTを知らない治療者には診てほしくないなあ』となります．そして，自分の主治医になって欲しい精神科医として，（少なくともCBTにさほど詳しくない）何人かの先生方のお顔を思い浮かべます．」

「こうしたこともあり，患者が消極的な際には深追いせずに『それでは，今は無理にCBTをするのはやめましょう．CBTのことを覚えていて，またやってみたいと思ったら仰ってください』と返答する機会が多い．だいたい，CBTは相手に『柔軟な

考え方や行動パターンをとってみませんか』と誘う治療法ですから，治療者側が『絶対に CBT をやるべし』などと硬い態度をとってしまっては，言行不一致でおかしなことになりかねませんね.」

● 特徴 2：精神科医も CBT を行う

　精神科医が診療全体の管理を行うだけでなく，CBT にも関与して臨床心理士と協働している事情をすでに記した．管理を担当する精神科医と精神療法を受け持つスタッフが分業体制をとる方式が A-T split と呼ばれることがあるが，当クリニックの診療体制はこの名称には合致しない．あえて呼称を考えるとすれば，A-T split ならぬ TA・T collaboration（therapeutic administrator & therapist collaboration）とでもなるであろうか．

　この TA・T collaboration では，精神科医と臨床心理士が重複して CBT にあたるダブル診療となり，各自がアイディアを出し合って治療の進展に寄与できるメリットがある．特に治療が難航する症例では，複数の治療者が協働しつつおのおのの立場から接近法を工夫することで打開につながる場合が少なからずあり，ダブル CBT 方式が効果を発揮しやすい．わたしのクリニックには他の医療機関から紹介されてきた薬物療法抵抗性の患者が多く，CBT の実施も一筋縄ではいかないことが少なくないため，この TA・T collaboration を有効な治療方式と感じている．

　また，この治療形態には「患者が治療者に対する注文や陰性感情を表現しやすい」という利点もある．たとえば，患者が「精神科医に関する文句や苦情を臨床心理士に伝える」とか，「臨床心理士への注文を精神科医に話す」機会は少なくない．いうまでもなく，この種の対応は治療上の重要なポイントの一つであり，十分留意して応接するようにしている．

　なお，精神科医や臨床心理士の一方が CBT にかかわらない場合もある．たとえば，「患者が臨床心理士との CBT を希望しない」，「CBT は臨床心理士とだけを望む」場合などである．特に前者が少なくないが，その理由の一つは「臨床心理士との面接を入れると，待ち時間〜総診療時間が長くなってしまう」ことにあるようである．

● 特徴 3：各種精神障害を対象としている

　CBT で保険点数の対象となっているのは現在のところうつ病であるが，わたしのクリニックでは多様な精神障害を対象として CBT を行ってきた．いろいろな精神障害の CBT を行う方式の短所としては，スタッフが特定の精神障害のエキスパートとして最先端の治療内容を施行するのが難しいことがあるだろう．

　一方，このやり方の長所もある．一番のメリットは，（言わずもがなであるが）各種精神障害の CBT への需要に応えうることである．加えて，精神障害の相互関係をふまえた臨床研究を行いやすいという余得もあると感じている．その成果の一部を，本項末尾の参考文献で紹介させていただく．

特徴4：CBTの施行時間は短いが，回数制限を設けていない

前述のように，「臨床心理士の面接時間＝20分，精神科医の診療時間＝10分」というCBTの時間設定であり，オーソドックスなCBTと比べるとかなり短くなっている．ちなみに，長時間のセッションが必要で私費診療代を払える患者には，外部のCBT実施機関を紹介している．

一方，通常のCBTで設定されるセッション回数の制限は（現在のところは）設けていない．この条件下では，患者・治療者の双方が回数制限を気にかけずに，あせることなくCBTを行えるメリットがある．国立精神・神経センター病院の専門外来ではセッション数を20回と（通常よりはやや多めに）設定していたが，それでも「可能ならば，もう少し追加のCBTを行いたいのだが…」と患者・治療者双方が感じつつ終了した例が少なからず存在した．わたしのクリニックの現行方式では，こうした悩みは感じないですんでいる．

他方，回数制限を設けないデメリットも存在する．まずは，CBTを新規で受けることのできる患者数が減ってしまうこと．加えて，（回数制限が存在する場合よりも）患者の治療への意欲・動機づけが小さくなってしまい，長期間CBTを続ける症例が多くなってしまう傾向も否定できない．

特徴5：臨床研究や教育活動も行っている

前に記したように月1回の研究会を開催するなどして，臨床研究を継続してきた．精神科医と臨床心理士が協働しつつ臨床研究を進めるスタイルは，生産性と効率が高いと感じている．また，臨床心理コースの大学院（東京大学，聖心女子大学，大正大学）で精神医学〜精神療法〜CBTに関する講義を各半年間担当し，東京大学では客員教授として症例検討会に参加したり大学院生の論文指導を行っている．私的な印象では，こうした臨床研究や教育活動が診療水準の維持・向上に寄与していると感じている．

5 開業後の実情③：クリニックで実践しているCBTの問題点

日々営々とクリニックで行っているCBTには，当然のことながらいろいろな問題点もある．以下，思いつくまま列挙してみよう．

問題点1：予約を入れるのが困難

第一に，予約をなかなかお受けできないという問題がある．「保険診療でCBTを行っている珍しい医療機関」ということで何回かマスコミで紹介された経緯もあり，多くの新患希望をいただいており，精神科医1名のクリニックが有する対応能力をはるかに超えてしまっている．そのため現在は，新患受付を月に2回（月初と月中，午前9時から電話で受付）に制限しており，受診希望のニーズに応じきれなくなってい

る．こうしたなか，新患予約が取れない患者・家族の方からお叱りをいただくこともまれではない．またこのような状況にあるため，マスコミの取材はほとんどお断りしているのが現状である．ある先生から，「日本一予約の取れない精神科クリニックだね」という皮肉をいただいてしまった体たらくである．

　加えて，再診のCBT予約も十分受けられないという問題もある．たとえば，「患者は1週間後の面接を希望しており，治療上もその間隔が望ましいが，空いている心理の枠がないので再診を2～3週間後にせざるをえない」といった状況が例外的ではない．

● 問題点2：CBTセッションが慌しくなりがち

　当初より覚悟のこととはいえ，短時間で行うCBTがせわしくなりがちなことは否めない．一例をあげれば，本来ならば扱いたいテーマが現れても「時間がないので，すみませんが次回に…」などと対応せざるをえない場合が結構ある．また，本来ならば実施すべき内容（例：症状評価）を，必ずしも十分行えていない実態もある．

● 問題点3：待ち時間が長くなりがち

　臨床心理士との面接を終えてからカルテが精神科医のもとに届けられるが，そのカルテはすでに診療を待っている患者の後に入れる約束にしている．そうしないと，臨床心理士とのCBTを行わない一般患者の待ち時間がひどく長くなってしまい，不公平が生じるためである．しかるに，このやり方をとると「臨床心理士の面接」と「精神科医の診療」のあいだの待ち時間が長くなってしまう場合がある．

　もちろん，わたしたちクリニックスタッフも待ち時間の短縮に工夫をこらしてはいる．たとえば，新患・再来の予約受け入れ人数を制限しているが，これは「問題点1：予約を入れるのが困難」の解決と逆行する内容であり，極端な形ですすめることはできない．

　このように患者に負担のかかっている待ち時間であるが，多くの患者は文句を口にせず協力してくれている．また患者によっては，「心理面接の内容を整理してから診察に臨めるので，ちょうどよい」という配慮に満ちた発言をしてくれることもある．実際，待ち時間に患者がメモを書いている姿を見かける場面は少なくない．また，臨床心理士が強迫性障害の治療で曝露を行った後に，待ち時間を経て精神科医が会って馴化がどれくらい進んでいるかを聞く，などの待ち時間の有効利用法（？）もある．

● 問題点4：精神科医と臨床心理士の意思疎通の機会が必ずしも十分でない

　どの医療機関も同じであろうが，わたしのクリニックも終日かなり慌しく忙しい．午前9時から午後7時過ぎまで，昼休みの時間以外は常に診療に追われている状態である．こうしたこともあり，精神科医と臨床心理士が意思疎通を行う時間を確保するのが簡単ではなくなっている．また月1回の研究会で症例検討を行っているが，現在

● 問題点5：治療効果が十分得られない症例が存在する

クリニックへの通院を続けてCBTを行っているが，なかなか改善がみられない患者もかなり存在する．スタッフ一同の治療技術をさらに高める必要があるが，現在クリニックで実施していない治療法（例：集団精神療法，往診によるCBT）が有効と思われる症例も少なくない．そのような場合には，他の医療機関との連携・役割分担（協働）によって対応するようにしている．

6 開業後の実情④：クリニックで行ってきた臨床研究

開業以来現在まで，自分なりのペースで楽しみながら臨床研究を続けてきた．クリニックでの診療を始めた2006年7月以降に発表してきた文献の一部を，文末の「参考文献」に列挙させていただきます．

7 おわりに—こころ医者・回想記風の後書

本項で，わたしのクリニックの運営方針と診療の実際を紹介させていただいた．改めて振り返ってみると，自分が現在の形で臨床を行っていることには，医者になって以来30年間にわたる歴史を背景にした連続性と必然性があるように感じられる．

精神科の初期研修を受けた東大精神科は生物学的精神医学の研究が主流であり，短期間で不十分な形ではあるがわたしも手ほどきを受けた．そして「統合失調症の病前行動特徴」，「睡眠障害」，「統合失調症様状態を呈した自閉症症例の報告」（←清水康夫先生との共著で『臨床精神医学』誌に掲載された論文は，おそらくわが国初のこの種の報告です）などに関する発表を行い，その経験を通して研究の進め方や発表の作法を指導していただいた．こうした学恩を，今でも大変ありがたく感じています．

しかるに「現場で役立つ実学的な臨床研究」を志向する自分の偏頗な目には，正直なところ生物学的研究にやや隔靴掻痒の側面があるように映り，才能の乏しい自分が関与を続けても「日暮れて道遠し」の結果に至るのは確実と感じられた．

また，わたしが研修医だった頃は東大精神科には大学紛争の影響がまだ色濃く残っていた．当時，東大精神科は外来派・病棟派・分院派に分かれていて，相互交流はほとんどないといっても過言ではなかった．あまつさえちょうど宇都宮病院事件が起きた時期にあたり，のっぴきならない衝突に巻き込まれる機会も何回かあった．ノンポリのわたしは外来派に属して学んでいたが，病棟派の主張内容に共感する部分も少なからずあった．しかしながら一方的な主張が多く，ときに暴力的になることもある病棟派の運動方針に反発を覚え，また「現場で役立つ実学的な臨床研究」への姿勢がやや乏しいようにみえる点に不満を感じた．

こうしたなか，実学的な臨床研究を自分なりに独自に試行錯誤していこうと肚を決め，現在まで意識的にさまざまな経験を積んできた．たとえば，東京都立中部総合精神保健センターで精神科リハビリテーション～地域精神医療を学び，東京都立墨東病院内科～救命救急センターで内科医として研修を受け，東京逓信病院でリエゾン精神医学を実践した．加えていくつかの企業の産業精神保健に関与し，家族会をサポートする機会をいただいたり（例：全家連発行の雑誌への連載，全家連との日本版バーチャル・ハルシネーションの共同開発，東京都知的障害者育成会の活動への参加），離島（八丈島）での臨床を経験し，裁判所（津地方裁判所）の活動も体験した．これら諸々の雑多な経験は，現在の診療でもさまざまな形で役立っていると感じている．

　そして精神療法もあくまで「現場で役立つ実学」の一つとして学んできたのであり，決して精神療法の専門家として精進してきたわけではない．こうした何とも中途半端な自分が，結果的に徐々に精神療法の世界に深入りすることになった契機の一つは，精神療法の二人の師匠からいただいた薫陶のおかげと感じている．

　わたしの精神療法の師匠の一人は，東大精神科でデイホスピタルを主宰していた故・宮内　勝先生です．生活臨床の大家である宮内先生は，いま考えても抜群の臨床の実践家～研究者であり，デイホスピタルの管理者としての腕前も素晴らしかった．わたしが研修医だった時期が，従来の生活臨床の接し方が有効でない（むしろ禁忌である）統合失調症の一群（＝自己啓発型）の臨床研究を進めて発表を行うタイミングにあたっており，充実オーラを発している宮内先生のご様子から精神療法に関する研究の醍醐味を学んだ．さらにその宮内先生から，毎週1回デイホスピタルでの面接をテープに録音してスーパービジョンを行っていただくという，この上ない僥倖を得た．このありがたい経験を通して，精神療法の基本を仕込んでいただけたと感じている．

　そしてもう一人の精神療法の師匠は，神田橋條治先生である．当時，神田橋先生が東京で月1回開いていたグループスーパービジョンの会に年余にわたって参加した．そこで生活臨床とは異なる精神療法を学ぶことができ，自分の視野が大きく広がった．CBTへの興味をもったのも，グループスーパービジョンの参加者にCBTの勉強を勧めておられた神田橋先生の影響が強い．当時からいま現在に至るまで，何か拙文をしたためるたびに神田橋先生にお送りして，コメントをいただくことが続いている．そして神田橋先生からのご示唆が，常に自分の進む指針の一つになってきた．拙論の最後に，故・宮内　勝先生と神田橋條治先生への感謝を記させてしていただく所以である．

参考文献

① 単行本（単著）
- 原田誠一．精神療法の工夫と楽しみ．東京：金剛出版；2008．
- 原田誠一．強迫性障害のすべてがわかる本．東京：講談社；2008．
- 原田誠一（編）．適応障害．東京：日本評論社；2011．

② 単行本（共著）
- 神田橋條治，原田誠一，渡邊衡一郎ほか．うつ病治療―現場の工夫より．東京：メディカルレビュー社；2010．

③ 単行本（分担執筆）
- 原田誠一．適応障害．山内俊雄（総編集）．精神科専門医のためのプラクティカル精神医学．東京：中山書店；2009．pp40-43．
- 原田誠一．幻聴の認知行動療法．日本臨床心理学会（編）．幻聴の世界－ヒアリング・ヴォイシズ．東京：中央法規出版；2010．pp73-95．
- 原田誠一．情緒不安定性パーソナリティ障害で認知行動療法が有効であった一症例．井上和臣（編著）．パーソナリティ障害の認知行動療法．東京：岩崎学術出版社；2011．pp43-62．
- 原田誠一．統合失調症の精神療法．日本統合失調症学会（監）．統合失調症．東京：医学書院；2013．pp530-539．
- 原田誠一．双極性障害と強迫性障害の併存―「併存頻度と臨床上の特徴」および「薬物療法と認知行動療法の戦略」．貝谷久宣，佐々木司（編）．不安障害と双極性障害．東京：日本評論社；2013；123-146．
- 原田誠一．認知行動療法．八木剛平，渡邊衡一朗（編）．レジリアンス―症候学・脳科学・治療学．東京：金原出版；2014．pp104-119．

④ 専門誌での編集担当
- 特集 こころの悩みに強くなる．こころの科学 2009；144．
- 特集 対人恐怖・社交恐怖の臨床1,2．精神療法 2011；37（3，4）
- 特集 認知行動療法をめぐる対話―これからの精神療法について語り合う往復書簡．精神療法 2013；39（4）．
- 特集 先達から学ぶ精神療法の世界―著者との対話への招待．精神療法増刊第1号；2014．
- 特集 治療のゆきづまり―"次の一手"を工夫する．こころの科学 2014；178．

⑤ 精神療法，CBT全般
- 原田誠一，勝倉りえこ，児玉千稲ほか．外来クリニックでの認知行動療法の実践．精神療法 2007；33：678-684．
- 原田誠一，勝倉りえこ，杉山佳寿子．初回面接での認知行動療法の用い方．精神療法 2010；36：460-465．
- 原田誠一．認知行動療法を診療に活かす．臨床精神医学 2010；39：27-34．
- 原田誠一．受診を拒否する患者の家族相談をどうすすめるか．精神科 2010；16：550-554．
- 原田誠一，高木俊介．二人の精神科医の往復書簡―認知行動療法の技法と治療効果をふまえた症例検討．臨床精神医学 2012；41：991-1000．
- 原田誠一．喪失のさまざまな形と回復過程について．精神療法 2012；38：74-76．
- 山中康裕，原田誠一．表現療法との対話．精神療法 2013；39：539-549．
- 原田誠一．「アクセプタンス」の「受容」に困難を感じて，私は"漱石の煩悶"に共感すること．精神療法 2013；39：901-906．
- 原田誠一．精神療法の現状に「活」を入れる―西園先生の「一喝」を機に，自他の精神療法に気弱に「活」を入れてみた．精神療法 2014；40：11-20．
- 原田誠一．治療が手詰まりになった際の留意点と工夫―総合的観点から治療を見直すためのアドバイス．精神科 2014；25：412-418．

⑥ 統合失調症
- 原田誠一．生活臨床をふまえた精神科臨床．臨床精神医学 2009；38：185-190．
- 原田誠一．統合失調症のことばの処方―当事者の心理・生活を対象とする精神療法．岡崎祐士（編）．こころの科学増刊号 本人・家族のための統合失調症とのつきあい方―治療の考え方を見直す．東京：日本評論社；2010．pp186-191．
- 原田誠一．統合失調症の認知行動療法．精神科 2010；17：586-589．

⑦ 気分障害
- 原田誠一．単極性うつ病の睡眠障害と認知行動療法．睡眠医療 2012；6：253-258．
- 原田誠一．気分障害と不安障害の治療において．こころの科学 2014；178：58-66．

⑧ 強迫性障害
- 原田誠一．"隠れ"強迫・考．精神療法 2010；35：754-756．
- 原田誠一．強迫性障害と統合失調症．臨床精神医学 2012；41：29-36．
- 原田誠一．「コミュニケーション強迫」と「接触強迫」に関する覚書．精神療法 2013；39：714-717．

⑨ **社交不安障害**
- 原田誠一,勝倉りえこ,林潤一郎ほか.対人恐怖・社交恐怖の精神療法の基礎知識―投影・強迫・醜心・視線・実験・反芻をめぐる6つの断章.精神療法 2011;37:442-450.

⑩ **適応障害**
- 原田誠一.わたしの診療手順・適応障害.臨床精神医学 2011;40(増刊号):223-225.

⑪ **その他**
- 原田誠一.今宵も落語を聴きながら.精神療法 2009;35:481.
- 原田誠一.我が師の恩―本多先生への7つの感謝.本多裕先生追悼文集刊行会.睡眠学にそそいだ魂―本多裕先生追悼文集.2010.
- 原田誠一.「ヌードの夜」と「昼下がりの面接室」.精神療法 2010;36:831.
- 原田誠一.Vision! Passion! Action! Regression! 精神療法 2012;38:585.
- 原田誠一.解説―成田先生と母国語で対話できる幸せ.成田善弘.精神療法の深さ―成田善弘セレクション.東京:金剛出版;2012.pp305-364.
- 原田誠一.修羅の歩き方―丸谷才一と吉田秀和の遺稿に寄せて.精神療法 2013;39:2-3.
- 原田誠一.我流・家族教育の3つの余得.精神療法 2013;39:811.

K 特定精神療法特化型

36 ホリスティックアプローチを取り入れた精神科クリニック

松薗りえこ
Aglaia SUNctuary Clinic

1 Aglaia SUNctuary Clinic

　平成25年（2013年）5月に東京都港区南青山に開業した精神科・心療内科クリニックである．外装，待合・診察室とも，かたち・色彩・香り・音・手触りなど五感を総動員してやすらぎやリラクゼーションの効果を感じてもらえるよう工夫をしている．外観はピンクベージュ色の土壁でできていて，内装の壁は緑で「穏やかさと調和」を，診察室の壁の一部は淡いピンクで「愛と優しさ」を表し，パワーストーンや盛り塩などで場の浄化を図っている．アロマオイルや香木が香り，気持ちに優しく響く音楽を流す．

　患者がクリニックの前に立ったときから「手当て」は始まっており，診察中や終了後出て行くまで続くよう心がけ，なおかつクリニックを出てからの生活にまで波及していくように願いつつ見送る．医療機関であってもこころが落ち着き安心できる場の雰囲気をもつほうが効果的と思うし，「手当て」の場では，自分を含めた職員の心身の健康も大切であると考えている．「少しでも患者の役に立ちたい」と考える職員が集まっていてこそ，「手当て」の場は充実する．エステティックサロンと併設しているところも大きな特徴である．

2 ホリスティック医学

　長いあいだ，私の課題は治療のゴールをどこにもつかということだった．ずっと薬

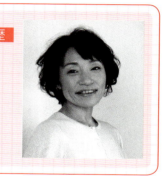

松薗りえこ（まつぞの・りえこ） 略歴

1992年東京女子医科大学卒．
1992〜97年国立国際医療研究センター精神科研修医・レジデント．
1997年逸見病院勤務．
2009年赤坂クリニック勤務．
2011年赤坂クリニック ホリスティック・ルーム開設．
2013年アグライアサンクチュアリクリニック院長．

を飲み続けてもらうことに抵抗を感じる患者がいたし，精神科医がよく使う言葉「飲み続けていても害にはならない」には，根拠が希薄な気がした．薬が絶対であれば，通院開始から治療終結まですんなりと進むはずだが，実際には数年間にわたり通い続けてもいっこうにゴールがみえない患者ばかり．自ずと「患者がこころから求めている治療とは何だろう」，「患者が真に幸せでいきいきと生活できることが治療のゴールなのではないだろうか」と考えるようになった．大うつ病性障害をはじめ，薬物療法を含めた標準的な治療を要する病態は多々あるし，薬物療法が精神科医療にもたらした功績は計り知れない．しかし薬を絶対的なものとして「施す」だけの治療には，「精神科医が主導して治す」というイメージがつきまとい，患者が受け身になりすぎて治療が停滞するケースがしばしばみられる．

　そのようななか，何か他のアプローチをと模索して認知療法と統合医療を学び始めたときに，ホリスティック医学に出会った．人間を肉体・精神・心・霊性の総体としてみること，健康を単に病気がない状態という消極的な意味では終わらせず，総体としての人間がバランスよく幸せに豊かに生活していくことをめざす，という考えは，西洋医学一辺倒だった私にとっては目新しかったし，同時に何かとても懐かしい気持ちにさせられた．精神科医として患者と向き合う自分らしい立ち位置を授かった気がした．

　霊性（スピリチュアリティ）に関してはオカルト的な感じがして受け入れがたいという意見もあるが，人間には物質的な側面以外の霊的な本質があるということは理解していただけると思う．1998年には，WHOの健康の定義「健康とは，身体的，精神的，および社会的にすべてが満たされた状態であること」の一文に，霊的という単語を付加することが提案された．霊性は人間の尊厳の確保や生活の質を考えるために必要で本質的なものだという判断だったようだ．結局審議は緊急性がないという理由で見送りとなり，健康の定義は現在も上記のままであるが，医師，特に私たち精神科医にとっては無視できないできごとだったと思う．万物には霊性が宿っているという概念は日本人にはもともとなじみの深いものであるし，特に精神科医療において，患者のなかにある霊性を無視していては治療が成り立ち難いと感じている．

　ホリスティック医学の定義に「自然治癒力を癒しの原点におき，患者自らが癒し治療者は援助する」とある．「自然治癒力」を高めるための「援助」として，「西洋医学も含めたさまざまな治療法を選択・統合」する統合医療とはこの点で合致する．「自然治癒力」がいきいきと働くためには，いのちを与えられた生命の一つひとつが「あるがままの姿」で，その「本質からの欲求」に従って生きていくことが大切である．またこれは，日本で生まれたオリジナルの心理療法である森田療法の考え方でもある．

3 当院におけるホリスティックなアプローチ

　当院には軽度から中等度のうつ病・適応障害・不安障害の患者が多く，ほぼ9割は女性である．また診断は何であれ，更年期症状や職務上のストレス，子育て，夫との

関係など女性のライフステージに相応したさまざまな悩みをもって受診する患者が多い．患者の気質・体質・おかれている環境や症状・悩みなどに合わせて，援助の計画を立てるが，その際にはからだへの侵襲が少ない方法から選んでいくというアルゴリズムを念頭におくようにしている[1]．順番としては「生活指導」，「医療気功（あるがまま気功）」，「リラクゼーションや瞑想」，「バッチフラワーレメディ」，「アロマテラピー」，「カウンセリング（あるがままメソッド）」，「プラセンタ療法」，「漢方」，「薬物療法」となっている．エステティックサロンではマッサージも受けることができる．患者の症状や悩みは一見千差万別にみえるが，根本的な問題は同じことが多いように感じている．人間には本来自然治癒力が備わっており，「あるがまま」でいることによって働きやすくなる．つらい症状や悩みにとらわれているときには，その自然な状態が障害されており，とらわれればとらわれるほど余計に症状や悩みが軽減しにくくなる．また，他人に対しても自分に対しても「あるがまま」を受け入れることこそが愛を与えることにほかならず，それができれば対人関係が飛躍的に改善するし，自然治癒力が働きやすくなる．この援助が，当院におけるホリスティックなアプローチの基本姿勢である．

4 当院に特徴的な治療方法について

「3 当院におけるホリスティックなアプローチ」にあげた治療方法のなかで，説明を加えたほうがよいと思われるものをいくつか紹介する．

● 生活指導

病の予防や再発防止も含め，患者がよりよく生きるための指針を見出す手助けをするために，患者の生活全般についての情報を聞き出し，問題点に気づかせ，改善を促すなどの介入を行う．具体的には，食生活や運動・睡眠の状態，アルコール・カフェイン・喫煙の問題から，趣味・住環境・職場環境・対人関係など多岐にわたる．改善が難しいものもあるが，ストレスが軽減し幸福感が増すために何ができそうかに「気づく」ことこそ大切と考える．また，「自分だけの静かな時間」や「自然とふれあう時間」をもてているか，パソコンやSNSなどで情報過多になっていないかなども気にするようにしている．

最近，ω3脂肪酸やビタミンDなど，抑うつに効果のある可能性が高い物質も明らかになっている．ω3脂肪酸はイワシ・サバ・ニシン・ベニザケなどに豊富に含まれ，いくつかの経路を経て脳の健康を最適化しており，双極性障害，注意欠如・多動性障害，分娩後抑うつ，季節性感情障害などに有効なことが科学的に証明されている[2]．食事から摂取する蛋白質を肉類中心ではなく，上記の魚類に切り替えるように指導したり，EPA・DHAのサプリメントを勧めたり，場合によってはω3脂肪酸エチル（ロトリガ®）を処方している．ビタミンDは気分を左右する神経伝達物質の活動を含む，脳の発達と機能に重要な役割を演じているらしいことが判明している．不

足すれば，認知機能の低下（特に高齢者），抑うつ，精神病と関連づけられている[2]．できるだけ日を浴びることを推奨するが，紫外線の悪影響も考慮して，紫外線がそれほど強くない午前10時までの時間帯に，外をウォーキングするなど，野外での労働や活動を増やすことを提案している．

医療気功（あるがまま気功）

東洋医学において「気」は人間という生命の「場」に流れているある種のエネルギーと解釈され，全身をくまなく巡っているものと理解される．気功は，この「気」の流れの滞りを整え，本来身体に備わっている秩序を回復することを目的とする．「気」がうまく流れていないと心身の健康に悪影響を及ぼすといわれており，私はもともと身に付けていた気功と，マイルドな整体とを組み合わせた独自の医療気功を「あるがまま気功」と名づけて行っている．身体の数か所に軽く触れる・軽くゆすることを行いながら時間にして10分弱「気」を流していく簡単な手技であり，副作用は皆無である．身体にゆがみ・ねじれ・こわばりがあると，抑うつや意欲の低下・疲れやすさ・不眠・自律神経の不調などさまざまな症状が引き起こされるが，「あるがまま気功」は，身体が本来の状態に戻り心地よいバランスを取り戻すことをめざす．また身体がゆるむことによるリラクゼーション効果も高い．医者が身体に触れることは古くからある「手当て」行為であり，患者に安心感ややすらぎ・つながりの感覚をもたらすメリットもある．

リラクゼーションやマインドフルネス瞑想

心身の不調にリラクゼーションが効果的というのは定説となっており，方法もさまざまあるが，当院では日常生活に簡単に取り入れられる「呼吸法」の指導をしている．アンドルー・ワイルが提唱する「4・7・8呼吸法」[2] 単独かもしくはイメージをプラスした呼吸法をお教えしている．「呼吸」はからだとこころをつなぎ，意識と無意識をつないでいる．「呼吸法」を行うことで，不随意神経系にアクセスして，意識ではコントロールできない機能への介入を可能にし，落ち着かないこころを沈め，注意集中や瞑想を促進させる[2]．そして，「呼吸法」そのものは「霊性」を意識する第一歩であり，本来の自分と出会う窓口でもある．自然体であるがままの自分に「気づき」受け入れることができれば，さまざまな精神症状の改善につながる．

「瞑想」については「呼吸法」をさらにふくらませたものとして私はとらえている．「瞑想」がもたらす効果は，「呼吸法」と同様，もしくはそれ以上である．マインドフルネス瞑想は，「今，ここ」に意識を集中して，浮かんでは消える考えをただ受け入れて流していく方法であるが，注意集中が増すだけではなく，思考をただあるがまま「気づき」，「受け入れる」ことをめざす．普段の生活においても，自己ととりまく世界をあるがままに認知し，「今，ここ」だけを大切に生きることができれば，ネガティブな感情の入り込む余地はないに等しい．また瞑想中はθ波が優位となり，深いリラクゼーションを伴った「静かなこころの領域」を経験する．そこでは普段はせわし

なく動いている頭の中が静まって，自分は自然・宇宙の一部であることや，存在するすべてのものと深くつながり・結びついているという認識に至るともいわれ，生きていくうえでのポジティブな哲学をもたらす可能性も高い．なお，長期にわたる瞑想体験は左前部前頭葉の活動の広範な上昇があると報告されており，この部位は肯定的感情の状態に関与するらしい[2]ことが解明されている．

アロマテラピー

「アロマテラピー」という言葉は科学者であり調香師のルネ・モーリス・ガットフォッセが生み出したとされる．彼は実験中にひどい火傷を負い，すぐにその手を薄めていないラベンダーの精油に浸すと，痛みがひき，跡形もなく治ったことから，精油のもつ治癒力のとりことなり研究に没頭したと伝えられる．

精油を使用した心身のケアは現時点では民間療法の域を出ないが，現在では科学的な研究も行われるようになり，抗菌・抗ウイルス作用，抗炎症作用，鎮痛・鎮静・覚醒などの作用が明らかとなってきて，医療場面に活用する動きもさかんになっている．たとえばラベンダーの香りは副交感神経を刺激し，自発脳波でα波が増加するなどリラクゼーション効果が高く，薬理作用としては，抗けいれん作用，鎮静作用，抗不安作用があることがわかっている[3]．また，グレープフルーツにもストレス負荷後の脳波でα波帯域の周波数を増加させる傾向があり，リラックスさせながら覚醒水準を増加させる可能性があることが示唆されるなどの報告がある[4]．当院では数種類の「オーガニックエッセンシャルオイル（精油）」を心身のケアに使う指導をしている．

カウンセリング（あるがままメソッド）

森田療法の「あるがまま」とマインドフルネスを取り入れた独自のカウンセリング「あるがままメソッド」を行っている．恥ずかしながら勉強不足をさらけ出すと，森田療法は大学生のときに習ったものの深い認識には至らず，自分の治療のベースになるとは最近まで思っていなかった．認知行動療法やマインドフルネスなどの心理療法を学んでいくなかで，自然と「あるがまま」という考えに着地し，「あるがままメソッド」と名づけてカウンセリングを行っていたが，ある研究会で別の精神科医に「それは森田療法ではないか」と言われ，慌てて本を読んだら明らかに森田療法なのであった[5]．症状をネガティブなものととらえて排除しようとする西洋医学や既存の心理療法に対して，症状も感情もすべて「あるがまま」に受け入れて，目的志向に行動しようとする森田療法の東洋的思想と哲学は，マインドフルネスが注目されている今の時代に非常に合致している．またマインドフルネスの，浮かんでくる考えを判断も評価もせずにただ「あるがまま」受け入れ，「今，ここ」に意識を集中するという技法との類似点は明らかである．外来で簡単にできる森田療法・マインドフルネスの技法である「あるがままメソッド」をこれから専門家のみならず，家庭規模にも普及させたい．

● プラセンタ療法

　プラセンタとは「胎盤」のことで，ヒトの胎盤から抽出したエキス由来の注射剤は1950年代に開発された．現在，医療用注射剤として，肝炎・肝硬変・更年期障害・乳汁分泌不全に保険適用となっている．胎児の発育を支えるプラセンタには蛋白質・アミノ酸・脂質・糖質・ビタミン・ミネラルはじめ，核酸やムコ多糖類・酵素など人間に必要とされるほとんどの栄養素が含まれている．また，全身の細胞を活性化するさまざまな「成長因子」が存在することも確認されている．現在，確認されている薬理作用は，自律神経調節作用・内分泌調節作用・免疫賦活作用および免疫調節作用・基礎代謝向上作用・抗炎症作用・強肝および解毒作用・活性酵素除去作用・血行促進作用など幅広い．そのため，アレルギー疾患・産婦人科疾患・自己免疫疾患・肝臓疾患・整形外科疾患・皮膚科疾患はもちろんのこと，うつ病・不眠症・月経前緊張症・自律神経調節障害にも有効性が認められている．

　生薬としてのプラセンタ，つまり紫河車（シカシャ）は中医学でいう「補正」（正気の増強，免疫力の強化に相当）の作用にすぐれている．人体の免疫力をつかさどる構成要素とされている「気」（生命エネルギー），「血」（血液の機能と，精神安定および筋肉や眼，皮膚を潤す作用），「水」（血液以外のすべての体液）のすべてを補うという，非常に優れた働きをする[6]．加えて生薬の特性として安神作用（精神安定作用）があるといわれている．

　当院では通常の皮下注射による投与のほかに，つぼ注射も行っている．特に腰痛や肩こり，坐骨神経痛など鍼灸治療の適応となるものには効果が高いと考えている．プラセンタを該当するつぼに皮下注射することによる刺激作用にプラセンタ自体の効果が加味されて，治療成績も比較的よい．

● マッサージ

　マッサージを受けると血液中のコルチゾールレベルが下がり，白血球数が増加するなど免疫機能が高まるといった報告があると同時に，オキシトシンの分泌が増大することがわかっている．オキシトシンはリラクゼーションをもたらし「やすらぎと結びつき」の感情を促進させ，性格を穏やかにし，学習機能の向上をもたらす[7]ことがわかっている．当院ではエステティックで全身のマッサージを受けられるが，美容目的の要素が大きいため，経済性も考慮して簡易にマッサージを受けられるような方法を今後は考えていきたい．

5　まとめ

　当院におけるホリスティックなアプローチについて具体的に説明した．人間を肉体・精神・心・霊性の総体としてみると，心と身体はつながっているという認識に至る．そして心も身体も私たちを形作っているものすべては，どうすれば本来の姿や働

きになるのかを知っていて，常にそのように精密に調整している．これが「あるがまま」の姿なのである．健康とは，決して病気にならないことではなく，病気になっても元にもどる弾力性をもっているということである．それを「信頼してゆだねる」ことができれば，本来の自然治癒力が発動しやすくなる．「あるがまま」を受け入れ「信頼してゆだねる」ことを援助し，自分や取り巻く世界にも信頼をおくことができるように導いていく「あるがままメソッド」は短期間で効果が期待でき副作用が少なく，セルフカウンセリングにも使えるシンプルな技法である．専門家のみならず家庭規模での普及ができれば精神科患者の減少にも役立つし，「あるがまま」に満足し幸せに生きる人が増えれば社会も潤う．

患者も「薬以外の治療」を望むことが年々多くなり，精神科領域においても代替医療・統合医療の役割はますます大きくなっていくであろう．副作用が少なく効果的な治療法を模索しながら，今後も新しい知見を常に取り入れることを恐れず，患者や社会のためにも進化し続けるクリニックでありたい．

文献

1) 神田橋條治．精神医学の知と技 技を育む．東京：中山書店；2011．
2) Weil A. Spontaneous Happiness. London：Hodder & Stoughton；2011／上野圭一（訳）．うつが消えるこころのレッスン．東京：角川書店；2012．
3) 由留木裕子．ラベンダーの香りと神経機能に関する文献的研究．関西医療大学紀要 2012；6：109-115．
4) 村松 仁．精神負荷に対するグレープフルーツの香りの効果．山梨医大紀要 2000；17：42-47．
5) 北西憲二．実践森田療法．東京：講談社；1998．
6) 長瀬眞彦．更年期障害，疼痛，美容などにプラセンタ療法―抽出エキスの皮下注射やツボ注射，サプリメント，化粧品で．東京：ハート出版；2011．
7) 山口 創．皮膚という「脳」―心をあやつる神秘の機能．東京：東京書籍；2011．

K 特定精神療法特化型

37 認知・行動療法と森田療法の統合の試み
――思春期・青年期臨床の立場から

竹田康彦
福岡心身クリニック

1 はじめに

　近年の思春期・青年期患者は，生活技術や対人関係能力の学習不足や偏りがあり，思考・感情・身体感覚等の体験をつかむ力や不安を抱える力が弱く，問題解決能力が低い．さらに発達特性や対人トラウマの影響が治療を困難にする．また理想を過度に求め，他者の評価にとらわれ傷つき，衝動行為を繰り返しひきこもる等，境界例水準の病態を示す．筆者は，ショートケアで森田療法的な根本的受容を行う家族的治療構造を保ち，まずスタッフにほどよく依存させ安心感を与えながら生活技術や苦悩耐性を育み，その後に認知・行動療法（CBT）により行動連鎖分析・機能分析・解決法分析を行い，患者の願望や行動レパートリーを活かして症状・問題行動の治療を行い，生活しやすい方向へ行動変容を促す．さらに，「あるがまま」を受容し気づきを促し生き方を扱う森田療法へ展開している．CBTと森田療法を統合する過程で，弁証法的行動療法（DBT）[1]を採用することで変化と受容の均衡が取れ，治療者-患者関係が安定しわかりやすい治療が可能になったと思う．具体的に事例を示し治療について述べたい．

2 症例にみるCBT, DBTから森田療法への治療過程

　症例：Y，初診時17歳，女性．
　診断：気分変調症，自閉症スペクトラム障害圏内．

竹田康彦（たけだ・やすひこ）　略歴

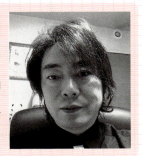

1965年福岡県生まれ．
1990年九州大学医学部を卒業後，同大学精神科入局．
国立肥前療養所（現 肥前医療センター）にて山上敏子先生から行動療法，内村英幸先生から森田療法を習う．
八幡厚生病院，疋田病院勤務後に2003年から福岡心身クリニック勤務．主に思春期青年期患者の治療を行う．
2007年より福岡心身クリニック院長．

主訴：家庭内暴力，自傷行為，抑うつ気分，全身倦怠感，対人恐怖．
家族構成：父方祖母は認知症．父は真面目で仕事中心．母は介護で疲れ，甘えられなかった．
生活歴，現病歴：出生時発達異常なし．元来内向的で完璧主義．幼少時は一人遊びが多く，よくけがをしていた．母親の手伝いをしたが，具体的な指示が必要であった．9歳から祖母の暴言暴力が激しく，腹痛・微熱で学校を早退することが増えた．10歳から友人との衝突が増え，いじめを受け不登校傾向となった．家ではアニメに没頭するようになった．中学進学後は完全に不登校となり，たまに母親とアニメの催しに行く以外は外出せず，昼夜逆転し自室にひきこもっていた．X−1年（16歳）死にたいと泣き叫び，暴言暴力・自傷行為，自殺未遂を繰り返し近医精神科を受診した．診察中「別に」，「ふつう」としか答えず入院は拒否，薬物療法を受けた．暴言暴力や自傷・自殺未遂が増え，X年2月当院を紹介され初診した．
初診時所見：緊張強く視線が合わず，希死念慮や抑うつ気分，全身倦怠感，対人恐怖について聴くと頷いた．いろいろ質問するといらいらして激しく頭を叩いた．鎮まるまで待ち，質問を白板に書きながら診察した．「アニメの時は何も考えぬが，それ以外はゴチャゴチャ考えて何もできず，モヤモヤして暴力・自傷し，その後死にたくなる」ことや「自分がわからない，制御できず困る」ことがわかった．情動を認証[1]しながら悪循環の行動分析を図示し，「楽しいことをたくさんして青春したい」希望を目標に治療導入した．混乱を防ぐために視覚的な白板や日誌で補助して診察し，単独通院できず母親が車で送迎した．

🔴 家庭生活・通院が安定した時期—CBTへ導入，マインドフルネススキル（DBT）

　日誌に，一日の気分や食事・睡眠時間や暴力・自傷時のきっかけと身体感覚・感情・思考といった反応，そして結果を母親と観察し記載させた．「暇だと全身に力が入り，モヤモヤしてゴチャゴチャする．暴力・自傷ですっきりするが，すぐに自責的になり苦しくなる．寝ると鎮まるが生活は好転せず死にたくなる」とわかった．
　まず腹式呼吸や筋弛緩法を指導し，「暇な時」は身体反応を観察し緊張部分は緩め，動かしたい部分は動かす練習[2]をした．「胸を反らし上を向いて吸気し，下を向き頭を抱え息を吐く動作を腹式呼吸しながら行う方法」が，動作中はモヤモヤ・ゴチャゴチャがストップし筋緊張が楽になり実行しやすいと有効であり，「ストップ休憩」と名づけ筋緊張時や「暇な時」に行った．
　さらにショートケアのドラムに興味を示し指導した．ドラムでは，音や叩く感覚・運動に集中すると不快感情や思考連鎖を中断できることを体験し，また心地よく音を出すためには上虚下実・腰肚中心（丹田呼吸法で上半身の力を抜き，両足を肩幅位に開き膝を軽く曲げ足指で地面を掴む．帯を締め腹の中心を作り，中心から手足を動かす）を意識する[3]とよいと体感した．加えて森田療法の初一念や「今，ここ」の説明・指導をした．全身運動の心地よさを経験し，次第に家で「ストップ休憩」に続きドラム練習や母親と家事を行うようになり自傷・暴力が減った．

X+2か月毎日来院を希望し,「一人で電車で来ること」を目標にした.電車では大声・騒音や視線が苦痛であり,悪口を言われ笑われていると感じ怖くて固まると訴えた.聴覚・視覚の過敏さが強く,耳栓や音楽を聴くことや縁のある眼鏡をかけて刺激遮断することで対処し効果があった.さらに派手な服を着ると開き直り不安が減ることに気づき実践した.派手な服とイヤホン・眼鏡,さらに腹式呼吸や景色を見て「今,ここ」に専念し,段階的に電車通院を練習し単独通院可能となった.

● 体験を認証・受容,活動増加の時期—CBT,マインドフルネス・苦悩耐性スキル(DBT)

X+3か月,同世代の患者たちがいると「モヤモヤ・ゴチャゴチャして,自分がわからなくなる」と不穏状態となった.暴れずに「モヤモヤ」,「ゴチャゴチャ」と漠然とした感情・思考を観察し具体的につかみ,伝えることを目標にした.まず,治療者が「同じ立場だと同世代の子を見ると怖い・羨ましいと感じ,自分はだめだと考え悲しくなり,さらに自分に怒ると思う」と感情・思考をつかむモデリングをして練習させた.次に感情・思考は放っておくと時間とともに山型の曲線で鎮まることを体験させた.感情・思考を非判断的に観察・叙述し,腹式呼吸や「今,ここ」の動作での身体感覚に注意を向けてやりすごす練習をした.「モヤモヤ」は恐怖・怒り・悲しさ・羞恥心・妬みの感情の塊であり「ゴチャゴチャ」は自責的被害的思考の塊と気づき,暴れずに伝えるようになった.スタッフに情緒応答され認証・受容されたなかで,イラスト書き等の適応的行動をとった.

さらに活動増加に従い出現する問題行動の行動連鎖分析を行った.出来事-身体反応・感情-自動思考-自動的外顕的行動の連鎖を示し,行動を流れとして整理することを繰り返した.「作業を行う時は,上半身が緊張し,過去のいじめを思い出し,完璧でないと嫌われると怖くなり,完璧を目指し行動するが疲弊し中途半端になる.自分はだめだと憂うつになり,解決策をいろいろ考え混乱していらいらが増す.身体疲労感・制御不能感で暴力・自傷,絶望感で死にたくなる悪循環」と,流れとして行動をつかみ「自分がわかる」ようになった.問題行動に至ることに対し,解決法分析を行った.作業時はアラームを20分ごとに鳴らして「ストップ休憩」をとり,「ゆっくり丁寧に,今できる必要なことを一つだけ行う」と声に出しペースダウンする練習をした.作業の転換が上手になり,問題行動が減った.

X+6か月,高校進学を希望したが,他生徒との会話や勉強への恐怖感で考え込み寝込む状態となった.希望が強いとその分恐怖感も強くなることは自然であることをオセロに喩えて説明した.「高校で安心してすごす」希望に沿い,短期目標を具体的明確にした.恐怖に耐え,「考え込み」は「ストップ休憩」で断ち,臨床心理士に勉強を教わることや同世代グループに参加し会話に慣れるなど「今,ここ」に専念させた.

● 他者とのかかわりが増えた時期—対人関係・感情調整スキル(DBT),認知療法

同世代グループに参加する際に,微笑んで相手の話に興味を示し頷く練習を鏡を使

って行い，治療者と句読点の箇所で相手の目を見る練習をした．さらに自他の認証，自分と違う意見でも相手の一意見を認めつつ自分の意見も否定しないことを心がけ，「にっこり堂々と，ゆっくり丁寧に」を合言葉に，ただその場にいる練習をした．グループ開始時と終了時の恐怖・緊張度を点数化し，点数が時間とともにまた回を重ねるごとに下がる体験をした．また感情調整スキルとして，前日の不眠・食事の乱れ・月経前・体調不良時は不快感情が激しく，気が散り，ドラムがうまく叩けないことへの気づきを利用し，来院時のドラムの安定度を点数化して，安定度が高い前日の日課を振り返り，いくつかの日課表を作り生活を構造化した．「自分の体調のつかみ方や食事・睡眠・休憩の仕方」がわかり，また「動く時と考える時の均衡を保つと気分が安定する」とわかった．メンバーからYさんは穏やかで話しやすいと評価され，思いやりや理解される体験を経て他者への安心感が得られた．

　また，グループでの出来事を通し認知療法を行った．発達特性（自己・他者・社会の情報処理や実行機能の問題）を考慮し，自動思考・媒介信念・スキーマの修正[4]を行った．非機能的な認知が形成されたことは妥当であり理解できることを認証し，現在は不要になった「考え方の癖」として説明した．また認知修正は，視点を増やし自動的感情・外顕的行動を変化させ，行動レパートリーを増やすことと説明した．白黒思考・べき思考を中心に表に記入し，考え方の癖でみる現実と実際を比較・検討・反証を繰り返した．次第に無能・無価値・愛されぬといった自己スキーマが「あるがままの自分でよい」と変化し，悪意に満ちているといった他者・社会のスキーマが「あるようにある」と変化した．

● 生活拡大した時期—CBT，DBT そして森田療法の「純な心」による即時対応

　X＋8か月，通信制高校進学．友人たちと話すと「みんなとうまく話さなくては」とあわて，混乱し悪循環にとらわれるといらいらする状態となった．森田療法の「純な心」を「動機づけを伴う一次感情」として説明した．「うまく話さなくては」の前に，「悔しい」という一次感情があり，同時に「自分の意見を言い，認められたい」願望があることに気づいた．「純な心」をつかむ練習を行った．さらに願望に沿い「感情・思考を整理して，ゆっくり具体的に言葉にする．3回腹式呼吸し，間を空け，相手を見て，伝えたいことは繰り返す」ようにした．グループで発言できずに身体緊張し「うまく話さなくては」と考えだし悪循環となる前に，「ストップ休憩」で思考中断して身体緊張をとり，「純な心」の悔しさと認められたい願望をつかみ，具体的に伝えたいことを書き出して発言する練習をした．次第に学校で「堂々とニッコリ相手の意見に頷く．間をとり純な心をつかみ，ユックリ・キッパリ意見を伝える」を合言葉に実践し，友人たちと必要な会話ができるようになった．

　X＋1年，友人と自由に遊びに行きたいと必要な費用を計算しアルバイトを始めた．予定変更が苦手で極端に反応した．予定変更に続く一次感情の「悲しみ」等をつかみ，「悲しみ」と表裏一体（相即・対性）としてある「充実した時間をすごしたい」願望に沿った今できることを書き出して損得分析し，メリットの多い順に行動計画を立て

専念する練習をした．感情はやりすごし，自動思考は「悪循環を起こす考えをもっている」と外在化し脱中心化させ，後で修正した．急な変更は折り合いをつけ，一人で映画に行く等臨機応変に対処するようになった．交友関係が広がるとともに衝突も増えた．相手と自分の感情・思考・行動を交互に書き，相互関係の連鎖分析をした．DBTの中道を歩むスキル[5]をもとに関係性を「部分と全体」，「刺激する者と反応する者」として認証し弁証法的に考える練習をした．「友人と衝突しても大切な部分は伝えられるようになった」と語り，友人たちと一泊旅行したことをうれしそうに報告した．家で不安が高い時は，母親が「抱きしめ情動認証し，呼吸を合わす－合わされる・ずらす－ずらされるという間身体レベルで共感・共振する方法」[6]で「あるがまま」のYさんを受容し安定させた．

自立に向かった時期―森田療法主体

X+2年，大学進学し単身生活，投薬なく森田療法を主体とした．考え込み悪循環になる前に「純な心」を確かめ，目的本位の行動をとった．「自分はだめだと落ち込むこともある．気分の揺れとつきあいながら「純な心」（一次感情の悲しさや悔しさと相即・対性の向上したいという願望）をつかみ，素直に人に聴き工夫して行動するとうつにならない」とすばやく対処した．他県のライブに一人で行く際に，孤独で怖いと訴えた．感情は受けとめライブを観る目的に従い，音やステージの動きに注意し身体を共振させ観客になりきることを指導した．「怖かったが心地よく，友人もできた．みな悩み孤独であることがわかり，つながっていると感じた」とうれしそうに報告した．現在，「不器用だがあるがままでよい．変えられる行動は変え，変えられない感情や人の評価は自然に任せる」と安定しており，「悩んでいる自分を青春だと思う」と語っている．

3 治療の構成

認知・行動療法での流れ

まず体験をつかむために，「モヤモヤ」という複雑な感情を一次感情－二次感情等の流れとして非判断的に観察・叙述し，「ゴチャゴチャ」という思考も一次自動思考－二次自動思考等の流れとして観察・叙述し整理する．次に問題行動を出来事－一次感情・身体反応－自動思考－二次感情－外顕的行動，と行動連鎖分析する．この過程で情緒応答を行い認証・受容を促し，また激しい感情へ曝露し低減させる．そして「どうありたいか」を明確化し，細かなステップに分け治療の方向づけを行う．

その後に患者の行動レパートリーを活かし，症例に示したように筋弛緩法や思考中断法による「ストップ休憩」等の取り組みやすい方法をつくり，対処できる経験をさせる．漸次曝露反応妨害，モデリング，行動リハーサル，オペラント技法等を用い症状を軽減させ，生活しやすくさせる．また生活スキル不足はDBTのスキル技法を採

用する．この際マインドフルネス・苦悩耐性スキルでの自己受容とともに，変化のための感情調整・対人関係スキルをスタッフに根本的受容されたショートケアで実践することで，肯定的気分のなかでの適応的行動の自然な形成・強化・汎化につながり，継続的な CBT が可能となる．

行動活性化し自己効力感が得られた後に，認知療法で自動思考・媒介信念を繰り返し修正し量質転化を目指す．また DBT で「中道」を強調し，自己矛盾を受容させる．今までの思考行動を癖として認証・受容しつつ新しい思考行動へ変化することで，機能的なスキーマが生じ「あるがまま」の受容が可能となる．

● 森田療法での流れ

「あるがまま」がわかり生活力がついた後に，一次感情と相即・対性である願望をつかむ練習を行う．次に感情・人の評価等の変えられないことは受容させ，願望に沿った「今，ここ」の作業に専念させる．すなわち「純な心」をつかみ「目的本位」の行動の指導を行い，ショートケアでスタッフと実践しながら生活を構造化する．次第に症状の意味に気づき，即座に「とらわれ」の打破を行い，「感じ-直観」による行動をとること[6]で臨機応変の対処ができるようになる．そして DBT の改善のための「受容」が，森田の「生き方としてのあるがままの受容」へつながり「調和」を目指す生活となり安定する．

● ショートケアの流れ

ショートケアは，① 看護師が母親的役割をとり，呼吸法やマッサージを通し共感・受容する段階，② 臨床心理士が兄弟的役割をとり，ヨガや作業をマインドフルにまた上虚下実・腰肚中心を意識して行うモデリングをして生活・行動をつくる段階，③ 寄り添って学習会（CBT・DBT，森田療法）に導入し，単独ですごさせていく段階，④ 社会参加を支える段階の4段階から成る．一貫して間身体的な受容を行う．また家族会で，行動分析や情緒応答の練習等の行動療法および森田療法の心理教育を行う．

4 おわりに

第三世代の CBT，特に DBT は森田療法に類似する．森田療法は弁証法的治療観をもち[7]，生き方を指導し治療する．体験が希薄で自我が未熟な若年患者は，受容しながら生活スキルを高め実体験を増やすことが不可欠であり，行動形成・変容し症状軽減させることが必要であり，DBT が有用である．さらに東洋的身体技法を取り入れた森田療法を行うことで安定した回復や生活につながる．森田療法を「地」，DBT を採用した CBT を「図」とし統合した治療法[8,9]が，わが国では実践しやすく，さまざまな患者に応用可能と考えている．

文献

1) Linehan MM. Cognitive Behavioral Treatment of Borderline Personality Disorder. New York：Guilford Press；1993／大野　裕（監訳）．境界性パーソナリティ障害の弁証法的行動療法．東京：誠信書房；2007．
2) Ogden P, Minton K, Pain C, et al. Trauma and the Body：A Sensorimotor Approach to Psychotherapy. New York：W. W. Norton & Company；2006／日本ハコミ研究所（訳）．トラウマと身体―センサリーモーター・サイコセラピー（SP）の理論と実践．東京：星和書店；2012．
3) 内村英幸．間身体性と身体技法―安心感・自己感の育成．精神療法 2012；189（38）：231-232．
4) Gaus VL. Cognitive-Behavioral Therapy for Adult Asperger Syndrome. New York：Guilford Press；2007／伊藤絵美（監訳）．成人アスペルガー症候群の認知行動療法．東京：星和書店；2012．
5) Miller AL, Rathus JH, Linehan MM, et al. Dialectical Behavior Therapy with Suicidal Adolescents. New York：Guilford Press；2007／高橋祥友（訳）．弁証法的行動療法―思春期患者のための自殺予防マニュアル．東京：金剛出版；2008．
6) 内村英幸，竹田康彦．弁証法的行動療法と森田療法の治療観と戦略．精神医学 2012；54：366-368．
7) 内村英幸．弁証法としての森田療法．精神療法 2013；39（3）：409-416．
8) 竹田康彦，内村英幸．弁証沄的行動療法の立場から―「受容」と「変化」について．精神療法 2013；39（6）：31-36．
9) 竹田康彦．さまざまな障害，治療の場において／摂食障害．青木省三．中川彰子（編）．専門医のための精神科リュミエール 11 精神療法の実際．東京：中山書店；2009. pp231-243．

K 特定精神療法特化型

38 強迫的行為に対する条件反射制御法の効果

山田秀世
大通公園メンタルクリニック

1 はじめに

　筆者は，通常はクリニックで外来診療に専念する傍らで，月に何度か大学で精神保健の相談業務を担当している．ここでも御多分に洩れず発達障害スペクトラムの事例が目立っているが，もう一つの比較的強い印象を受けていることがある．それは，過食やリストカット，そして不潔恐怖・強迫洗浄といった行為などで，なかでも自らの意志や葛藤に反して本来望まぬ行為に及んでしまう強迫の病理を伴うケースの意外なまでの多さである．

　強迫性障害の治療の臨床現場での今日の実態はどのようなものであろうか．近年では選択的セロトニン再取り込み阻害薬（SSRI），その他の薬物療法によってある程度まで症状を和らげて，あとは症状とほどよき距離を保ちながら生活面の充実化を指導してお茶を濁すといったところが関の山ではなかろうか．

　薬物療法以外にはわが国独自の治療法として森田療法が知られており，筆者も森田療法的なアプローチはしばしば用いている．しかし，強迫行為となると，外来での治療がメインとなった森田療法や認知行動療法的な関与を施しても残念ながら成果が芳しくないのが実状であった．

　筆者は昨今，覚醒剤やアルコール症などの嗜癖の治療手法として近年わが国で開発され普及し始めている条件反射制御法（Conditioned Reflex Control Technique：CRCT）を知る機会を得た．その際，この技法が依拠する治療原理が強迫性障害，と

山田秀世（やまだ・ひでよ） 　略歴

和歌山県生まれ．1988年金沢大学医学部卒．東京都立松沢病院および東京都立府中病院に勤務した後，1997年札幌市で精神科クリニックを開業．現在は，うつ病の復職デイケア（リワーク）プログラムに取り組んでおり，今後は生まれ故郷の熊野でうつ病の患者の回復と再生を支援するためのプロジェクトを立ち上げる予定である．
著書：『医療におけるブリーフセラピー』（共著，金剛出版，1999），『心理療法を見直す"介在"療法』（共著，明石書店，2012）ほか．
訳書：『バイオレント・パーソン―暴力の診断と治療』（共訳，1994），『ブリーフセラピーの技法を越えて』（共訳，2010）〈以上，金剛出版〉．

りわけ強迫行為の治療に効果があることに思い至り，約40人の事例に外来診療枠で試行してみたところ，思いのほか手応えのある改善成績を得られた．そこで本項では，このささやかな治療実践について報告し，若干の考察を加えてみたいと思う．

2 CRCTの理論の部分的素描

本項で取り上げるCRCTは，従来の行動療法のなかでも，そのメインストリームからは少しばかり隔絶された存在のイワン・P・パヴロフの理論に立脚している．

パヴロフは人間の神経活動を第一信号系と第二信号系の2系統に分類し，前者を生理的な報酬の獲得へと突き進む"動物的な"側面とする一方で，後者を言語や思考をつかさどる"人間的な"側面であると位置づけた．

たとえば，覚醒剤などの薬物やアルコールへの依存，そして「わかっちゃいるけど，やめられない」という数多くの人間が制御に困難を感じている行為については，この第一信号系に成立された条件反射のなせる業であって，それは文字通り制御困難で「もうどうにも止まらない」ものだと解釈する．

数々の嗜癖や強迫行為などの行為について，たとえ本人に言語を通しての相応の自覚や理解があり，葛藤や克服意欲をもっていたとしても，現実的には心ならずも衝動性や強迫性に隷属してしまうことが多い．これは，当人の人格の歪みや意志薄弱性ゆえではなく，上記の第一信号系の条件反射の連鎖を別の次元の機能である第二信号系に働きかけて制御しようとするからであるとする．すなわち，原理的にそもそも不可能な無駄な抵抗であるからにすぎないと考えるわけである．

それでは，第一信号系内に生起するドミノ倒しの如き条件反射の連鎖を止めるためにCRCTはどうするのか？ それには同じ第一信号系内に新たな条件反射の連鎖を打ち立てて，ドミノ倒しを効果的にブロックする策略を企てることが柱の一つだと明解に答える．

なおあらかじめ付記するが，CRCTには後述のKey Word Action（KWA）のほかにも基軸となる理論や技法がいくつか存在するのだが，それらについては字数の制約と主に強迫性の病状をもつ事例への適用に絞り込んでの論考であるため，本項では説明を割愛する．それらについての解説は成書を参照していただきたい．

3 強迫的な行為に対するCRCTの具体的な治療手技

以下に記すのが，この第一信号系内に新しい条件反射の連鎖を設定するための具体的な治療手技である．簡単にいえば，下記のKWAなるものを数週間から数か月の期間日常生活のなかで毎日反復して実践してもらうことが基本となる．治療を開始するにあたり，制御すべき行動を抑えるために適切と考えられる一組の言葉"Key Word"と動作"Key Action"を話し合って設定する．

Key Wordは3文節ほどの長さが適切で，強迫行為の事例の場合には，たとえば下

記の事例Aのように「もう，確認しない，離れる」程度でよい．Key Actionは，簡素な身体的動作で電車の中など人前で実行しても不自然でない程度のものとする．たとえば「右手で左肘を触れる，右手で右膝をタップする，右手の拳を軽く握る」のような一連の動作を先のKey Wordに同調させる．このKWAは一種の治療的なアファーメーションともいうべき約2秒の作業で，メガネに触れるような日頃から無意識にやっているような動作は避けることが望ましいとされる．

このKWAを実行した直後の一定の時間（できれば20分）内だけは，決して標的となる問題行為を行わないように患者と約束する．そして，直後の20分のあいだはKWAをも繰り返さないようにする．これはKWAそれ自体を強迫行為化させないためと，あくまで強迫行為以外の日常的な生活行動に振り向かせることが主眼だからである．ここには，KWAの"スイッチ"が入れば，少なくとも一定の時間内だけは標的行為を決して実行できないという信号を第一信号系に埋め込んでしまおうという意図が込められている．

なおKWAは，糸口としては最初に言語を用いる第二信号系に対する働きかけといえようが，それを動作と組み合わせて身体な動きと感覚を伴わせ，その直後の一定時間を何とか標的行為なしに忍従するという体験プロセスを付随させる．これが何十回，何百回と反復されることで，この一連の行動および体験のユニットが次第に第一信号系に転化し刻印されて定着していくという治療的仮説が想定されている．これが，数々の事例による臨床効果として検証されているのが昨今の状況であるといってよい．

この「KWA＋20分」をやり過ごすという手続きは旧来の第一信号系の連鎖（ドミノ倒し）を押し留めるだけの神経回路を構築していく地味な作業であると，患者に対してあらかじめ説明しておく．これに沿った治療的なメタファーとして，このKWAを1回実行することは標的行為に打ち克つための新しい神経回路を作り上げる神経線維1本を丁寧に紡ぐようなもので，それを1本，1本，と根気よく編み込んでいくうちに，細かった神経線維がしっかりした束となり，やがては強靭なロープになってドミノ倒しを押し返すだけの効果を実感できるようになると言い渡すことも効果的である．

この「KWA＋20分」（場合によっては15分あるいはそれ以下）を1日に可能であれば20回，少なくとも10回は実践するように説得する．筆者の経験によれば，1日20回というのは，しばしば強烈な治病意欲をもつ人にとってはさほど困難ではないようだが，通常は1日の平均実践回数として10回というのが，効果出現の有無の分水嶺のような印象を受けている．

CRCTが開始されると，所定の回数記録表を手渡して，毎日1回ずつ正の字を書き込んで実行回数を記録していくよう，そして正直に逸脱行為を犯してしまった場合にも事実を記載してくるように伝えておく．というよりも，正直に報告してくれるような治療関係を日頃から築いておくことが大切であろう．

4 症例の提示

事例 A）63 歳，男性．診断：強迫性障害

　55 歳の頃から特に誘因なく，水道の蛇口を閉めたかどうか，歯ブラシや手拭いの使用後に元の位置に戻したかどうかなどが気になるようになった．何度も確認動作を繰り返してその場所を離れるのが困難となり，そのことが頭から離れずに悶々とすることが続くようになった．

　当院を受診して薬物療法パロキセチン 20 〜 40 mg の投与によって症状はある程度まで改善した．つまり，洗面行為や水道使用をするたびの確認が少なくとも 7 〜 8 回，10 回以上のこともまれでなかったのが，おおむね 4 〜 5 回にまで減少した．そして何時間も考え込んでしまうことはなくなった．

　しかし，診察で病状について同様の内容を連続して語ったり，しばらく間をおいて同じフレーズを反復することが多い傾向がみられた．

　こうした状況で患者自身も，まだ強迫症状の改善に不全感を抱くなか，主治医である筆者から CRCT を提案され実施することになった．

　Key Word は「もう，確認しない，離れる」とし，Key Action は「右手をグリップ，右手で左肘をタップ，右手で腹部をタップ」とした．

　教えた直後に待合室で，何度も上記の手順を確認している姿が印象的であったが，注意事項の一つである，一度 KWA を行ったらその直後の 20 分間は，KWA を反復しないルールを"確認"して申し伝えることになった．

　その次の回（2 週間後）の診察で「だいぶ，なくなったというか，回数も減っています」と改善の兆しがすでに自覚され始めていることが報告された．

　開始後の 3 回目（6 週後）の診察では「良くなってきている．楽にもなってきた」と述べられた．そして KWA を文字通り強迫的に正確に 1 日 20 回実行していることが記録表に記入されていた．

　2 週間ごとの診察で着実に症状は軽減し，強迫行為の回数の減少とともに気分的な苦痛も開始 10 週後には，かなり和らいだとのことであった．こうして開始 12 週後の診察以降は，KWA の回数を 1 日 10 回に減らしてよいと指示した．

　このように順調な回復経過をたどり，患者は毎日 KWA を実践し続けたが，2 週ごとの外来診察は，その実践と注意事項の確認や頑張って続けていることを支持するだけで，診察時間もたかだか 20 分程度で煩雑な手間も不要であった．

　16 週後の診察では，自主的に改善を振り返って「完璧ではないけど，こんなもんだね．おかげさまで，ここまで良くなるとはねえ…．この治療がなかったらパッとしなかったと思う．薬だけじゃなく，先生にこれ（CRCT）を勧められてよかった」としみじみ述懐していた．その後の経過は，パロキセチン 10 mg の維持量投与で 1 年以上安定状態を保っている．

● 事例B）35歳，女性．診断：境界性パーソナリティ障害，過食症

複雑な家庭環境のもとに生育し，20歳の頃に家族の束縛から逃げるようにして放浪生活を送る．奔放な異性との交遊，情動的な揺れ動きが顕著で，安定しているときにはきわめて情感豊かに周囲に接することができて他者を魅惑する一方で，一度気分が沈むと別人のように暗い表情で希死念慮と虚無感を訴えることを繰り返していた．

思春期の頃から約20年に及ぶ過食症状があり，生活上のつらいことがあると大量に口に食べ物を詰め込んでは嘔吐するという行為を反復していた．過食-嘔吐をするためにコンビニで大量に菓子パンなどを購入することで経済的に困窮して，一時的に自己破産に追い込まれ生活保護受給を余儀なくされたこともあった．

こうした経過のなかで，過食-嘔吐自体がつらいとのことで，筆者の進めでCRCTを試みることになった．

Key Wordは，「今，わたし，過食しない」とし，Key Actionは「右手で右膝をタップ，右手で左肘をタッチ，右手で軽く口に当てる」とした．

開始2〜3か月までは，KWAの実施回数は1日あたり2〜5回程度で，過食-嘔吐もさほど制御されていなかった．そこで，KWAを実際に過食行為をしてしまいそうなときに実行するのではなく，仕事の直前や出勤前など，過食をしないですむような時間帯の直前にこそ実践してKWAの回数を稼ぐようするようにコツを伝授した．

そうしたところ，それ以降急激にKWAの実践回数が増加し，1日平均12回程度にまで達した．そうすると，早くも数週間後の診察のなかで，KWAの実施回数が増えてから，従来から「食べることだけ」が（つらいときの）唯一の頼りだと思っていたが，実は頼りにならないことに気がついた．そして，「食べたい」というよりも「食べないと怖い」という感じで食べていたのだが，全然そう思わなくなって過食行為がほとんどなくなったと述べられた．

そして，新しい神経回路を紡いでいくというたとえ話も効いていて，何か"太いもの"に守られている気がすると語り，「これ（CRCT），すごいです」と驚きを隠そうとせず，KWAは慣れてしまえば全然苦にならないとのことであった．

いずれにせよ，20年来の過食行為が数週間のあいだであれ一度もないのは自分にとって奇跡のようなことだと喜んでおり，ちょうどその頃に大企業に正社員として就職を果たすという朗報が重なった．その後，数か月を経過した後も過食-嘔吐にはほとんど至っておらず，情動的にも安定した状態が続いている．CRCTの短期間での著しい効果に，本人，治療者ともども驚かされた事例である．

5 考察

本項では，強迫性障害やその他の病態に随伴する逸脱行為に対して，CRCTという斬新な治療技法を試みた臨床的な実践報告を主に述べてきた．国内のごく一部の医療機関では強迫性障害に対してエクスポージャーと儀式妨害などを駆使して非常に効果

的な治療を実施しているところがごく少数存在するものの，多くの医療機関や精神科医はSSRIを中心とした薬物療法中心で不満足な治療成果に甘んじているのが現状である．

　しかし，強迫性障害や過食症，そしてリストカットなどの強迫性を帯びた逸脱行為のなかには，窃盗癖や病的放火など犯罪性を帯びた行為も含まれていて，その改善や矯正には効果的な手立てを欠くといっても過言ではなかった．今日圧倒的な隆盛を誇る第二世代までの認知行動療法にしてみても，逸脱行為や犯罪の防止や矯正に対して効果が乏しいことは，本当に現場で身を入れた地を這う臨床に従事する人間にとっては厳しく悲しい現実ではなかろうか．だが，パヴロフの理論からすれば，そんな認知行動療法や言語を中心とした従来からのアプローチに効果がみられないのは，治療者の技量のせいでも何でもなく，実は第一信号系の過作動を第二信号系によって制御しようとするところに無理があるということで，簡素で合理的な説明がつくわけである．

　ところで，そもそも，このCRCT自体が薬物依存の患者を対象として開発された治療技法なので当然なのかも知れないが，おのれの意志に背くように，どうしても特定の行為に走ってしまうある種の「強迫性」の病態は，さまざまな意味で苦悩と葛藤を抱えていることが少なくない．そして，しばしば強い克服意欲をもちながら治療に挫折を繰り返すことが圧倒的に多いという，悲惨かつ過酷な現実が存在している．

　その意味で，このCRCTは，一般の外来場面で比較的簡易に使用できて，本人が毎日継続して実践しさえすれば，比較的短期間（数週間）のうちに効果を実感できる非常に実用性の高いところが特徴である．事例Aは6〜7年来の経過，事例Bでは20年にもわたる過食行為が数週間から2〜3か月で著効という成果は看過するわけにはいかない．しかも，これという副作用は少なくとも筆者が実施している第1ステージではほとんどみられない．

　第2ステージ（疑似刺激ステージ）に入って，従来の行動療法でエクスポージャーと呼ばれる技法に類似・匹敵する手続きに入った場合には，KWAの回数が不十分な場合などに，もしかすると強い拒否感や自律神経症状などの何らかの副作用が考えられるかもしれないが，筆者の実施している強迫的な逸脱行為をターゲットとして（しかも第1ステージ段階において），通常に用いている限り当人や周囲が困る有害事象はみられない．

　しかも，この技法の大きな特徴の一つは，患者が日々の生活のなかで常に10回以上もKWAを実行し，その直後の20分だけは決して標的行為をしないよう自己制御をしなくてはならない．この所定の試練に耐えるという，それまでの患者の生活・行動パターンとは大きく異なる課題に患者は向き合うことになる．そして，その課題をやり抜いて得られる達成感や自己効力感は，それまでの逸脱行為によっていわば朽ち果てかけていた彼／彼女らの自己肯定意識を回復させることにもつながるだろう．

　CRCTが患者のもつ病態をすべて根本から解決するわけではない．しかし，患者のさまざまな症状のなかでも実生活を大きく損なう強迫行為や過食症状などは，彼らの時間と労力を浪費させ社会的な損失を伴うことも少なくない．そう考えるとCRCTと

いう一つの技法によって特定の症状が克服されることは，他の症状に置き換えられるような症状移動があったとしても，それはおおいに有意義なことといえないだろうか．

もちろん，逸脱行為を含めた特定の症状が消失したとしても，患者の生活面での前進や改善が認められなければ本当の回復とはいえないという意見に，筆者は必ずしも反対するものではない．しかし，不本意な強迫行為によって生活面が大きく損なわれてしまっている場合，強迫的な病態に適切な働きかけがなされると，結果的に生活面での改善をもたらすことも多いのが事実である．実際に本項で取り上げた事例AもBもそうであったし，他の事例でも，やはり問題行動や逸脱行為が本人の内外に大きな支障となっている場合には，当技法のように問題や病態に直接働きかけるアプローチと，森田療法や解決志向アプローチのように生活面やリソース育成に着眼する技法を併用する双方からの治療が望ましいと思われる．

当然ながら，このCRCTは従来からの第二信号系に働きかけるさまざまな治療法や薬物療法を否定するものでは断じてないことを強調しておきたい．第二信号系だけの治療に甘んじているよりも，むしろ，それら旧来のアプローチをCRCTと併用して総合的に働きかけることを推奨したい．そうした包括的な治療があってこそ，本来の改善と回復が実現されるものと考えられる．

6 おわりに

最後に，CRCTの臨床的な効用についてまとめておきたい．

まず，従来の治療法で効果が乏しかった強迫的行為に著しい効果が短期のうちに期待できることである．次いで，治療手技が簡素で時間を要しないので，10～15分という一般的な精神科外来診療の枠の中に取り入れて実施可能であり，他の技法と拮抗することもなく，実用性が高いことも大きな特徴である．そして，パヴロフの条件反射理論というしっかりした理論的裏づけをもっており，診療場面で治療者が遭遇する臨床的な現象について基礎的な理論と比較検討しながら治療手続きが進められるという側面は，臨床家にとってたいへんに魅力的である．

そして，まだ治療技法として一部未完成あるいは未定稿な部分も残しているが，それは同時にCRCTが理論・技法の両面とその適応範囲において今後に無限の発展的可能性を秘めているように思われる．

参考文献

1) 平井慎二（著），長谷川直実（編）．第一回嗜癖行動に対する条件反射制御法札幌研修会テキスト．札幌：一般社団法人えぞネット；2012.
2) 岡島美代，原井宏明．やめたいのに，やめられない―強迫性障害は自分でなおせる．東京：マキノ出版；2013.
3) 柘植秀臣．条件反射とは何か―パヴロフ学説入門．東京：講談社；1974.
4) 山田秀世．外来で気軽に出来る条件反射制御法．条件反射制御法研究 2013；1：52-56.

K 特定精神療法特化型

39 先達の臨床活動と業績 ③
下坂幸三先生を偲ぶ

中村伸一
中村心理療法研究室

1 はじめに

　実は全く同じ表題の著作が本橋弘子氏（CLA 湯島心理臨床研究所）により，『精神分析研究』誌[1]に寄せられている．とりわけ本橋氏による記述のなかでの下坂先生の個人史は興味深いものがある．

2 その個人史[*1]

　先生は 1929 年に新宿に生まれた．父は貿易関係の実業家で，母は日本橋の医療器具を扱う商家の小町娘だったという．7 人兄弟の第 6 子，3 男である．父方は会津藩おかかえの刀鍛治の家柄で，歌舞伎狂言「伊勢音頭恋寝刃」のなかに出てくる名刀「青江下坂」（青江は"葵"で，徳川家から葵の御紋を拝領した名工で 9 代続いた）を製作したことで名高い．兄弟のうち文武両道であった長男は陸軍士官として南方で戦死する．先生は長男にはいつも引け目を感じていたという．次男は医師となり，漢文が得意だった先生に父親からは国語の教員にでもなるように勧められていた．

　1945 年，終戦の年に，私立順天堂医学専門学校に入学．ここで終生尊敬の念を向

[*1]：本橋論文に依拠している部分が多いことをお断りしておく．

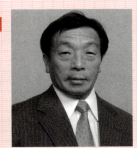

中村伸一（なかむら・しんいち）　　略歴

1975 年順天堂大学医学部卒．医学博士．
1989 年中村心理療法研究室開設，現在に至る．
日本家族研究・家族療法学会会長（2007〜13），米国家族療法アカデミー正会員，アジア家族研究・家族療法協会理事，日本思春期青年期精神医学会運営委員・編集委員，包括システムによる日本ロールシャッハ学会元理事
著訳書：『家族療法の視点』(1997)，『家族・夫婦臨床の実践』(2011)，『バーカー P（著）．家族療法の基礎』（監訳．1993），『カールソン J ほか（編）．まずい面接』（監訳．2009），『ミニューチン S ほか（著）．家族・夫婦面接のための 4 ステップ』（監訳．2010）〈以上，金剛出版〉，その他多数．

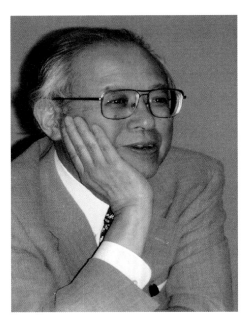

下坂幸三（しもさか・こうぞう，1929～2006）

1929年　東京都生まれ．
1950年　私立順天堂医学専門学校卒．
1951～1973年　順天堂大学医学精神医学教室に勤務．
1973年　東京都新宿区にて下坂クリニックを開設する．
著書として『食の病理と治療』(1983)，『過食の病理と治療』(1991)，『アノレクシア・ネルヴォーザ論考』(2007)，『心理療法のひろがり』(2007)，『フロイト再読』(2007)，『摂食障害治療のこつ』(2013)，『心理療法の常識』(2014)〈以上，金剛出版〉，『拒食と過食の心理―治療者のまなざし』(岩波書店，1999)，など多数．

けられた臺　弘先生と村山七郎先生に出会っている．臺先生は言わずと知れた高名な精神医学者であるが，村山七郎先生は下坂先生が入学した年に，終戦をベルリンで迎え帰国した言語学者である．帰国後も日本語の起源をアルタイ語に求め注目を浴び，日本語の語源研究の世界的権威となった．その村山先生からドイツ語を習っている．先に記したように漢文に長けていた先生はドイツ語にも急速になじみ，学年内では他の追従を許さないほどドイツ語ができていたと聞く．その他，師と仰ぐ学者村山に同一化するかのごとく漢文，フランス語，英語など語学への関心は終生変わらなかった．最期まで言語学者になるほうがよかったかもしれないと奥様に漏らされていたと聞く．

　1950年，医師となり，当時の国立東京第一病院（現国立国際医療研究センター）でインターンをした．この時の精神科医長が井村恒郎先生で，「大秀才の優秀な先生であるにも関わらず…知識を披瀝することなく…偉ぶらない素朴な感じ」の人柄にたいへんに惹かれたと聞く．1951年，新設された順天堂大学の精神医学教室に入局，懸田克躬教授の下で修業を重ね，1961年，「思春期やせ症の精神医学的研究」[2]を発表し，摂食障害の第一人者となる．1963年オーストリア政府の給費留学生となったが，ウィーン大学には手本となる先生も見つからず帰国．1964年に日本精神分析学会に加入した．1973年に助教授を辞職し，開業し自費診療を開始．開業の傍ら1994年ま

で順天堂大学精神科での外来をもっていた．ちなみに筆者は1975年に同大学を卒業し，精神医学教室に入局し，当時の主任教授に何とか頼みこんで先生の外来に陪席させていただいたのが，最初の出会いであった．すでに先生の論文にはふれていたが，そのきめ細かい診察模様は今でも鮮明に脳裏に刻まれている．

その後は，1984年に日本家族研究・家族療法学会を設立し，1998年「東洋思想と心理療法研究会」を設立した．

3 「ことば」へのこだわり

したがって，先生の著作，および面接での患者の発言の読み解きと，自身の発言への尋常ではない細やかなこだわりは，この言語学への執着からきていると考えられる．英語についてもこだわりは並みでなかった．たとえば現在はそのままエンメッシュメントと訳されているenmeshmentは，「網で捕まえようとすること」という意味だが，これに誰もが漢字で読み書きするのは難しい「纏綿（てんめん）」という訳語をあてたのも先生である．これは「からみつくこと，まといつくこと」，「情緒が深く，こまやかで離れにくいさま．情緒纏綿などと使用する」と辞書にある．このように訳語においても，発言においてもその現象に最も近い用語を選択した．患者とその家族との対話において「腑に落ちる」言葉を行き来させることで患者と家族のあいだの溝を埋めようと介入していた．この「腑に落ちる」という言葉は，われわれとのスーパービジョンにおいても多用し，先生が好んで使用していた言葉の一つである．この「腑に落ちる」の「腑」は「内臓」であり，「臓腑・肺腑・六腑」を示す．「ことばを咀嚼し，その意味するところを腹の深いところまでしみわたらせる」といったニュアンスがある．『心理療法のひろがり』[3]のなかの「4．家族面接の基本」（p71）の冒頭にも，「私が家族面接と言う時，それは原則として本人を含む家族面接のことで，参加者はおおむね両親を筆頭とする家族成員です．そこではできるだけ参加者全員の「**腑に落ちる**」と同時に，彼らに大小の「**手応え**」を与える面接であることを旨としています」とわざわざ「　」をつけて記述している．「腑に落ちる」も「手応え」も両方とも身体を使った表現であるが，このように，摂食障害を多く診ていたせいもあろうかと思われるほど，言葉づかいには身体を使った言語表現を好んで使っていたように思われる．

また，家族への関与を「家族療法」とおざなりに言わなかったのも，その言葉へのこだわりにも関係しているのかもしれない．

4 「家族療法」ではなく「家族面接」

これは『心理療法のひろがり』[3]の「第4章 私の家族面接―フロイト思想の一展開」のなかで「2．家族療法ではなく家族面接」と見出しを付けてまで，項目立てして述べている．pp68〜69にあたる．曰く，「家族療法といいますと，それは各種心理療法の一流派となります．だが心理療法の流派は何であれ，とくにこんにちの思春期・青

年期のたいていの患者を対象とする時には，治療者は数回は家族と綿密に会う必要があります．家族面接という言葉には，<u>流派を超えてどなたにも必要不可欠なものという意味を込めたつもりです．</u>また家族療法という表現は，病理性をもつ家族への治療的接近であるという意味を含むことになります．この言葉は家族病理というものを暗黙のうちに不当に拡大する危険をはらんでいます．家族の病理が本人に凝集され，それが病という表現になって析出する，すなわち <u>patient とは identified patient であるとした，ひところの家族療法家たちの見方は，到底一般化できるものではなく，狭く片寄っており，生物学的要因と社会文化的条件とを無視している点においても非科学的です</u>」（下線は筆者）

また，『フロイト再読』[4]（p105）では，「だいたい日本語の「療法」という言葉には，ちゃんとお薬を出して治すとか，傷の手当てとか，そういうニュアンスのほうが強いですよね．外国でセラピーと言ったときは，もとの意味からするとサービス（奉仕）という意味ですよね．日本語の「療法」よりも意味が軽いんではないかと思います．つまり「治療」はしないんだと，「面接」をするんだと，そういうことです」（「第1章 説き明かし・常識的家族面接」pp99-136）とも述べている．たしかに英語でいう therapy には「癒しの力」という一般的な意味が含まれている．

5 「常識」について

1991年の『精神神経』誌に「常識的家族療法」という小論を展開して以来，ここでいう「常識」とは，「下坂のいう常識だろう」との陰口を，筆者も幾度となく聞いた．たしかに「常識」を定義するのは至難の業であり，おおむね陰口をたたく人々は，常々先生の批判的言動を忌み嫌う人々だった．『フロイト再読』の p99 から p103 にかけて，「…何をもって常識とするかがまず問題になります．治療者だけが自分の言うことを常識的であると思っていても仕方ないわけで，たとえば患者さんやご家族にこちらの発言を聞いてもらったさいに，まあまあ治療者はそんなに突拍子もないことは言ってないな，いちおう納得はできた，と感じてもらうところまでいくということが目安ですかね．（中略）まあまあ納得できた，<u>腑に落ちたなと，そういうところまでいく必要がある．これもまた目安ですよね</u>」（下線は筆者）と述べている．この下線部の発言は，実は多くの治療者にとって「常識的」ではないと筆者は感じている．多くの治療者は，治療者の発言が，家族の腑に落ちるものであるかどうかには，先生ほどには頓着せず，面接での次の展開を求めていると思う．つまり，実は先生の「常識的家族面接」を実践するのは本当はかなりの鍛錬がいる．治療者の「誰にでもできる」というニュアンスが，先生のいう「常識的家族面接」にはない．

それとは違ったレベルで，「下坂のいう常識だろう」と陰口をたたく者たちを凌駕しようとするかのように，『フロイト再読』のなかでは，アリストテレスの共通感覚論，小林秀雄の『常識について』という著書の引用，江戸の儒学者伊藤仁斎の「中庸」という言葉の研究と定義，デカルトの『方法序説』からの援用と，「常識」についての

考察は多岐にわたっている．たぶん先生にも，「下坂のいう常識」という陰口が届いていたものと考えられる．昔から先生は，他者からの批判には，臨床経験と学識をもって大上段に戦ってきた経緯がある．

6　家族面接の基本

　『心理療法のひろがり』のp72には，家族面接への導入について以下のような記述がある．（先に入室した患者に対して）「一部の患者たちは，親がそばにいると緊張してしゃべれない，親がそばにいるだけで不快だ，親は一方的にしゃべる，親は嘘をつくなどと称して面接を拒みます．しかし治療者はここで患者に譲ってはならない．（中略）この場は，まずは患者の具合・都合・間の悪さを見せてもらう所だということを，患者に明解に説けばよいのです．あなたの緊張・不安・喋れない状態を見せてほしい．あなたのいうような親の姿をみせてもらうことも大切というように押し返します．とんでもない親だからと口走った患者もいました．私はその「とんでもなさ」をみせていただくと押しました．この患者の親批判は主として投影の反映でした」

　このように先生は，同伴してきた親との同席面接を当初から積極的にもつという方法を通じて，患者の叙述と実際の親，さらに親子関係，親からみた患者の叙述を聞き出し，それぞれの主張をていねいになぞりながら，患者・家族それぞれの言い分をそれぞれに理があるものとしてよく聞き，これに治療者の意見を加えて，治療者に「聞き届けられた」との印象をもって終わるのが初回面接の眼目であると述べている．

　「…ちなみに各人の言い分を聴くということは，もとより時間を平等に割りふるというような事ではありません．たとえば，ある母親がわが子の困った行状について延々と訴える時，彼女が一息つくまではそれを遮るべきではありません．家族の困った局面を懸命に訴える――これは一方的に喋るとマイナスに受け取られることが多いものですが――彼女の気勢を削いでしまったら，彼女は以後家族面接の先導役をやめてしまうかもしれません．家族面接のこつのひとつは，<u>治療者には苦手と映る家族成員の言い分をとりわけ大切にし，悪平等を避けることです</u>」（『心理療法のひろがり』p75，下線は筆者）

　ところで本書のタイトルにある外来精神科診療に向けた先生の一つのエッセンスは『心理療法のひろがり』[3]の「第2章　我観ブリーフ・セラピー」（pp44-46）に述べられている．そこでは，一般の保険診療下での家族を含めた心理療法の要諦を述べている．彼はこれらの介入原則を思春期・青年期の患者に対してであるとことわっているが，以下に長くなるがそのまま引用する．

① 患者・家族の現在の訴え，状態，問題行動を重点的に取り上げ，その詳細を明らかにする．つまり，現象論的追い求めを大切にする．
② 将来・未来に関わる諸不安と希望ならびに夢（＝大望）を細かく聞く．
③ 患者・家族のそれぞれに異なる意見を束ね，治療者はこれを言語的に確認する．
　この仕事は患者・家族の視点移動・視点拡大・視点転換につながり，現実吟味を

向上させる．
④ 過去への遡及は①〜③の手続きを十分に行った後とし，必要最小限にとどめる．
⑤ 患者が「どうなりたいのか」，「どうなりたくないのか」について反復尋ね，親の患者に対する注文を斟酌しながら患者・親・治療者が一応納得できる治療目標を定める．
⑥ 患者・親の質問の一々に答える．中には難問も含まれることもあるが，正解である必要はない．質問にまともに答えようとする態度が大切である．親・患者の述べる養生法・治療法を軽視しない．
⑦ 悩み・障害・病に対する見通しも含めたわかりやすい解説をする．
⑧ 初回面接以降の面接は一面接・一話題ぐらいの心がけで良い．数分間患者・親の訴えを静聴した後は焦点は自ずから絞られることが多い．しかし，つぼを押さえた面接をするには当然のことながら経験と学習とに裏打ちされた治療者の積極的態度が要請される．
⑨ 患者と家族の治療者に対する，ならびに治療者の彼らに対する陰性感情を尊重する．
⑩ 常に体調への目配りを忘れぬようにする．
⑪ 行動を制限するにせよ，促進するにせよ患者と家族とに実行可能なささやかなものとすると同時に，その必要なゆえんをあらかじめ説明しなければならない．
⑫ 行動化への対処．まず①の手続きを欠かせない．行動化への対処は家族が主役となるべきであり，そのためには治療者は，主に両親によい意味での「入れ知恵」をせねばならない．
⑬ 家族を一貫して援助する．それは両親の安定と庇護機能の向上とを図ることを眼目とするが，それによって両親は患者の行動化ならびに退行的な振る舞いに適切に対処できるようになる．
⑭ 与薬にも心理療法的意味を込めた工夫をする．

　以上が，先生が示したいわゆる一般外来での，とりわけ初回面接および治療導入期の心得の箇条書きであるが，これらの項目は，おおむね①から⑭へと段階的に進められると考えてさしつかえないと思う．これらを読んでいただいてもわかるように，先生の長年の精神分析的理解がほとんど浮上してきてはいない．さらにシステム論をよりどころにしているとの含みもいっさいない．このことはまさに学派を超えた家族面接法といってもよいだろう．一見，精神分析を知らずとも，さらに家族を一つのシステムとみなす視点をもたなくとも，臨床家であれば誰にでも実践できるようなことがあげつらわれている感じがするかもしれない．しかし，これらの要諦が生まれた背景には，長年の並々ならぬ熟考に熟考を重ねた臨床実践がある．精神分析的な個人面接を長年行い，海外の家族療法理論と実践にふれ，それらを自身の臨床実践に生かそうと腐心し，心理療法もしくは精神療法を実践している保険診療での精神科医のために掲げたものである．しかも，思春期・青年期の患者をもつ家族に対する家族面接のもち方について述べるとしているが，多くの読者も知っての通り，先生の対象患者の多くは境界性パーソナリティ障害（BPD）やその水準にあるような摂食障害とその

家族であった．したがってこれらの要約は，こうした対象との膨大な臨床経験に由来していることを見過ごしてはならないと思う．

7 おわりに

　以上，「下坂幸三先生を偲ぶ」というタイトルの論述を展開してきたが，おしまいにあげた保険診療下での先生の実践は本書の読者に役立つものであると願っている．先生は，保険診療という枠（短ければ10分に足りず，長くても30分くらい）のなかで，上等な短時間心理療法として工夫するのが「一番楽しいし，好きだ」[1]と言っていたくらいである．先生の外来診療での集中力は並ではなかった．先生を偲びつつ日頃の臨床のなかに少しでも活かせればと思う毎日である．

文献

1) 本橋弘子．下坂幸三先生を偲ぶ―略歴と主な業績．精神分析研究 2006；50：335-340.
2) 下坂幸三．アノレクシア・ネルヴォーザ論考．東京：金剛出版；2007.
3) 下坂幸三．心理療法のひろがり．東京：金剛出版；2007.
4) 下坂幸三．フロイト再読．東京：金剛出版；2007.

K 特定精神療法特化型

40 先達の臨床活動と業績 ④
鈴木知準先生を偲ぶ

岩木久満子
顕メンタルクリニック

1 はじめに

　鈴木知準博士は，森田療法の発展に大きな足跡を残した森田療法家の一人である．先生は，森田正馬博士に直接指導を受け完治した後に医師となり，鈴木知準診療所を開設し，50年以上にわたり多くの神経質患者の治療にあたった．私は，森田療法を専門とする一精神科医であるが，約10年鈴木知準診療所で勤務したご縁があり，今回の執筆のお話をいただいた．先輩諸氏や関係者の方々にとってははなはだ不十分に思われる内容もあるかと思うが，私なりに先生の足跡について語りたいと思う．

2 著書『森田療法を語る』

　恐縮であるが，まず個人的な話をさせていただきたい．私が初めて森田療法を知ったのは，大学生の時，先生の著書『森田療法を語る』を手にした時である．その頃の私は人間関係，勉強，自己のあり方などに悩んでおり，先生の書いておられる「神経質」に自分がよくあてはまると感じた．その後何年か経ち，入局した東京慈恵会医科大学の精神医学教室で，鈴木知準診療所への勤務の辞令が下った時には，そのご縁に驚き，たいへんうれしかった．そして，初めての勤務の日に，先生に『森田療法を語る』の本へのサインを思い切ってお願いした．しかし，先生は顔を赤らめ「…いやいや，そんなの，書けないよ…」と笑いながら手を振って断られた．私はかなりしつこく頼んだが，恥ずかしがって固辞された先生のお姿を見て，たくさんの患者さんを診て多くの論文や本を執筆する偉い先生なのに，ずいぶん謙虚な方だなと意外に思ったのを記憶している．

岩木久満子（いわき・くみこ）　　　　　　　　　　　　　　　　　　　　　略歴

日本森田療法学会認定医．
東邦大学医学部卒．東京慈恵会医科大学精神医学教室入局後，同大学付属第三病院・鈴木知準診療所にて入院と外来森田療法を学ぶ．
2013年より，顕メンタルクリニック院長．

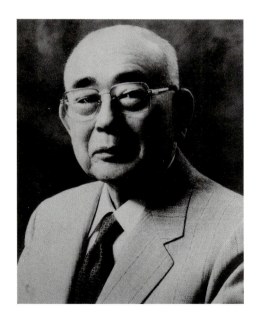

鈴木知準（すずき・とものり，1909〜2007）

1909年静岡県に生まれる．14歳の時より，不眠症と胃部不快感，頭内もうろう感，勉強不能に陥る．大学病院などで治療を受けるも改善せず，17歳の時に森田療法の創始者である森田正馬博士の診察を受けた．はじめ森田博士からは意志薄弱者と診断され入院を断られたが，野村章恒先生に頼み，何とか入院が許可された．絶対臥褥療法や作業期の生活により心機一転し，約60日間の入院治療で全治した．旧制浦和高校を経て，1936年東京大学医学部を卒業．東京大学物療内科にて2年間内科を学び，その後，精神医学教室にて内村祐之教授の下で学んだ．この間，1938年の森田博士逝去までのあいだ，内弟子として森田療法の指導を受けた．1951年より静岡市にて森田療法専門の診療所を開設し，1964年より東京都中野区に移転．400坪の敷地内に自宅と入院施設を完備し，さらに300坪のばら園を持ち作業の場とし，患者と生活をともにしながら，森田療法を実践した．医学博士．

著書として，『森田療法を語る－ノイローゼの人達，専門医家に』(1977)，『ノイローゼの積極的解決－その治療戦略』(1980)，『ノイローゼ全治の道を語る』(1984)，『神経症はこんな風に全治する－森田療法の道』(1986)〈以上，誠信書房〉，など多数．

3 鈴木知準先生の足跡

　鈴木知準先生は，強度の不眠恐怖・頭内もうろう感・勉強不能・胃部不快感などのため，17歳の時（昭和2年〈1927年〉）に森田正馬博士のところへ60日間入院し，森田療法により全治した体験の持ち主である．旧制浦和高校を経て昭和11年（1936年）に東京大学医学部を卒業し，東大物療内科にて内科学臨床の基礎を学び，その後，東大精神神経医学教室の内村祐之教授のもとで精神医学を学んだ．森田病院を退院した後より，森田博士が逝去する昭和13年（1938年）まで，森田博士の内弟子として指導を受けた．昭和23年（1948年）に東京大学にて医学博士の学位を取得し，満40歳になってから鈴木知準診療所を開設した．診療所では入院治療を主として行ったが，そのやり方は森田博士の治療法を基本におきながら，さまざまな独自の工夫を凝らしたものであった．それらの工夫については次の項目で詳述する．

　また，先生は精力的に，国内外に多くの論文や著書を発表し続けた．森田療法家と

して高名であった先生のもとには，多くの学者や研究者が来訪した．国内では昭和30年（1955年）前後には野村章恒博士（当時前慈恵医大教授）と土居健郎博士が定期的に来訪した．また海外からも40人以上の精神医学や心理学の学者などが来訪した．昭和43年（1968年）にはD. Reynolds博士（当時南カリフォルニア大学助教授）が1週間の絶対臥褥をし，J. Davis氏（当時ペンシルバニア大学医学生）が40日間の入院体験を行い，「森田療法」という論文を書き，大学で高い評価を得たそうである．

先生の業績は数多くあるが，特筆すべきは，一連の追跡調査の研究である．これは，退院後少なくとも2年以上経過した患者に対するアンケート調査で，退院後の改善度を検討している．これらの調査でまず驚かされるのは，その対象人数の多さと，高い回答率である．「入院森田療法をうけた不安神経症患者の追跡調査」[1]では，148例中123例の回答（回答率83.1％），「入院森田療法をうけたいわゆる職業性けいれん患者の追跡調査」[2]では65例の回答（回答率不明），「入院森田療法をうけた対人恐怖症患者の追跡調査」[3]では，470例中359例の回答（回答率76.4％），「入院森田療法を受けた神経症患者の追跡調査」[4]では，1,287例中914例の回答（回答率78.5％）を得た．このような追跡調査は他の施設でも行っているが，これほど多くの回答数を用いて検討した研究は見当たらず，しかも一つの医院が行った調査ではほぼ皆無であり，現在でも貴重な研究の一つとなっている．また，この調査では，次の4段階のどこに現在の状態が相当するかを確認している．

A段階：以前苦しんだ症状や不安は全く感ずることなく，活動的に生活している（全治）

B段階：症状を感ずることがあるが，それを不安と感ずることなく活動的に生活している（全治）

C段階：未だその症状は不安と感ずるが，それによって生活に障害を受けることなく比較的普通の生活ができるもの（軽快）

D段階：入院前と同様，症状の不安に障害されて普通の生活ができない（未治）

以上のような，患者の状態の定義づけは，治療転帰を判断するのに不可欠であり，これまで多くの森田療法家がこの定義を参考にしている．

また先生は，入院患者のさらなる病状の安定・改善のために，追体験という体験療法を考案した．そして自身の新しい治療法がどこまで有効なのかを，統計学的に検証した．これについては後述する．以上のように，先生は常に自身の治療を工夫し続け，検証を重ねた．

ある日先生は，「今度の学会では，3つ演題を出したのだけど，多すぎるからって，1つ断られちゃったよ」と笑っておられた．当時の私はそれを聞いて，先生の研究者としての姿勢に仰天し，「日々多々益々弁ず」を地で行く先生の姿に感服した．そして，たった一つの発表に四苦八苦している自分がばかばかしく思えた．先生には，研究者としての姿勢を教えていただいたと思っている．

4 鈴木知準診療所について

　森田療法は，症状をなくすためのいっさいの努力をあきらめ，自分の心をよく見つめ，やりたいこと・好きなこと・生活上必要なことなど，目の前の生活に取り組むことで，症状の改善のみならず人としての修養を目指した，日本独自の治療法である．鈴木知準先生は，自身の治療体験や森田博士の指導を受けた経験から，特に「現在の生活にいかに入りきるか」が，治療の眼目であると考え，それを徹底させる治療環境をつくった．

　鈴木知準診療所の前身は鈴木内科神経科医院といい，昭和 25 年（1950 年）静岡に開設された．翌 26 年（1951 年）4 月より 200 坪の土地に森田入院施設鈴木知準診療所を作り，入院森田療法を行うようになったという．昭和 39 年（1964 年）4 月に東京都中野区に移転した．鈴木知準診療所の大きな特徴は，作業場として使われる 400 坪の入院施設と 300 坪のばら園である．先生は常々，「言葉のみの指導では不十分」とおっしゃり，入院患者を作業三昧にさせて心を自由な境地に導くことを重視した．広い土地にこだわったのは，このためである．そうした場を設ける以外にも，先生はこの治療の場でさまざまな工夫を凝らした．

治療的雰囲気

　先生は入院患者を「入院生」，診療所を「鈴木学校」と呼び，師匠と弟子のような治療関係をつくりだした．先生は，「現在の生活に入りきる」という態度をつくるために，院内では入院患者同士のおしゃべりを禁止にして，黙々と作業することを推奨した．治療者との面談も必要最小限にし，実際の作業だけに集中させる形式をとっていた．そのような作業形式に不安や不満を覚える入院患者には，「僕のことを，あの馬鹿野郎！と思っていてよい」と伝えたうえで，生活の規則を守ることと，作業に少しでも手を出すことを勧めた．先生は，「ちょろっと／ちょっと／チョコっと手を出す」，「スッと入る」，「イヤイヤながら手を出す」など，目前に手を出す「動き」について，先生独特のリズムの良い言葉で表現して指導した．また，「どんどんやらなきゃ損をする」，「大損です」などと言って刺激し，行動に向かわせるのも特徴的だった．また，症状や感情とのつきあい方に関する指導も多く行った．その際に繰り返し使った言葉は，「嫌な作業は嫌なだけ」，「不安は不安でそれっきり」，「不安心即不安心」である．特に「不安心即不安心」については，森田博士の言う「不安心即安心」では不十分だと言われ，この言葉の重要性を強調した．つまり森田療法では，不安が安心に変わるのではなく，不安が不安だけになる態度，つまり対人的に緊張したら緊張するだけ，苦しい時は苦しいだけ，などという不安を超えた態度が必要であり，そのような態度になった時に初めて心は自由になり全治する，と繰り返し入院患者に説いた．

打ち込み的助言

　作業三昧に導くための独特な先生の指導の一つに「打ち込み的助言」がある．これ

は，観念や気分にとらわれて目の前の作業をおろそかにしている患者に対し，「ぼうっとしていちゃだめだ．どんどんやらなきゃ損をする」などと言い，間髪容れずに動くよう直接指導する，つまり目の前の作業に向かわせる治療的工夫のことである．これは，もともとは先生が森田博士から受けた治療の経験に基づき，行うようになったものだそうである．先生の晩年は，入院患者と一緒に作業することも減り，打ち込み的助言も壮年の頃に比べて少なくなったが，入院患者のなかでは「打ち込まれるのは，見込みのある患者に限られる」という噂が広まっていて，「○○さんは打ち込まれてうらやましい」などと，先生の打ち込み的助言を心待ちにする患者も少なくなかった．

日曜講義

壮年期の先生は森田博士が行ったと同様に，時間や場所を定めない形で突然講話を始めることが多く，入院患者は常に聞き逃さないように周囲の声や雰囲気，音に意識を張り巡らしていたらしい．しかし，徐々にそうした機会が減り，週1回日曜日の9時から1時間程度，「日曜講義」という，先生の講話が行われる形となった．日曜講義では患者さんの日記を取り上げて治療的態度を論じたり，親鸞聖人や禅寺の高僧の話，『弓と禅』などの本，本田宗一郎氏や島倉千代子氏，平山郁夫氏など，各界の有名人の対談やエッセイなどを題材にしたりして，現在に入りきるための「動き」について具体的に説明された．入院患者は，講義を受けたその日の夕方までに，講義の内容を要領よくまとめて先生に提出し，評をもらう形式となっていた．この日曜講義はとても面白く勉強になった．そのなかでも，特に私の印象に残っている話を2つあげたい．まず一つはオイゲン・ヘリゲルの『弓と禅』で，これは弓道を学びに来たヘリゲルが師匠に指導される話で，的に当てようとすると当たらず，自ずと弓が的を当てるという修養的態度の話である．もう一つは平山郁夫がシルクロードにおいて，40℃の暑さのなかで絵を描く態度の話である．暑さから逃げようと車の陰に隠れていると暑さに苦しくなるが，三蔵法師がやったように暑いなかお経を唱えると，そのうちに精神が統一され，40℃の暑さが意識から薄れていき，楽になる体験をしたという．先生はこれらの話で，暑さと一緒になるなど，対象そのものになりきる態度により，心が自由になる境地を説いた．そして，このような対象そのものになりきる態度と，作業のなかに入りこむ態度が同じものだとして，作業三昧になるよう促した．

ばら園

先生は日本ばら会の会員でおられ，ばらに造詣が深かった．300坪のばら園には，現在では世界でもなかなか手に入らない貴重な種類のばらも含め，常に250本のばらが整然と植えられていた．ばらの手入れは非常に神経を遣うため，ばら園へ手伝いに行けるのは入院患者のなかでも優等生のみであった．そこで先生や看護師さんの指導を細かく受けながら，徐々にその時々の天候に合った微妙な心配りができるようになっていく．入院患者にとって，ばら園に行けることは目標の一つであり，誇りでもあった．

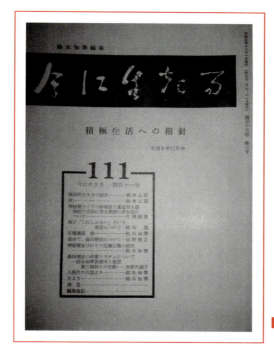

図1 鈴木知準先生の編集による小冊子『今に生きる』

神経質雑談会と『今に生きる』

　先生は，森田博士の行った形外会を，神経症患者の治療の場として重視しており，それと同様の"神経質雑談会"を定期的に設けた．この雑談会は，入院患者や退院患者などを会員としており，東京，静岡，京都，大阪，名古屋などの地で，170回以上開催した．また，この会員に向けて小冊子『今に生きる』（図1）を昭和36年（1961年）から平成6年（1994年）まで33年発刊し続け，多くの入退院者，研究者への啓蒙を行った．この小冊子は40ページほどの薄いものであるが，先生による治療に役立つ話はもちろんのこと，D.K.レイノルズ博士との対談などの特集や，診療所に勤務する医師の寄稿，完治した患者の体験談，日曜講義の内容をそのままテープ起こししたものなど，その内容は豊富で，たいへん読みごたえがある．退院した患者もこれを読むことにより，入院していた時の治療的雰囲気をもう一度体験できるのではないかと思われるほど，臨場感あふれる内容である．現在，東京都新宿区中落合にある高良武久・森田療法関連資料保存会の図書館に，この貴重な小冊子の多くが，先生のご子息である鈴木 龍先生のご厚意で寄贈されている．興味のある方はぜひご一読いただきたい．

追体験

　先生は，患者の退院後のさらなる安定・回復をめざし，追体験と称する一泊の体験療法を考案し，昭和49年（1974年）12月より開始した．先生は，追体験の回数と高度改善例の関係を調査し，追体験11～20回のものが最も治療効果が高く，それ以上

は低くなることをつきとめた．また事情により入院できない患者に対して，絶対臥褥と追体験のみを5～6か月間継続させる方法も考案したが，追体験に来た患者がほとんどおらず失敗だった，と述懐している．どのような結果であっても率直に認める点が，研究者としての真摯な姿勢であり，先生の魅力であろう．

● 近隣の方への気配り

鈴木知準診療所では作業を行ううえで「心配り」の多いほど上等，と評されていた．近所に住宅の多い診療所の作業は，外の落ち葉を掃いたり，犬の散歩に出たり，近所のスーパーに買出しに出たりと，近隣とかかわることも多かった．そこで，朝の作業では近隣に音が響かぬように注意して作業するとか，落ち葉掃きも診療所の前だけでなく少し道の先まで掃くなど，近隣への気配りが細やかな入院患者が多かった．

先生は，ばら園で咲かせた美しい大輪のばらを切り花にして，近隣の医院や世話になっている関係者に日頃の感謝のしるしとして贈っておられた．

5 先生との面談

日記のコメント入れと入院生の面接が私の仕事のほとんどであったが，時折先生の診察室に呼ばれた．先生の背丈は180 cmほどで，同年代の人のなかではずば抜けて高い．いつもきちっとネクタイを締め，Vネックのセーターとジャケット姿，というのが定番で，お洒落であった．診察室に入ると，先生はお香をくゆらせながら，さまざまなお話をしてくださった．ある時は，森田先生と一緒に風呂に入ったとき，森田先生に「鈴木君，湯の上に浮かんでいる脂を掬わなきゃダメじゃないか」と叱られ，ハッとして洗面器で掬い取ったという自身の体験談を生き生きと語られ，現在に入る「動き」の重要性についてわかりやすく教えてくださった．また，診療所の小冊子『今に生きる』（図1）の題名について，「『今を』だと意思が入っていけない．只ひたすら，『今に』生きる，という意味です」と教えてくださったことなど，語りつくせぬほどいろいろと面白い話を聞かせていただいた．本項を書かせていただいたことで，自分は先生に多くのことを教わり，思っていた以上に深く影響を受けていることに今さらながら気づいた．鈴木知準先生には，若輩者にもかかわらず，多くの貴重な体験を積ませていただいたことに改めて感謝するとともに，もっとお聞きしたかったことが多くあり，残念でならない．

文献

1) 鈴木知準．入院森田療法をうけた不安神経症患者の追跡調査．新福尚武教授退職記念論文集．東京：東京慈恵会医科大学精神神経科教室；1979．p7．
2) 鈴木知準．入院森田療法をうけたいわゆる職業性けいれん患者の追跡調査．精神医学 1979；21（6）：651．
3) 鈴木知準．入院森田療法をうけた対人恐怖症患者の追跡調査．精神医学 1979；21（11）：1203．
4) 鈴木知準，鈴木 龍．入院森田療法を受けた神経症患者の追跡調査．日本精神神経学雑誌 1979；81（10）：

666.

参考文献

- 熊野明夫．森田療法の現況―鈴木知準診療所．大原健四郎（編）．現代の森田療法―理論と実際．東京：白揚社；1977．pp267-276．
- 鈴木知準．森田療法を語る．東京：誠信書房；1977．
- 鈴木知準．森田病院入院患者から森田療法治療家に―その経験による療法雑談．森田療法学会雑誌 1992；3(1)：38-43．
- 水野久満子．森田療法の作業システムについて―鈴木知準診療所と慈恵第三病院との比較．今に生きる―積極生活への指針 1993；33（3）：28-29．

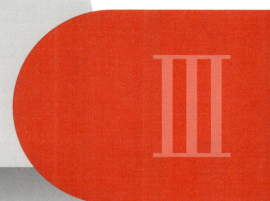

● 自らの実践を持続し深める ― **従来の診療・研究の継続・発展タイプ**

L 継続・発展型

41 病の意味を問い直す精神療法

泉谷閑示
泉谷クリニック

1 「適応」＝「正常」か？

　——しかし現下の如き愚なる間違ったる世の中には正しき人でありさえすれば必ず神経衰弱になる事と存候．これから人に逢う度に君は神経衰弱かときいて然りと答えたら普通の徳義心ある人間と定める事に致そうと思っている．

　今の世に神経衰弱に罹らぬ奴は金持ちの魯鈍ものか，無教育の無良心の徒か，さらずば二十世紀の軽薄に満足するひょうろく玉に候[1]．

　これは明治39年に夏目漱石が，郷里に帰って療養中の門下生・鈴木三重吉に宛てた手紙の一部です．自身も神経衰弱に陥った経験のある漱石にとって，この手紙は三重吉へのエールであっただけでなく，彼自身が神経衰弱と格闘した末に到達した，力強い逆説的疾病観の宣言でもありました．

　医療はいつの世でも，「世の中」に比較的良好に「適応」を果たしてきた人間によって行われる仕組みになっています．そのため，私たち医療者は，このような「病の正当性」に気づきにくい位置にあります．しかしながら，この視点を欠いてしまうと，「正しき人」に避けがたく生じた「不適応」を「病」と診断してしまったり，"良かれと思って"その真っ当な「徳義心」を去勢してしまうおそれがあります．このような過ちを避けるためにも，私たちは器用で「適応」的な自己を一度離れ，あえて不器用

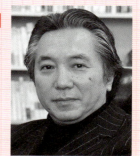

泉谷閑示（いずみや・かんじ） 略歴

1962年秋田県生まれ．1988年東北大学医学部卒．東京医科歯科大学医学部附属病院，財団法人神経研究所附属晴和病院等に勤務した後，1999年渡仏，パリ・エコールノルマル音楽院に留学．同時にパリ日本人学校教育相談員を務めた．帰国後，2002年新宿サザンスクエアクリニック院長，2005年南青山泉谷クリニック開院．現在，精神療法を専門とする泉谷クリニック（東京・広尾）院長，東京工科大学兼任講師．
舞台演出や作曲家としての活動も行っており，「横手市民歌」等の作品がある．
著書に，『「普通がいい」という病』(2006)，『反教育論―猿の思考から超猿の思考へ』(2013)〈以上，講談社現代新書〉，『「私」を生きるための言葉―日本語と個人主義』(研究社，2009)，『こころをひらく対話術』(ソフトバンク クリエイティブ，2010)，『クスリに頼らなくとも「うつ」は治る』(ダイヤモンド社，2010)，など多数．

で不完全な一個の人間として自省を試み,「不適応」に潜むある種の正当性に目覚める必要があるでしょう.

今や,効率主義や成果主義が社会のあちらこちらに浸透し,その結果,現代人の生活はいっそう不自然さを増してきています.およそ人間扱いとは思えない満員電車に身を押し込んでの通勤.残業や休日出勤が常態化している職場.大人顔負けに多忙で,塾通いやお稽古事に追い立てられている子どもたち.個人の尊厳や個性を重んじるスローガンが掲げられながらも,内実は「空気」という名の不文律が支配するムラ社会.3人以上いれば自然発生的に生じてくる排他的グループやいじめ.「努力」や「忍耐」を美徳とし,休むことや楽しむことについて背徳感を抱きがちなストイックなメンタリティ,等々.

もし,このような状況に対して何の違和感も拒否反応も発動しない人があるとすれば,それは見事な「適応」なのかも知れませんが,それは決して人間にとって「正常」な状態と呼べるものではありません.原理的に考察してみれば,そもそも「適応」とは,避けがたく感覚や感情の「麻痺」によって達成されるものだからです.

するとたとえば,われわれが「適応障害」という診断のもとに「治療」を行うといった場合に,それはいったい何をすることが求められているのでしょう.もっぱらクライアントに内在する病理によって「適応」がうまくいっていない場合には,治療的な介入の必要があることはいうまでもありません.しかしながら,環境の側の問題によって引き起こされる圧倒的多数の「不適応」について,いったい私たちはこれをどう扱うべきでしょうか.われわれが「治療」として目指すものは,もちろんクライアントの「正常」な状態の回復ではありますが,はたしてそれは「元の環境に元通り戻すこと」によって実現されるといえるでしょうか.

最近のうつ病治療においては,リワークプログラムの活用がかなりさかんになってきています.そういった形でリハビリテーションのためのスロープを用意することは,クライアントへのサポートとして一歩前進であることは間違いありません.しかし,職場や仕事そのものへの「真っ当なアレルギー反応」としてうつ症状が出現したようなケースや,自己愛不全等のパーソナリティの問題が潜んでいるケース,あるいは,「遅れて来た反抗期」としての意義を根底に有するような現代の多くのうつ状態については,このアプローチを型通りに行っただけではうまく解決を図ることはできません.

このような場合に欠かせないのは,丁寧に面接を重ね,本人に内在する問題を順序立てて把握していくことのほかに,その「不適応」のなかに潜む「病の正当性」とみなしうる側面について,これが一種の「能力の発現」であるということを本人にフィードバックしていく作業です.そのうえで,クライアントの新たな「適応」の可能性について,同じ問題意識をもつ者として対話を重ね,ともに模索していくことが求められます.

2 病の意味を問うために

　グローバル経済において効率主義や成果主義が覇権的イデオロギーとなったように，西洋医学においてもエビデンス重視の治療観が世界的な趨勢となってきました．その文脈のなかで「病」は，あたかも，人間という"不完全な存在"に生じたerrorとみなされて，"戦略的"に攻撃され排除すべき対象として扱われるようになってしまいました．

　精神医学においても，統計的な考え方やマニュアル的思考，戦略的アプローチが重視されるようになり，個々のクライアントが抱えている多種多様な"病の意味"を深く問うといった作業は，いつしか忘れ去られてしまったように思われます．

　――病気は自然に由来し，医術も自然に由来する．が，医師には由来しない．つまり，病気は医師ではなく自然に，医術は医師ではなく自然に由来するのだから，医師は二つの自然から学ばなければならない．そして自然が教えてくれることを行わなければならない[2]．

　これは，16世紀に活躍した医師であり錬金術師としても有名だったパラケルススの言葉です．科学の進歩した現代にあえてこの言葉をもちだしたのには理由があります．専門分化によって得られた膨大な知識，その因果の山に埋もれて現代の私たちは，そこから「意味」を読み取ることができずにいます．ここであらためて「意味の思考」というものを回復させなければ，いくら研究を進め知見を積み重ねたとしても，この人間という複雑体に生じた「病」というものについて，真に理解することはできないだろうと思うからです．

　パラケルススの言う「自然」というもの，それは「自然」が生み出した私たち人間のなかにも見出されるものに違いありません．医術は今日でもやはり，そこから学ばなければなりません．そのためには，知識による先入観を一度捨てて，虚心坦懐に人間に起こる諸現象をみる必要があるでしょう．しかし，そうして丁寧に観察を重ねてみると，どうやら人間という生き物は，単に「自然」なるものによってのみ構成されているわけではないということがわかってきます．そこがなかなか厄介なところです．

　私はずいぶん前から，人間という存在を，自然界の諸動物と同様の野性原理を備えた「心＝身体」という基本部分と，後に進化的に発達した二元論的情報処理を行うコンピュータ的な「頭」という部分のハイブリッドとみるように

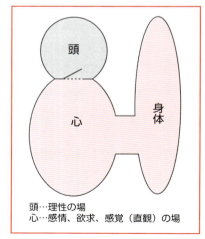

頭…理性の場
心…感情，欲求，感覚（直観）の場

図 1　「頭」／「心＝身体」の図
（泉谷閑示．「普通がいい」という病．2006[3]より）

なりました（図1）3)．つまり，「自然」の原理をもつ部分と，計算や論理思考を執り行う「非自然的」な部分とが同居したものとしてとらえるわけです．

これは，私の臨床経験のなかでいつの間にか析出してきた図式なのですが，とりわけ精神療法を行ううえで，かなり有用な指針を導いてくれる図式であると思います．

このような人間のとらえ方は，近年の脳科学的な知見からも裏打ちされてきています．「頭」とは左脳に相当し，単一プロセッサーのコンピュータのような働きをします．すなわち，直列的演算によって量的比較やシミュレーション，損得の計算，論理思考などを行います．そして時制的には，シミュレーション機能により「過去」と「未来」を扱いますが，「現在」を扱うことができません．また，対象のコントロールを強く志向する性質があり，そのため使用する内的言語は must や should の系列，すなわち「〜すべき」，「〜してはならない」といったものになっています．

一方の「心」とは右脳や扁桃体などの大脳辺縁系に相当し，並列プロセッサーのように視覚・聴覚情報など高次元の情報を瞬時に処理します．ここは感覚や感情の場であり，時制的にも「現在」に焦点が当たっています．判断という行為の基本である「快／不快」を発する場所であり，それゆえ使用する内的言語は want to や like の系列で，「〜したい」，「〜したくない」，「好き」，「嫌い」といったものです．

この図式による人間理解の勘所は，人間を一個の人格としてではなく，かなり性質の異なった2つの人格の混合体としてとらえるところにあります．これによってさまざまな精神疾患や症状等を，2つの人格の相克によって引き起こされたものとして，統一的かつ動的（ダイナミック）に理解できるようになります．これは，治療者のみならずクライアントにとってもわかりやすいイメージなので，諸現象の「意味」をメタフォリカルに把握する作業がとても容易になります．

3 「頭」の独裁的支配に反発する「心＝身体」

この図式を用いた理解の代表例として，うつ状態を採り上げてみましょう．

生き物として人間の中心にある「心＝身体」に対し，進化的に新参者として登場してきた「頭」が，徐々にその権力を増大し，現代人はいわば，「頭」による独裁体制が敷かれた国家のような状態にあります（図2）4)．

これに対して，国民に相当する「心＝身体」側が，「頭」の長期的な圧政にたまりかねて全面的なストライキを決行します．もはや，「頭」の強権的指令には一切応じない．これが「うつ」の状態なのです．なかには，過酷な奴隷扱いが

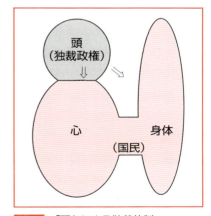

図2 「頭」による独裁体制
（泉谷閑示．クスリに頼らなくても「うつ」は治る．2010 4) より）

あまりに長期間にわたった結果,「心＝身体」がすっかり疲弊してしまい,ストライキというよりも,潰れてしまって動けない状態になっている場合もあります[4].

　意志力が強く,厳しい自己コントロールを行いがちな性格傾向の人がうつ状態に陥りやすいことも,うつ状態にみられる諸症状も,このダイナミズムを把握することによって統一的な理解ができます.そして治療上の助言も,いかなる方向でなされるべきかがここから明らかにみえてくるはずです.

　たとえば,「うつ」からの回復過程においていらいらや怒りっぽさが出現する現象について,これまでのように「うつ状態の増悪」や「軽躁状態」としてみるのではなく「心＝身体」側の反乱が開始されたとみることになり,単に鎮静を図るようなアプローチでは不適切であることがわかります.

　また,よくみられる「昼夜逆転」についても,これまでの定説とはまったく違うとらえ方になります.「心＝身体」側にとっては,周囲の人々がキチンと学校や会社に行き社会的活動をしている日中の時間に起きていると,"べき思考"の「頭」から「お前はダメな奴だ」と否定されたり「いったいいつになったら会社に行けるんだ?」と焦りを煽られたりしやすい.そのため「心＝身体」は,「昼夜逆転」の状態を引き起こすことによって,ヒリヒリする日中を睡眠によって回避し,健康な人々が休んでいる夜間に起きているようにするわけです.実際これまでの経験でも,クライアントの「昼夜逆転」に対してこのような意味がある現象だということを伝え,無理に生活リズムの矯正を求めないアプローチをしたほうが,はるかに良好な経過をとり,睡眠サイクルも自然に正常化するという手応えが得られています.

　さらに,われわれが最もよく扱う「不眠」という症状についても,新しいとらえ方が導かれます.「頭」が「心＝身体」に対して"もう寝るべき時間だから眠れ!"という命令を下す.しかし「心＝身体」にしてみれば,睡眠という自分の"専任事項"に「頭」から越権的命令を下されたことに反発を覚える.そのために,たとえ疲れているとしても「心＝身体」は意地でも"眠らない"ことによって抵抗する.と,このように理解するわけです.すると,強力な睡眠導入薬を用いても容易には解決しない頑固な「不眠」というものも,そのわけがわかってくる.つまり,「頭」が睡眠を強制するためのミサイルのごとく睡眠薬を用いれば用いるほど,「心＝身体」は報復としての"不眠"を強めてくる.このようにして「不眠」という事態が泥沼化してしまったということなのです.

4　病は自らを救い出そうとしている

　現代の精神医学は,セロトニンやドーパミンなどのアンバランスを精神疾患の「原因」と考え,そのバランスの回復を薬物等によって行うことを治療として考える方法が主流になっています.これは一見,とても科学的なアプローチのように思えますが,よく考えてみると,これは科学として不十分なのではないかと思われます.

先天性疾患であればその考え方で問題はないのですが，後天的に生じたこのようなアンバランスについて，それは厳密には「原因」と呼ぶべき現象ではなく，何らかの「原因」によって引き起こされた「中間現象」ととらえるべきだと思うのです．つまり，なぜある時からそのアンバランスがその人に起こったのかということ，それをこそ「原因」と呼ぶべきではないかということです．そして真の意味での治療とは，その「原因」に向けてアプローチされるべきものではないかと考えるのです．

　さまざまな症状や適応上の障害は，外部の環境要因とその人の内的な在り方が相互反応して起こります．しかし忘れてならないのは，こういった症状や苦悩そのものが，クライアントに対して生き方やあり方を問い直させ，自然で自分らしい生き方について内省を促すメッセージとしての意味をもっているということです．この深いメッセージをクライアントが受け取れるための援助をすること，それが「治療」本来の姿であったのではないかと思います．

　この作業が進展していきますと，クライアントが本来の自然なあり方を再発見する瞬間が訪れます．そして症状や苦悩は勢いを減じ，やがて消失します．この経験によってクライアントは，かの苦しみは「降ってわいた災難」だったのではなく，大切なことを教えてくれた「ありがたい僥倖」であったと認識するようになります．

　このようなプロセスによって得られる変化は，元の状態に戻る repair（修繕）としての治癒ではなく，rebirth（再生）や newborn（新生）という表現にふさわしいような根源的変化です．この変化は，本人の内奥から自然治癒力が発動してきて達成されるものですが，治療者はその治癒力の発動を妨げているものを見つけだし，これを取り除く必要があります．そのため，面接でのやり取りは，真に「対話」と呼びうるような，純度の高いコミュニケーションでなければなりません．

　このプロセスを丁寧に進めることができれば，神経症圏の病態のみならず，うつ病性障害や双極性障害，あるいはパーソナリティ障害などにカテゴライズされたケースにおいても，根本的な治癒を実現することができます．それは再燃や再発を視野に入れた「寛解」という状態のことではなく，真の意味での「治癒」ということです．

　残念なことに近年，定型的なうつ病治療に反応しなかったからということで，安易に双極性障害のレッテルを貼る方向に治療プロセスが進められたりして，改善のみられぬまま遷延してしまっているケースに遭遇することが少なくありません．人間は，われわれの想定を超えた多様さと奥深さを備えているので，チャート的な戦略(ストラテジー)に沿った治療アプローチですむほど，単純ではないはずです．

　今こそ私たちは，良質な「対話」が呼び覚ます人間の根源的な治癒力を思い出し，治療という場がそのための触媒的空間となるように意を用い，言葉を磨き，常識や既存の概念の手垢を落として，あらためて人間という「自然」に学ぶべきではないかと思うのです．

文献

1) 三好行雄（編）. 漱石書簡集. 東京：岩波文庫；1990.
2) パラケルスス（著），大槻真一郎，澤元 亙（訳）. 奇跡の医の糧. 東京：工作舎；2004.
3) 泉谷閑示.「普通がいい」という病. 講談社現代新書. 東京：講談社；2006.
4) 泉谷閑示. クスリに頼らなくても「うつ」は治る. 東京：ダイヤモンド社；2010.

42 統合失調症の簡易精神機能テスト

L 継続・発展型

臺　弘
前 坂本医院

1 統合失調症は脳の機能の異常である

　筆者は障害者職業センターで精神障害回復者の就労面接に携わっていた頃，簡単な精神機能テストを考案した．それは一般の診療患者にも常用され，Utena による「簡易客観的精神指標検査」(Utena's Brief Objective Measures：UBOM) と呼ばれた（表1）．内容は「情・意・知・想」の4面の機能状態を計測する簡易な方法である．

① 「情」の指標としての感情反応は，血圧測定時の心拍変動値をもって表される．それは血圧測定をストレスとして，安静時脈拍との差を指標とするものである．正常平均は＋12/分以下，異常値は＋20/分以上とされる．所要時間は2分，感情的過敏は必要に応じて患者（被検者）に伝えられる．

② 「意」の指標である意欲の測定は，物差し落としをとらえるまでの距離を物差し（40 cm 尺）で測り，それを単純反応時間とする．障害者職業センターでは長い棒を用いていたが，診療には 40 cm 尺を被検者の眼前にぶら下げて，相手に尺度の 0 位置に指を開いて待ち構えてもらい，落下の瞬間に挟み止める．その要領を 2，3 回練習してこつがわかったら，とらえるまでの尺度（単純反応時間）を測る．

　距離・時間関係はガリレオの式による．$s=1/2(gt^2)$，g は重力常数 980 cm/秒，正常平均は 21 cm，異常値は 24 cm 以上．

③ 「知」の指標は乱数度で代用した．算数には簡単で面白い問題がいくつもあるが，

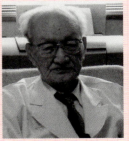

UBOM 研究会提供

略歴

臺　弘（うてな・ひろし）

1913～2014 年．
1913 年栃木県足尾町生まれ．1937 年東京帝国大学医学部卒．東京大学病院精神科，松沢病院，群馬大学医学部教授，東京大学医学部精神医学教室教授，山田病院（東京都調布市）を経て坂本医院勤務．2014 年逝去．
主な著書に，『精神医学の思想―医療の方法を求めて』（筑摩書房，1972），『分裂病の治療覚書』（1991），『分裂病の生活臨床』（2004）〈以上，創造出版〉，『誰が風を見たか―ある精神科医の生涯』（星和書店，1994）などがある．編著・共著書多数．

表 1　臺式簡易客観的精神指標検査（UBOM）―4 指標の要約

指標	機能領域 現象・行動	道具	所要 時間	計測	正常平均	異常域
心拍変動値 （PRD）	情 ストレス頻脈	血圧計	2 分	心拍数 / 分 血圧測定時と安静時との差	+12/分	+20/分以上
単純反応 時間（RCT）	意 尺度捕捉	物差し （40 cm 尺）	3 分	落下距離：s 時間間隔：t $s = 1/2 (gt^2)$　重力常数：g	21 cm (207 ms)	24 cm 以上
乱数度 （DOR）	知 思考転換の自 由度	200字詰原稿 用紙 時計	5 分	乱数量 N_r，数量：n_i，階差量：n_j $DOR = \sum_{i=0}^{9} \left\| \frac{n_i}{N_r} - 0.1 \right\| + \sum_{j=-9}^{+9} \left\| \frac{n_j}{N_r - 1} - \frac{10 - \|j\|}{100} \right\|$	0.95	1.1 以上
描画法 （バウムテスト）	想 表象・表現	葉書大メモ用 紙 2B 鉛筆	5 分	普通画と異型画の判別 （陽性画，陰性画，合併画） （バウムテスト筒抜け画）	普通画	異型画

統合失調症の病状の理解には，経過に応じた基本的指標の変動を追跡する必要がある．そのためにつくられた「UBOM」は，情・意・知・想のテストを合算した 15 分ほどの検査である．このテストは月に 1 回程度，バウム画は半年の間隔が必要である．

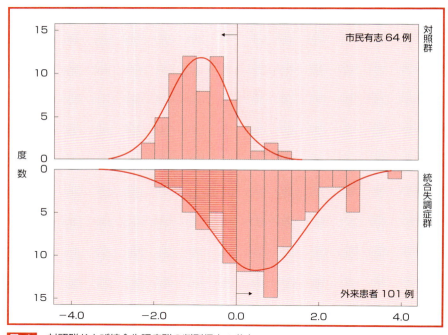

図 1　対照群および統合失調症群の判別得点の分布

UBOM の 4 テストはそれぞれに異なる機能を示すが，数量化 3 指標は Z 機能図に一元化しても正規分布する．上図は正常群と比較したものである．Z 図が正規分布する所見は重要で，3 計測機能は共通の基本障害に由来することを示す．正常群との比較のために Z 値の移動を行い，患者群の治療例も示された．
患者症例は新旧さまざまで，すべて最終検査成績について計算してある．全部が外来通院者であるため，症状再発による移動も含まれている．
Z=0.49PRD ＋ 0.209RCT ＋ 1.789DOR － 7.485
Z 機能図（正常域を含む）

反復して使えないので思考転換に依存したわけである．200字詰原稿用紙を与えて，5分間にできるだけ多数の乱数を書いてもらう．指標に選ばれた乱数度は村上の式

$$\text{DOR} = \sum_{i=0}^{9} \left| \frac{n_i}{N_r} - 0.1 \right| + \sum_{j=-9}^{+9} \left| \frac{n_j}{N_r - 1} - \frac{10 - |j|}{100} \right|$$

N_r：乱数量，n_i：数量，n_j：階差量

より近似値を計算する．

本法は日大山岳部のヒマラヤ登山の際に，知能検査用に使われたと聞く．実施は「0から9まで」の数をできるだけたくさん書いてもらうだけ．持ち時間は5分である．

上述の3指標はDSM-IVのAxis V，Gloval Assessment of Functioning Scaleによるもので，生活機能の諸特徴を抽出する指標である．3指標をまとめてZ機能化することもできる（図1）．筆者は外来通院の統合失調症者群と対照正常群（ともに最終値）のZ機能図がともにきれいな正規分布をして判別されることを知った．長期通院および回復者のなかには1/3に及ぶ正常域者がみられた．

④「想」は①～③とは異なり，数量化・変数といったディメンショナルな考え方ではなく，カテゴリカルなとらえ方を含んでいる．描画法「実のなる木を描いて下さい」は簡単な象徴で，万物の消長を暗示することがある．二本棒だけを描いた患者に，「これは危い，服薬の必要がある」といって納得させた経験もあった．「筒抜け画」[*1]は統合失調症の初期に現れやすい現象で，自己漏洩・被害妄想を暗示する．

妄想と現実のあいだの移行は，あたかも「メビウスの輪」のごときものである．「メビウスの輪（体験）」と呼ばれるモデルは，幅のある帯を一回ひねってから「ねじれ」の両端を貼り合わせたもので，表面には内外・表裏・上下・前後の判別がなくなってしまう．統合失調症の妄想体験は「メビウスの輪体験」である．この「メビウスの輪体験」を描き出す検査法を求めたいのだが，当面，描画法「実のなる木を描いてください」がそれに近いので採用した．

患者との面接や小集団患者との合同集会で，患者は自分の理解異常には認識がないのに，他人の異常には気づくことを知って認識が深まった．このような経験は故新海安彦の「添え木討論会」[*2]に参加して，教えられることが多かった．

[*1]：「筒抜け画」とは，枝・幹の線が閉じていない画のこと．
[*2]：「添え木討論会」とは，新海安彦先生（元信州大学助教授）が中心となり始められた「添え木療法」について知り，学び合う勉強会のこと．「添え木療法」とは，安定してきた統合失調症患者に微小再燃を体験してもらい，病気に対処するコツを学んでもらう療法で，その際に治療者は添え木になることから「添え木療法」とよばれる．

参考文献

- 臺　弘．精神科医の仕事と私の人生．精神医学 2012；54：369-381．

臺　弘先生におかれましては，2014年4月16日にご逝去されました．
謹んで哀悼の意を表します．
なお，本稿のご校正は丹羽真一先生にお願い申しあげました．

中山書店

L 継続・発展型

43 歴史と精神医学，精神療法と自由診療

小俣和一郎
上野メンタル・クリニック

1 はじめに

　精神科医として開業してから，早いものでほぼ四半世紀にあたる25年余が過ぎた．人生の1/3以上の期間が開業生活とともにあったことになる．開業の経緯は，年代ごとに整理してみれば「2. 私のクリニック小史」のようになるが，開業しようと考えたのは精神科医になって外国留学をした頃の体験が出発点となった．

　私は，もともと大学医学部を卒業した頃，何科を選択するか迷ったあげく，当時はまだ制度化されていなかった臨床研修医[*1]として内科からスタートした．大学は意に反して地方だったので，地元の東京へ戻って研修先病院を定めた．というのも，いいわけにすぎないのだが，私が大学を受験した年は学生運動が真っ盛りであり，東大の入学試験がなくなった年にあたり，受験先の大学もすべて地方のそれを選ばざるをえず，結局滑り止めに受けた地方の私立医大へ入るほか，現役入学の場合，選択肢がなくなったからだ．しかし東京で研修医生活を送るうち，外国留学の夢が芽生え，そのためには学位を取得しておきたいと考えるようになった．しかし当時もなお大学紛争のあおりで，「大学院ボイコット運動」などが残っていて，学位の修得先を見つけ

---

*1：医師の卒後臨床研修制度の必修化がスタートしたのは2004年になってからのことである．

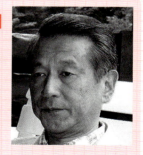

小俣和一郎（おまた・わいちろう）　　略歴

開業精神科医・精神医学史家．上野メンタル・クリニック院長．
1950年東京都生まれ．1975年岩手医科大学医学部卒．1980年名古屋市立大学医学部大学院修了．1981～83年ミュンヘン大学精神科留学．
主な著書に『ナチスもう一つの大罪―「安楽死」とドイツ精神医学』(1995)，『近代精神医学の成立―「鎖解放」からナチズムへ』(2002)〈以上，人文書院〉，『精神医学とナチズム―裁かれるユング，ハイデガー』(1997)，『異常とは何か』(2010)〈以上，講談社現代新書〉，『精神病院の起源』(1998)，『精神病院の起源・近代篇』(2000)〈以上，太田出版〉，『ドイツ精神病理学の戦後史―強制収容所体験と戦後補償』(現代書館，2002)，『検証 人体実験＝731部隊・ナチ医学』(2003)，『精神医学の歴史』(2005)〈以上，第三文明〉，『精神医学史人名事典』(論創社，2013)など多数．
翻訳書として，セレニー『人間の暗闇―ナチ絶滅収容所長との対話』(2005)，ラング『アイヒマン調書―イスラエル警察尋問録音記録』(2009)〈以上，岩波書店〉，グリージンガー『精神病の病理と治療』(共訳：東大出版会，2008) などがある．

るのに苦労した．たまたま大学時代の先輩の一人が精神科医で，これまた地方の大学院を紹介された．そこで再度入学試験を受けて，院生となったものの，生活は精神科医局員と何ら差はなく，関連病院でアルバイトをしながら大学院で博士論文を作っている人も私のほかは一人しかいないのだった．

　指導教授の選んだテーマで（それは私の本意のテーマではなかった）何とか論文をまとめ，卒業して，いわゆる御礼奉公を田舎の精神病院勤務で果たし，留学希望先のスイスは紹介者がなく見通しも立たず，結局ドイツ（当時はまだ西ドイツ）のミュンヘン大学精神病院へ留学することになった．そのために東京へ戻って赤坂のドイツ文化会館でDAAD（ドイツ学術交流会）留学生試験を受けることになった．幸い，というべきか，ドイツ人試験官の一人が，私が学位論文とは別に研究していた「てんかん家系の職業選択」というテーマに興味を示し，単なる生物学的精神医学とは異なる社会的・分析的な内容に関心を表明してくれたせいか，一度の試験で合格が決まった．

　1981年度のDAAD公費留学生となった私は，その年にミュンヘンへ移った．留学生活の思い出を語れば切りがないので省略する．しかし，留学先の大学病院その他で開かれていた学会や大小の研究会に積極的に顔を出してみると，会の後に開かれる懇親パーティなどを通して少しずつドイツ人精神科医と知り合うことができるようになった．そうした人々は，おそらく日本についても興味をもっていて，私が日本人であることからさかんに日本の事情を知りたがったという背景もある．懇親会などは一つの機会だったが，それを機に互いに食事に招いたり，プライベートで自動車旅行に誘われたり，交流を深めることのできた最初のドイツ人精神科医たちが，いずれも当時はまだ日本では珍しい精神科の開業医だった．

　当時の日本の精神科保険診療報酬は，精神科をまともに開業できるような体系ではなく，ドイツのそれは私の関心を誘った．そこで，ミュンヘン市内で精神科を開業している対照的な二人のドイツ人精神科医に取材させていただき，当時の保険診療報酬体系も含めて論文調にまとめ，『日本医事新報』誌に投稿した．これは「西ドイツの精神科医療事情」[1]として同誌に掲載された．「対照的な二人」というのは，公的保険診療と自由診療という対照的な実践を選択した二人の精神科開業医である．

　しかし日本へ帰国してみると，やはり精神科で開業を可能とするような保険体系は未整備であり，当面は勤務医として生活するほかはなかった．それでも，東京へ戻って私立精神病院に勤務する傍ら，アルバイトで心療内科開業医の手伝いをする機会があった．この開業医も自由診療であった．日本の精神病院は，1960年代の精神病院改革を経たヨーロッパのそれとは比べものにならないほど隔離収容型であり，宇都宮病院事件のような一大不祥事が起きて精神衛生法が精神保健法へと変わったことを機に，全体として入院外医療つまりは外来開業医療へとようやく舵を切ることになった．私が帰国して将来の自分の仕事スタイルを模索していた80年代は，そんな時代だった．しかし，当時ですら保険診療上の報酬体系では開業は大きな冒険であったため，あえて実験的に自費による「相談室」を開くことにした．1987年のことであった．

　以下は，「心の相談室」と銘打って出発した自身のクリニックの小史であるが，お

そらく特殊例として一般化は到底できないものと考えられる.

2 私のクリニック小史

「心の相談室」

　精神病院中心の精神科医療が，もっぱら患者の隔離収容および薬物療法を志向するのに対して，それよりも自由度の高い外来医療では，対話やカウンセリングを基盤にした精神療法が可能であり，それも単に患者本人のみならず，その家族や親族などのキーパーソンを対象とした治療的アプローチが可能となる．そのような外来型医療がほとんどなかった当時，「精神科ではなぜ話を聞いてくれないのか？」[2]という奇妙な訴えがあちこちで聞こえていた．もっとも，これは今でも基本的によく聞かれる話ではある．

　いずれにしても，1987年，都内ターミナル駅のいくつかの候補地のうち，上野駅裏の物件を選んで相談室開業の準備に入った．薬物療法よりは精神療法を志向しようとする精神科医は私のほかにもいて，たまたま同じ年に冒険的に開業した同僚もあったが，いずれも保険診療での開業だった．

　精神科相談事業は当時まだ目新しく，特に精神科医が直接相談にあたるという形式は，おそらく全国でもまれであったように思う．そのためか，大手の新聞やマスコミが取材に来て紙面上で紹介され，その後はしばらく電話が鳴りっぱなしという，おかしな状態になってしまった．相談に来る人も徐々に増え，相談室もその後3年余り続いたが，すべて自費であったため，次第に保険診療を希望する相談者が増加したことから，精神科診療所へと衣替えすることになった．

　なお，相談室としての活動は『心の相談室・年報』[3]として自費で印刷・製本して関係者へ配った．

上野メンタル・クリニック (1)

　クリニックとして正式に開院したのは1990年で，開院はいくつかの理由で当初の予定よりも遅れた．一つは名称について認可が下りるまで時間がかかったことである．というのも，当時は「メンタル・クリニック」というカタカナの呼称がまだ一般化しておらず，東京都の審査で一度は認可されないとの連絡があり，すでにこの名称を入れて印刷した封書・便箋・宣伝用チラシなどもいっさい保留となってしまった．

　結局，時間はかかったが同様の例が出ていることで役所も納得したらしく，保健所の許可が出て，次に社会保険事務所への申請と認可があって，上野メンタル・クリニックは何とか保険医療機関として無事に開院した．場所は相談室と同じ上野駅の裏手のビルだった．

　ところが，保険診療を始めてみると，実に多くの矛盾に突き当たることとなる．それは，おそらく私のみならず，本書の他の執筆者も同様に体験されている矛盾であろ

う．根本にあるのは保険診療報酬の体系である．少なくとも当時，外来での技術料，すなわち精神医学的面接料ないしは「精神療法」の報酬は週に1回のみ，1回250点程度だったと記憶している．毎週，1回60分程度のカウンセリング（支持的受容的精神療法）を行っても，月に直せば1,000点程度（1点＝10円）にしかならなかった．日本の保険診療報酬体系は原則として実物給付であり，薬剤や検査には相応の報酬があっても，目には見えない時間という非実物に対する給付は，きわめて薄い．さらに，「保険病名」の言葉がある通り，毎月苦労して請求書（レセプト）を作成して提出しても，実に機械的・官僚的な審査によって「病名漏れ」をはじめとするさまざまな理由による減点が加わり，それが診療意欲を著しく削ぐことになってしまった．

● 上野メンタル・クリニック（2）

1992年，保険診療で開業して約2年余りが経過したとき，一つの転機が訪れた．いや，正確には二つの転機といえるだろう．一つはまったくの私的事情，もう一つは完全に私的ではないが多分に状況的なそれであった．

私的というのは，母方の祖父が，次いで父親が死亡し，相続（ならびに納税）問題などが次々に発生して時間的にも肉体的にも診療にゆとりがなくなってしまったことであった．そのような折柄，当時定期的に通院していた患者の一人が，親切にも開業場所の移転を熱心に勧めてくれたことが重なった．経済状況的にも当時はバブル経済の崩壊で都内の地価や不動産の賃貸料などに大きな変化が生まれつつあり，最初の開業場所としての上野の賃貸ビルは築年数もだいぶ経過していて賃貸料も割高となっていた．

いずれにしても，保険診療機関として精神科を開業したわけであったが，私という個人をめぐる諸般の事情が重なり，移転と開業スタイルの見直しを真剣に考える状況となった．これ以上，私的ともいえる事情を詳しく書くことは紙数の都合上からも避けるが，結果的に上野駅裏手の上野メンタル・クリニック（台東区）はいったん閉院し，保健所に廃業届を出し，現在の開業場所である千駄木駅隣（文京区）で新たに開業届を提出し，矛盾だらけの保険診療報酬に頼らない，自由診療形式の上野メンタル・クリニックを整えることになった．とはいえ，この実質上の移転によって，それまでの通院患者には迷惑と不便をかけることになってしまった点は否めない．遅きに失したとはいえ，この紙面上で一言お詫びしておきたい．

1993年，上野メンタル・クリニックは文京区千駄木の地へ移り新規開業した．かつての通院患者のうち，ごく一部の方々が，自由診療に変わったにもかかわらず治療の予約を入れてくれたおかげもあって，その後のクリニックの運営は，少なくとも経済的に大きな支障はなく現在に至った．いま振り返ってみれば，すべては熱心に通院してくれた患者およびその家族の方々のおかげといってよい．ひとえに感謝したい．

ただし，保険診療という軛から解放されたおかげで，本当の意味で自分がやってみたいと思っていた精神科診療を自由に実践することができるようになった点は非常に大きく，また，それが患者側へのサービスの向上にも一役かったのではないかと思っている．開業以来，最低限やろうと決めていたことは，土曜診療と往診の実施であっ

た．これらも保険診療では，やればやるほど赤字の行為であり，とてもニーズに応えることはできない．しかし報酬体系を自由に設定できる自由診療では，少なくとも経済的に成り立つ範囲で報酬を決めることができた．それによって，往診などは予約制という制約はあるものの，時間や場所を問わず相当に自由に実施でき，そのニーズも現在の訪問診療にかかわる保険診療報酬体系が定められるまでは決して少なくはなかった[*2]．

3 標準 vs 個別

　今日の精神医学は，19世紀にヨーロッパで誕生した近代精神医学にルーツをもっている．日本にそれが伝来するのは，いうまでもなく明治維新（1868年）以降のことである．とりわけ，日本の精神医学に大きな影響を与えたドイツ精神医学のルーツともいえる Wilhelm Griesinger は，その精神医学教科書（1845年）のなかで「病気ではなく一人ひとりの病人が治療の対象であるという意識，妄想ではなく妄想患者が対象なのだという意識こそが，常に重要となる．一つひとつの症例に際して発病のきっかけとなった要因が多角的に検討され，あらゆる手段で病理学的な分析がなされる必要があり，さらに個人の精神的な内面に入っての観察が必要となる」[4]と記している．

　今日では DSM や ICD のような，いわゆる国際疾病分類／診断基準が精神医学の標準となって，個人ではなく集団を対象としたエビデンスや治療アルゴリズムが視野の中心に入りやすいのであるが，近代精神医学のルーツにさかのぼってみれば，やはりそこには患者～人間個人を対象とすべきとの論調がみられる．Griesinger は，精神医療の対象はそうした個人であるべきだとし，精神医療ほど個別性（Individualität）の求められる分野はほかにないと主張している．しかし，その後の精神医学は，この近代精神医学誕生の主張とは違った方向へと向かい，今では個別ではなく，もっぱら標準こそが重要視されるということになってしまった．

　このように精神医学の内部でも，標準か個別かをめぐる歴史的で基本的な立場の違いが古くから存在している．しかしながら，自分の受けてきた精神医学教育や自分自身の価値観に基づいて私が共感したのは，どちらかといえば，標準よりも個別，集団よりも個人，であり，その方向へと向かったことが個人開業（それも自由診療での）という形態の選択にも結びついたものと考えている．

4 歴史と精神医学

● ナチズム期の精神医学史研究

　上述の小史でふれた自由診療制・完全予約制のクリニック（「上野メンタル・クリ

[*2]：当時，往診を行っている精神科クリニックが少なかったこともあって，ときにマスコミ（日本経済新聞等）で取り上げられることもあり，そうなると反響から往診依頼の予約で手一杯になったこともあった．

ニック（2）」）に衣替えをした後，ようやく私的な研究時間が確保できるようになった．たとえば，それまでコツコツと集めてきた資料を整理し，それをある程度まとめて書いてみるという機会が生まれた．その結果生まれたのが，最初の著書『ナチスもう一つの大罪―「安楽死」とドイツ精神医学』（人文書院，1995）となる．この本では，上述のように日本の精神医学に計り知れない影響を与えたドイツ精神医学の歴史を要約するとともに，ナチズム期に実行された精神障害者の大量虐殺（「安楽死」という名目のもとで）の歴史を検証している．当時，このような研究は日本ではほとんどなく，もっぱらドイツ留学中に集めることのできたドイツ側の資料を下敷きにして著したものとなった．しかし，この最初の著書を機に，その後，多くの関係者・研究者らと知り合うことができ，ナチズム期の精神医学のみならず，精神科医になった頃から強く惹かれていた精神医学史全体に関するさまざまな執筆機会が増えていった．

精神病院史から通史へ

その最初の成果は，3冊目の著書となった『精神病院の起源』（太田出版，1998）だった．学問史としての精神医学史だけが語られ，精神医療の舞台となった精神病院の歴史という，ほとんどまとめられることのなかったテーマを一冊の書物として公刊したことで，精神医学史研究者の一部から注目され，執筆や講演などの機会はさらに増えることになった．

その続編とでもいうべき『精神病院の起源・近代篇』（太田出版，2000），『近代精神医学の成立―「鎖解放」からナチズムへ』（人文書院，2002），『ドイツ精神病理学の戦後史―強制収容所体験と戦後補償』（現代書館，2002）などを経て，やがて精神医学の通史という，いつかは書いてみたいと思っていたテーマに着手することになる．もっとも，そのための資料と下地はすでに上記の著作内容に散りばめられていたので，思ったよりも早く世に出すことができた．『精神医学の歴史』（第三文明レグルス文庫，2005）がそれで，巻末には精神医学史のうえで言及された主要な人名と書籍名の索引リストを付したが，この時点で約200人の人名があがった．

人名辞典を編む

精神医学の歴史は，決して今日でいう精神医学という狭い範囲の歴史にはとどまらない．精神医学を取り囲む関連領域（神経学や心理学にとどまらず，哲学・宗教・芸術などの幅広い人文学分野を含む）の歴史がそこに重畳している．そのような領域から精神医学の歴史形成に役割を担った人物を個別に取り出してみると，そこにはまた個々の人物ごとの個人史があって，それはそれで興味を惹かれた．結局『精神医学の歴史』という通史を書いたことも大きな後押しとなり，精神医学史の人名辞典を編纂してみることになった．もっとも，実際に着手するとさまざまな困難に直面した．最終的には411人を，原則として全項に顔写真ないしは関連写真を付けて収録するという作業の具体的な苦労は，別のところ[5]に記したので割愛する．辞典は，その甲斐あって2013年に刊行された．『精神医学史人名辞典』（論創社）がそれである．この種

の辞典としては本邦初のものとなった．

5 おわりに

　私がこれまで自由診療の精神科クリニックを続けてきた歴史を大急ぎで振り返り，その出発点となった体験，経緯，開院後の変化などをまとめてみた．こうして回顧してみると，診療のスタイルというものは，治療者個人によって実に千差万別であり，まったく同じことは，患者個人にもよくあてはまることが再認識させられる．

　私の場合，精神科医になりたての頃からの興味の対象であった精神医学の歴史そのものに触発されたのか，あるいはそれ以前に，自分自身がもともと歴史というものに関心を抱いていて，それが個人史への関心へと結びついたのか，その辺は不確かだが，いずれにせよ私は，集団や社会全体のストーリーよりも個人のもつストーリーにより強く惹かれたようである．個人は多くの点で特異的であり，集団の平均や標準からはこぼれ落ちる点を多く抱えている．それが，いわゆる個人差というものであり，個人差があるからこそ，それへの対応もまた個別的でなければならない．

　精神医療もまた，そのような個人差や個人のもつ特異性といったものに対応するべく，おのずと個別的になるべきであるし，また，患者個人を対象とする限り，そうでなければ基本的には成り立たないものだと考えている．もっとも，19世紀の近代精神医学誕生の頃と同じく，精神医療が社会防衛的な，いわゆる保安処分的な性格をもちあわせていることを全否定するものではない．だからこそ，精神病院のベッドを全廃する法律（いわゆるバザーリア法）が成立したイタリア[6]ですら，精神病院は完全にはなくなっていない．

　どのような精神医療や精神医学を目指すのか，目指すべきであるのか，その答えはいまだ私のなかで完全にクリアになったとはいえない．しかしながら，精神科を開業しようとするなら，自分がどのような基本的コンセプトをもって，どのように日々の臨床と向き合っていくのか（あるいはいきたいのか），そのことを日頃からじっくりと考えておくべきではないだろうか[*3]．

[*3]：開設者・管理者である筆者個人の健康上の理由から，上野メンタル・クリニックは2014年をもって閉院した．

文献

1) 小俣和一郎．西ドイツの精神科医療事情．日医新報 1983；3087：43-50．
2) 小俣和一郎．病院では何故話を聞いてくれないのか．月刊ぜんかれん 1987；240：47-49．
3) 小俣和一郎．心の相談室・年報 1987年版，1988年版（いずれも非売品）．
4) ヴィルヘルム・グリージンガー（著），小俣和一郎，市野川容孝（訳）．精神病の病理と治療．東京：東京大学出版会；2008．p504．
5) 小俣和一郎．精神医学史人名辞典を編む．聖教新聞．2013年11月5日付文化欄．
6) 大熊一夫．精神病院を捨てたイタリア　捨てない日本．東京：岩波書店；2009．

L 継続・発展型

44 今日の精神科クリニックで診る「外来統合失調症,躁うつ病,うつ病とその周辺」

笠原　嘉
桜クリニック

1 まえがき

　私のクリニック経験もはや16年が過ぎ,年齢も86歳になってしまった.いくら何でも,もう「退けどき」と思う.毎日の診察への関心が減じはじめたらすぐやめよう,と決めている.クリニックの医師は毎日診察室で病人と会うことが「楽しくなければならない」.そのつど,何がしかの「収穫」,「喜び」がなければならない.もちろん,そのためには自分のキャパシティを超えるほどの診察量を自分に課してはいけない.老人の私には,半日で15人くらいが丁度よい.この「喜び」がなくなったとき,仕事をいさぎよくやめよう,と思っている.

　クリニックではそのほか,①日本の健保制度を十分活用すること,②DSMの喧伝する診断第一主義より,まず治療優先でいくこと,③しかも同時に「長く診る」こと,をモットーにしている.簡略化していえば図1[1]の通りで,「症状」・「疾病」の向こうにそれを携えて生きる「人間」をも診よう,というものである.「人間」という言葉が文学臭があってお嫌いなら,「生活史」といってはどうだろう.「生活史」は20世紀の精神医学が作り出した重要なコンセプトと思う.ただし,精神分析に代表されるように幼少期から疾病までの「病前」生活史のみではなく,むしろ病を背負って生

笠原　嘉（かさはら・よみし）　略歴

1928年神戸市生まれ.1952年京都大学医学部卒.1966年京都大学医学部講師.1968年同大学助教授.1972年名古屋大学医学部教授.1991年名古屋大学を定年退官し,藤田保健衛生大学医学部教授.1998年藤田保健衛生大学を定年退職し,特定医療法人共和会 桜クリニック院長.次いで名誉院長となり現在に至る.
著書として,『精神科医のノート』(みすず書房,1976),『青年期—精神病理学から』(中央公論社/中公新書,1977),『予診・初診・初期治療』(診療新社,1980),『アパシー・シンドローム—高学歴社会の青年心理』(岩波書店,1984),『退却神経症』(講談社/現代新書,1988),『新・精神科医のノート』(みすず書房,1997),『精神病』(岩波書店/岩波新書,1998),『精神科における予診・初診・初期治療』(星和書店,2007),〈笠原 嘉臨床論集〉うつ病臨床のエッセンス』(2010),『〈笠原 嘉臨床論集〉外来精神医学という方法』(2011),『〈笠原 嘉臨床論集〉再び「青年期」について』(2011)〈以上,みすず書房〉,『精神科と私』(中山書店,2013),などがある.その他,編著書,翻訳書多数.

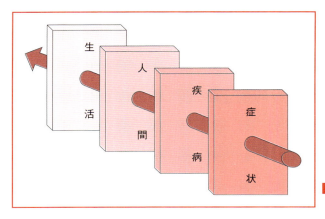

図1 精神科診療に必要な視点
（笠原 嘉．精神科と私．2013[1]）より）

きる「病後」生活史もまた，いやこの方こそ，開業医の精神医学に委ねられていると思うのだが，どうお考えだろう．

以下，編者のご提案にしたがい，外来統合失調症，躁うつ病，うつ病関連，パーソナリティ障害の順に，2014年（平成26年）10月に診察した人のプロフィールを描いてみたい．論文というほどのものはもう書けないので，以下のような随筆調でご容赦願いたい．私の患者の1/4は統合失調症，1/2が躁うつ病と単極うつ病，あと1/4は「ひきこもり」などのパーソナリティ障害と心療内科的な症状の人々である．発達障害，アルコール症，心身症は他の医師に譲り，私は診ない．精神科医の本来の役割は（DSMはこの用語を使わなくなったが）「内因性」疾患と思うからである．

2 外来統合失調症とその周辺

外来分裂病（仮称）という名称をかかげて小論文を書いたのは1981年だった．それから30年たつが，この名称はいっこうに流行（？）しなかった．分裂病というと入院の対象になり，かつなかなか治らないという偏見が強かった当時，外来治療だけで一生を終える人だって少なくない，ということを強調し，偏見の打破に寄与しようと思ったのだった．統合失調症と和名のみは変わったものの，偏見が減ったとは思えない．私には外来統合失調症という名称を存続したい気持ちがまだある．長期のフォローのできている4つのケースを以下に掲げたい．もちろんアイデンティファイされないための変更を加えたことを諒とされたい．

● 症例1

初診来（初発来）40年になる家庭婦人．初発症状は典型的な幻覚妄想，迫害妄想．幸い小康時に現在の夫と見合い結婚し，一児を挙げた．夫は商社マンで，ヨーロッパに長期出張することもあったが，そのあいだは両親の庇護下にすごす．幻覚妄想はときに軽度に再燃するが，薬物が効果をもつことをこの人はよく知っていて，大事にいたらず今日に至っている．その分，薬の内容についてはすこぶる神経質で，いまだに

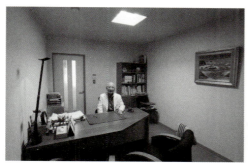 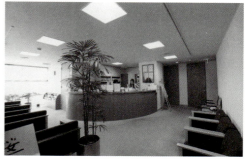

診察室の私（桜クリニック）　　　　　　　　　　　　　　　　　　桜クリニック（待合室）

処方中に昔のハロペリドール系のものが混ざっている．1か月に1回，必ず来院する．問診の内容は「症状」が中心で，「生活」に関する会話は好まない．こちらもできるだけ聞かないようにしている．控え目な令嬢がそのまま老人になった趣きである．

40年のあいだにその地方の名士であった父母も逝き，一人息子も結婚し，夫も退職して，彼女としては目立たない理想の平穏な日を過ごす．この人について私は一度も入院の心配をしなかった．文字通り外来統合失調症である．

🔴 症例2

初診来16年になる独身女性．現在36歳．外来統合失調症は妄想型が多いのにこの人はめずらしく破瓜型と思われる．発症時期がいつと特定できない．16年前，当クリニック初診時，父親が書面によって「分裂病といわれているが，分裂病とはどういう病気か」ときいてきたほどである．「小さいときから勉強をしていれば」褒められたので，つい「今日も資格試験マニアになった」というように，一日を資格試験勉強とレース編みで過ごす．友人は一人もない．資格試験勉強などでそれなりの表面的社交場面はあるものの，交際にまではいたらない．本人もそのことを何ら気にしない．商売で忙しい両親は家事全般をやってくれる彼女にそれ以上を望まない．

診察室では衣装は整い，いつもにこにこしており，フランス人形を思わせる．16年間，このフランス人形は不思議に変貌しない．問答の内容もステレオタイプ．ときどきこちらが新しい資格試験への挑戦をうながしても，苦手ですと言い，にべもない．

薬物は前医からひきついだ抗精神病薬．ときどき「理由のない不調」を言うが，服薬はきわめて正確で，まもなく復調する．診察中はもっぱら両親の，老いてなお働きながらお互いがする茶の間のいさかいを話題にする．どうやら彼女がいることで茶の間は平衡を保っているように思える．

🔴 症例3

男性例は比較的少ない．58歳になったこの人は薬剤師免許をもつがゆえに調剤薬局に職を得，安定している．若い時は両親が一人息子の彼の興奮をもてあまして，治療に数か月はかかる入院をさせた．診断は非定型精神病（満田）だったこともある．しかし入院時は医師を信頼する「よい」患者だった．両親の没後，一人っ子の彼に遺

された家屋や土地を簡単に手放し，われわれをハラハラさせた．成年後見制度のできる前だった．この人は半年に一度は突然私のところに顔を出し，薬を自費でもらっていく．そして「一人住まいで何とかやっています」といつも短くコメントして帰っていく．表情，挙措，服装などにいささかラフなところがあるが，しかし薬局で働いているのだからまずは許容範囲なのだろう．「結婚は」と問うと「もうこの歳ですからしません」と言う．30代は役所の婚活パーティーに出たりしていたが，職を得てそれほど寂しくなくなったのか，彼の顔をみると治療に熱心だった両親のことを思い出す．

● 症例4

44歳の婦人．20歳代は何度かエピソードがあり，3度短い（1週から3週程度の）入院を要した．しかし35歳以後は入院しないですんでいる．母親を失ったが，意外に動揺はなかった．最近は作業所（A型）で何がしかのお金をもらい，かつ仲間といえる男女の友人2, 3人を得て，安定している．

しかし困ったことに安定するにつれ，今まで熱心に支えてくれていた父親が再婚して，彼女から距離をとるようになった．そういう別離に対してこちらが案じるほどの反応は彼女に起きなかった．しかし明らかに，作業所で知り合った若い男性との交流はその頃からのものだった．私は病人同士の必要以上の接近はしばしば悲劇に終わることを繰り返し伝え，自重を促してきた．年齢の差，収入がお互いにないこと，子どもをもつことの困難などを自ら語り，今のところ深入りはしていないようである．むしろ恋人ができてから3年，この婦人は少し「大人っぽくなった」ように私にはみえる．統合失調症を背負いながら歩く人にとって成長とは何かと考えさせられる．

3 躁うつ病，うつ病，神経症性うつ病

次は要するに「うつ病圏」である．クリニックの精神科医がいちばん多く診る対象であろう．抗うつ薬の投与で，至極容易になおせるケースに出会うことは確かだが，他方，抗うつ薬をいくら注ぎ込んでも良くならないケースのあることは昔も今も変わらない．三環系抗うつ薬が登場して以後に書かれた最初の平沢 一の書物[2]でも，その後半は慢性例の記述にあてられている．私は精神科医たる以上，なかなか良くならないうつ病圏の人に最低3年はつきあうようすすめてきた．ときに5年，6年とかかる人もいる．だからといって彼らを「未熟型」などと呼ぶのはどうかと思う．われわれはそもそも「成熟」とは何かの精神医学的定義をもっていないのだから．

抗うつ薬を使う場合，用量に応じて常に症状が軽くなってくれるとは限らない．仮にA薬が効いたとしても，十分効くまでには時間がかかる．その間に家族は「寝てばかりいるがよいのか」，「小旅行に連れていってよいか」，などと質問してくる．

私は抗うつ薬等を使う場合には，必ず，「薬物療法を補完する小精神療法をほどこす」よう精神科医にすすめてきた．薬物だけはでどうしても治療的「隙間」ができる．そこを小精神療法で埋めつつ行こう，というわけである．

うつ病に対する小精神療法として私は「急性期」,「急性期がすんだ後」,「慢性期に入ったとき」,「職場復帰の場合」などと細かく分けて提案してきた．これは1996年に啓発書『軽症うつ病』[3]を書いたとき，試案として発表したが，10年後の2005年に『診察室での軽症うつ病の臨床研究』[4]として正式に論文にした．そのベースには，① 不安，抑うつに苦しむ時期，② もっぱら「おっくう」をもて余す時期，③「喜び」の感覚が少しずつ出現している時期，の3段階の経過図がある．今日流行のリワークプログラムに参加するのは，第二の「おっくう」のみで無聊をかこつ段階に入ってからが一番よさそうである．第三の「喜びの出現」は必ずくるからゆっくり待たれるとよい．私はそれまでの3～4週間は日誌をつけさせている．「おっくうさ」を何としても脱出できないとき，彼らはおおいに苦しむ．

双極型も単極型も終焉すればそう容易には再発しない．しかし私は双極型の場合，症状が完全に去ってから3年はフォローして，同時に抗躁薬の血中濃度を追いかける．家庭婦人もだが，働く人はこの方法で安心を与えられる．

アメリカのアキスカルがうつ病の臨床に寄与したことはよく知られているが，私は彼の1999年の"The evolving bipolar spectrum"[5]が好きだ．「躁」と「うつ」の関係については，昔は双極型と単極型にきれいに分けていたが，今日では臨床経過の境界では両者がけっこう混在することが知られている．まだまだ経過研究が必要だろう．しかし，軽症であっても，双極型にはリチウムやバルプロ酸ナトリウムをしっかり用い，血中濃度を定期的に調べて経過を追っていくと，ほぼ10年は気分の動揺がなく順調に仕事ができるという．診察は簡単な問診と血中濃度の検査でいつでも簡単にすむ．昔そのつど入院させて，電気療法を2クール，計1か月やっていたことを思うと，病人も医療者もラクになった．しかし彼らのムードスウィングは何歳まで続くのだろうか．今までの経験では90歳の男性で入院された人を1例だけ知っている．

● 症例5：双極スペクトラムに入ると思われる2，3のケース

双極型の一亜型としてよいと思うが，急速頻回反復型（rapid cycling type）には困らされる．数は多くない．予想しないおりに生じ（たいていは夜間就寝前後にスイッチ・オン的に「うつ」から「躁」に変わる），いったんそうなると数か月つづく．そしてまた突然，入眠時に「うつ」へと切り変わる．仕事は無理になる．

35歳の独身の男性．元来よく働く人，仕事上の特許をいくつかもつほどの人，勇敢な人で，単身でヨーロッパの奥地探検に出かけていき，珍しいお土産をくれる．歴代の主治医が知恵をしぼっても効かない．抗躁薬は著効しないが使っている．そして，わずかに中等量のアナフラニールが「長いおっくう期」に入ったときに有効，というほどである．

総じて双極性障害のように血中濃度の計れる場合，「症状・疾病」部分の会話は少なくてすみ，あとを「人間」に関する会話ないし問診のほうにまわすことができる．

しかし，それまで20年間リチウム・バルプロ酸療法が奏効して大過なくすごせていた婦人が，70歳代に入って理由なく落ち込み，シビアな自殺観念に苦しむよう

になり，夫の力を借り久しぶりの入院をさせた．後できくとリチウムをある程度以上使うと手指振戦が起こり，料理もしにくいし，友人の手前恥しいから，少し減らしていたという．そういえばときどきリチウム血中濃度が低くなっていた．

そうかと思うと，境界例的なうら若い婦人に睡眠リズムや気分の安定度を朝・昼・夜に分けてマークしてもらうと，意外にはっきり2週ごとの波のある人が見つかる．そしてバルプロ酸の少量で波の平坦化に成功すると，主観的に「とてもラクになった」という場合が何人かあった．彼女らはそれ以外にも，過食とか過眠という症状を併せもっていて，バルプロ酸で快癒とはいかないのだが，しかし彼女らは私に「パーソナリティ障害ではなく躁うつ病」だったのだ，と言って喜ぶ．これにはこちらが驚く．「パーソナリティ云々」という病名は神経症以上に彼女たちを傷つけるようだ．

この婦人のようにごく軽いが躁うつ気分変調の疑われる人には私はバルプロ酸を少量使うことにしている．リチウムやカルバマゼピンより私は使いやすい．そして本格的な躁うつ病の場合ほど血中濃度を上げなくても効果を得られるように思う．

🔴 症例6：いったんサラリーマンをやめさせたケース

うつ病圏でもう一つ付け加えるなら，30代，40代の働き盛りの男性で，3年の経過をみても良くならない場合，いったん退職の可能性を一緒に考えることである．つまり「いったん退却してごらん」と提案．16年のうちに5例成功した．たとえばある人の夫人が地方公務員で，かつ子どもがいない．彼は主夫業に徹した．なんと彼がそこで几帳面性を発揮したことか．勤め人時代にはわからなかった．もう一例は地方の裕福な家の一人息子だったので，2度のうつ病経験と妻からの離婚を機に小さなマンションを建ててもらって，その管理業と老父母の食事を受け持つ．勤め人時代と違い，小説好きになり，半年に1度報告にくるときには少時太宰 治論をやる．先回は『トカトントン』が話題になった．

🔴 症例7：中年のひきこもりケース

ひきこもりの一例としてかつてスチューデント・アパシーの大学院生時代を過ごしたことのある人をあげよう．今や彼も44歳の中年．ふつうスチューデント・アパシーの人は自ら助けを求めることがないから，かつて多少の面識があったからといって精神科医である私を訪ねてくることは絶対にないのだが，この人は母親が熱心な方で1年に2度は私に報告にこられたがゆえに，20年後の今日，どうしているかを私が知っているわけだ．ポスドクに延々許容限度まで在籍した後，予備校の教師をこれまた数か所ひきついだ後，まったく無職になって4年ばかりになる．両親はすでに70歳を越えたが比較的蓄えのある人たちで，月十数万を彼に与え，彼も大学生時代と同じ貧相な下宿に何の文句も言わずに暮らす．友人は昔ながらのポスドクたちばかりで，女性との交流はない．バイクが唯一の趣味で，全国の高速道路をほとんど踏破する．月に一回，中京の実家に帰り，母の手料理を楽しみ，バイク好きの父親とひとしきり話に花を咲かせる．ときどき縁者の紹介で小さな会社の就職試験を受けるが，成功し

ない．むしろ彼のほうから断られるように仕向ける感が強い．常識はあり，新聞やインターネットはすべてに目を通し，博覧強記である．一言でいえばこの人の社会生活は，ないわけではないが実社会と目に見えない薄い皮膜に隔てられていて，決して人とまともに出会うことはない．相手を傷つけず自らも傷つきもしない．両親が亡くなった後は少し心配だが，こういう「ひきこもり」型もあるという意味でここにあげた．

4 おわりに

　私は，クリニックの診察室では大学病院のそれなどに比べて病人は「よく治る」ので，医師としての自負を高めてもらえる点，たいへんありがたいと思っている．難治の患者さんをたくさん受け持つ精神科病院重症病棟勤務のドクターも週に1，2回は外来を担当なさるほうがよいのではないか．

　もう一つ，私は診察室で深層心理をのぞこうとは思わない．健保下でやる日本の外来では，むしろ医師-患者関係を土台にした「社会参加」のための「小訓練」をするのがベストと思う．挨拶にはじまり，先週のことや家族の行動，社会的事件への意見などを交し，来週は社会参加として何をするかを聞くことにしている．

文献

1) 笠原　嘉．精神科と私．東京：中山書店；2013
2) 平沢　一．軽症うつ病の臨床と予後．東京：医学書院；1966．
3) 笠原　嘉．軽症うつ病．東京：講談社 現代新書；1996．
4) 笠原　嘉．診察室での軽症うつ病の臨床研究．笠原嘉臨床論集 うつ病臨床のエッセンス．東京：みすず書房；2009．pp185-202．
5) Akiskal HS, Pinto O. The evolving bipolar spectrum. Prototypes I, II, III, and IV. Psychiatr Clin North Am 1999；22（3）：517-534.

参考文献

- 笠原　嘉．精神科医院．精神科医のノート．東京：みすず書房；1976．
- 笠原　嘉．クリニックで診るこのごろの軽症統合失調症．笠原嘉臨床論集 外来精神医学という方法．東京：みすず書房；2011．pp159-185．
- 笠原　嘉．だから精神科医はやめられない．笠原嘉臨床論集「全体の科学」のために．東京：みすず書房；2013．pp221-239．
- 神庭重信．第6章 うつ病の臨床精神病理学—「笠原嘉臨床論集」を読む．うつ病の論理と臨床．東京：弘文堂；2014．pp117-136．
- 笠原　嘉．スチューデント・アパシー．精神科医のノート．東京：みすず書房；1976．pp3-15／新精神科医のノート．東京：みすず書房；1997．pp62-81．

L 継続・発展型

45 「官能的評価」が生み出す双方向性のダイナミズム
——精神科臨床における"グリム兄弟"をめざして

熊木徹夫
あいち熊木クリニック

1 まえがき

　私は現在，愛知県名古屋市郊外であいち熊木クリニックという精神科医院を営んでおり，7年目を迎えている．このたび，私がかつて自著のなかで提唱した「向精神薬の官能的評価」をどのように臨床で活かしていくべきか，というテーマをいただいているが，これを論じるのにこれまでに私がどのような遍歴を経て，どのような問題意識をもち，どのような著述を行ってきたかをたどる必要がある．そのため，論文の体裁を取っていながら，私事にも言及するという奇妙な状況になってしまった．あらかじめ，ご容赦願う次第である．

2 「薬物は〈構造〉に効く」

　私が研修を積んだのは，名古屋市立大学精神科医局である．ここで過ごした2年間，数少ない担当患者さんと存分にかかわる自由が許されていた．私は休日返上で病棟に通い詰め，患者さんの言葉に耳を傾け続けた．そこでの体験が，その後に展開していく私の臨床生活の雛形となった．また，じっくり考える時間をいただけたので，いくつもの臨床疑問を頭に浮かべ，特にその解決に駆り立てられるわけでもなく，ただたゆたわせ続けていた（それらが10年後ようやく，処女作『精神科医になる—患者を〈わかる〉ということ』（中央公論新社）として日の目を見ることになった）．

熊木徹夫（くまき・てつお） 　略歴

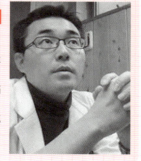

1969年京都市生まれ．1995年名古屋市立大学医学部卒．同年名古屋市立大学病院精神神経科，1997年豊橋市民病院，2002年愛知医科大学附属病院，2004年矢作川病院を経て，2007年よりあいち熊木クリニック院長．
主な著書に，『精神科医になる—患者を〈わかる〉ということ』（中央公論新社，2004），『もう悩まなくていい—精神科医熊木徹夫の公開悩み相談』（幻冬舎，2005），『精神科のくすりを語ろう—患者からみた官能的評価ハンドブック』（日本評論社，2007），『君も精神科医にならないか』（筑摩書房，2009）など．共著書に『精神科薬物治療を語ろう—精神科医からみた官能的評価』（日本評論社，2007）がある．

その臨床疑問の一つとして，次のようなものがあった．それは「薬物療法と精神療法という，まるで位相が異なるはずの2つの治療法が，一人の患者に混合して施行され，ハーモニーを形作っていることがある．このような事態はどうして起こりうるのか」というものである．実際の精神科臨床の場で，先輩精神科医がこともなげに薬物療法と精神療法双方を塩梅よく操るさまに直面したときは，かなり衝撃を受けた．このことについて，先輩たちにいろいろな形で質問を繰り返したが，あまり要領を得た回答に出会ったことがなかった．そもそも，私がなぜこのような事柄にこだわっているのかさえわからぬ風情であった．

　薬物療法は，患者さんの処方前後の変化を丹念に観察しながら試行錯誤を繰り返していくなら，おのずと上達していく．しかし，薬物というものは本当は何に効いているのか，患者さんからもらい受ける情報のなかでとりわけどういう要素を抽出することが重要なのか，これがわからなくては薬物治療に再現性が与えられないとも感じていた．そして薬物処方の根拠が，ちまたに溢れる薬理学的知見（仮説？）と疫学的情報だけでは十分ではないとも考えた．

　精神科医になって5年が経ったある夜のこと，豊橋市民病院の先輩精神科医がつぶやいたある一言で，ほろ酔い加減の頭はいきなり水をぶっかけられたように一気に覚醒した．それは「薬物は症状にではなく，"構造"に効く」という言葉である．

　この言葉の詳細な意味は聞き及ばずじまいだったが，その後『精神科医になる』のなかで考察を加えた．端的に言うなら，こういうことである．薬物も精神療法（平たく，"言葉"といってもいいかもしれない）も「"構造"（患者さんのありよう．後に"存在構造"と呼び変えている）に働く力」ととらえるなら，一元化できるし，等価なものとして比較することができる．存在構造はそれ自体可視化することのないものであるが，そこに何らかの力を加えることによって起こる変化については，存在構造に照射された"光"がつくる陰影の移ろいを観察すれば，想像することができる．では，存在構造に対し薬物という力を加えたときに，その力の影響を示す存在構造の投影とはいったい何か．それは精神科薬物の「官能的評価」（以下，「官能的評価」）ではないか，と考えた．

3 「官能的評価」とは何か

　私は「官能的評価」を次のように定義づけた．「処方あるいは服用した薬について，患者あるいは精神科医の五感を総動員して浮かび上がらせたもの（薬の"色"や"味わい"といったもの）や，実際に使用してみた感触（薬効），治療戦略における布置（他薬物との使い分け）」である．すなわち，「患者および精神科医による主観的服薬・投薬体験」と言い換えてもよい．

　この官能的評価には，大きく分けて3つの種類があると考えている．すなわち，①服薬体験した患者によるもの，②投薬体験した精神科医によるもの，③服薬・投薬の双方を体験した精神科医によるものである．ちなみに，私自身は処方経験のある

薬物のうち，おおよそ7割の薬物について服用経験がある．②と③は似ているようだが，質の異なるものである．①，②も無論大事だが，とりわけ重要なのは③だと考える．というのも，ある薬物Aについて，投薬により患者の身体が受けた変容，そして服薬により精神科医の身体が受けた変容，そのおのおのを摺り合わせていく過程で生み出されてくるものが，薬物と身体双方の理解・マッチングにとって大きなヒントをもたらすからである．だからといって，精神科医はみな服薬を体験すべき，とは思っていない．服薬には危険が伴うし，官能的評価の重要性を了解できない向きもあるだろう．精神科医の服薬はボランティアに頼るしかないのであり，強制することはできない．しかし身を挺して精神科臨床に寄与しようとする情熱の持ち主がおられるなら，私は拍手喝采を送りたい．

　なお，官能的評価はきわめて主観的な営為であるゆえ，その善し悪しを判断することはできないのではないか，というお考えもあるかと思う．しかし実際に，多くの官能的評価を見比べるとわかるのであるが，明らかに質的に優れた官能的評価というものはある．

　その一つは「同調性の高いもの」である．これまでに治療経験が豊富な精神科医，および服薬体験が長期にわたる患者さんなど，薬物について何らかのイメージを自らのうちに沈潜させている人々がいる．ただイメージはただ漠然としたイメージのままでしかなく，他者と共有されるかたちを取れていないケースが散見される．そこである官能的評価に接したとき，「ははん，なるほど」と一気に了解されるようなことが起こる．それはすなわち，この官能的評価が同調性の高いものであるためだ．誰もが掬い取れそうで決して掬い取れなかった"金魚"を，一見ちっぽけなポイの扱い（これがいわば官能的評価）でこのようにして取るのだとお手本を示す．このような言葉を発せられる人なら，精神科医であれ，いや患者さんであっても，確実に"臨床力の高い"人物だといえる．

　もう一つは「感化力がすぐれているもの」．これはめったにお目にかかることがない．ただ，これにひとたびふれたなら，自らの臨床観が抜本的に書き換えられるほどの破壊力を秘めている．いわば「臨床の天才の言葉」である．このような官能的評価との出会いを求めて，私は常々官能的評価を渉猟しているのかもしれない．

　ところで官能的評価は，現時点で多くの人に処方・服用されている薬物のみに特化したものではない．これまで歴史的に支持されてきたが，次第に時流から取り残されてしまったため，処方・服用数が激減してしまった薬物の「治療文化」再生の役割も担うと考えている．

　薬物は"二度の死"を経て，完全に滅びる．一度目は，精神科医のうちで処方がほとんど行われなくなり，かつての治療の"記憶"（集合体としての）が埋没し，その薬物が有していた「治療文化」が消え去ること．もう一つの死とは，処方量激減により，市場から駆逐され，生産中止になることである．他薬物をもって替えがたい特別な薬効をもつ薬物であっても，その例外ではない．「患者さんと精神科医が，次世代への治療文化を伝えるため官能的評価を語り出すことにより，精神科臨床の土壌がや

せ衰えるのを防げる」とここでは強調しておきたい．

　また，個々の診療場面において，官能的評価は大切な役目を担っている．1錠1錠大切に処方し，服薬することにより，質量ともに適正な薬物の処方につながるだけでなく，患者さん・精神科医双方の身体感覚が研ぎ澄まされていく．ある種の患者さんにおいて"身体感覚の鈍麻"はかなり深刻な問題である．精神科薬物を介して言葉を彫琢し官能を拓くことはすなわち，「薬物を用いて精神療法を行うこと」と同義であり，それこそが官能的評価の本質である．

　念のため付言しておくが，官能的評価を取り扱う際，薬物に野放図に耽溺すること（私は「嗜薬」と呼んだ）は厳に慎まなくてはならない．嗜薬からは適正な官能的評価は生まれない．薬物取り扱いのプロである精神科医が嗜薬をつくらないようコントロールしていくことが，官能的評価生成の前提となる．

4　「官能的評価」が形づくった双方向性の情報サイクル

　『精神科医になる』のなかで私は，官能的評価を集積することの重要性を説き，「官能的評価のインターネット掲示板を立ち上げる」と宣言したため，もはや後に引けなくなった．そこでさっそく，官能的評価掲示板を立ち上げた（余談だが，『精神科医になる』の印税は，この掲示板運営の過程で全部吐き出してしまった）．

　官能的評価はすぐに集まりだした．主に『精神科医になる』読者によるものである．たいへんありがたいこと，と思っていたが，数か月間にわたり集まったものを見渡したところで，「このままでは使えるものにはならない」と気づいた．個々の官能的評価の持ち味を残しつつ，相互に脈絡を与えることで，官能的評価ははじめて活きたものになる．そのため，各薬物（デパス®〈エチゾラム〉とかパキシル®〈パロキセチン〉とか）ごとに全体をとりまとめる編集作業の必要性を感じた．そしてこの編集は，精神科医が行うべきだと考えた．またこの編集作業自体は，みなのみえるところで行われなくてはならない．そうすることにより，"熊木のレスポンス"が患者さんたちの元に確実に届き，その結果，双方向性の情報サイクルが形づくれる．具体的にはメールマガジンを発行して，そのなかで私の編集記事を発表していくこととした．これがメルマガ『精神科薬物の官能的評価』（現在休刊中）である．最初から情報の双方向性を目指していたわけではなかったが，行くべき途をたどっていくと必然的にそうなった．

　余談ではあるが，その一方で，臨床相談・人生相談のメールマガジンも発行することになった．これは『精神科医になる』読者からの要望を汲んだものである．この人生相談は後に『もう悩まなくていい』（幻冬舎）という本になっており，今も続く産経新聞紙上の人生相談の伏線となっている．

　メルマガ『官能的評価』は，うれしいことに好評を博した．最初は"官能"という怪しい響きに引き寄せられてきた向きも，こちらがあまりに生真面目に取り組んでいることを了解され，今に至る大切な協力者になっていただけた．そしてそれらは『精

神科のくすりを語ろう―患者からみた官能的評価ハンドブック』(日本評論社) という形に結実した．ただ，私はこれだけでは片手落ちだと考えていた．精神科医サイドからの官能的評価も集める必要がある．そのためには，ワークショップを開く形で，「精神科臨床の達人」ともいうべき人から官能的評価を頂戴し，議論を深めたい．そこで私の敬愛する神田橋條治先生と兼本浩祐先生にお声がけさせてもらったところ，ご快諾いただけた．そしてお2人の"夢の競演"が実現し，私もその場に司会として立ち会わせていただいた．臨床の達人たちの生の声には，濃厚な経験に裏打ちされた凄み・説得力があり，それでいてきっとそのように日頃患者さんを包み込んでおられるのであろう柔らかみ・暖かみに溢れていた．そして，この貴重な体験も『精神科薬物治療を語ろう―精神科医からみた官能的評価』(日本評論社) という本になった．

　もちろんいうまでもなく，上記2著書により官能的評価は完結をみたのではない．これはその時点で私が提示しえた最良の例だとはいえるが，その後，別の薬物で，あるいは別のメンバーで，さらに官能的評価を展開させていくべきと考えているし，そもそも官能的評価は熊木の"専売特許"であってはならない．これらに触発された人々が自身のコミュニティで官能的評価を論じあい醸成させていただくこと，これが一番の狙いである．

5 ナラティブの抽出，編集，そしてまた新たな価値の創出

　ところで，ちょうど2冊の本を上梓した頃，精神科のあいち熊木クリニックを開設したのであった．開設当初，まだそれほど多くの患者さんが来院していなかったが，"官能的評価2部作"のおかげで，愛知県外からの問い合わせ・予約が多くあった．そこで，まだ会ったこともなく，どのような治療を受けてきたかもわからない全国の患者さんたちの生の声，そして官能的評価を聞くことができたことは，とても意義あることであった．名古屋市郊外の決して交通の利便性がいいとはいえない場所でずっと臨床をしていくと決めた時，当然のことながら名古屋界隈の患者さんのみ相手にして治療をしていく自分を思い描いていた．しかし，私がこれまでに知りえた情報をできるだけおおやけにするように心がけていると，思いもよらぬところから反響が返ってくる．この状況に，ある種の感動を覚えていた．

　そして，開業医でなければやれないことにチャレンジしていくことを決意した．3か月後，あいち熊木クリニックの予約がほぼ埋まったところで，最初のアンケートを全患者さんに対し行った．それは「あなたが本当に困っていることは何ですか」というものである．これはある意味奇妙な質問である．本当に困っていることなど，当然，初診の場で明かされているはずだからである．しかし実際の診療現場では，せわしい外来の流れのため主治医に遠慮してか，あるいは主治医の面前で上手にまとまった話をすることができないためか，肝心なことを主治医に伝えられないことが少なくないのである．また改めてこう問われ，よく考えてみたところ，自らの悩みの本質にふれえた，という人もいた．そのため，この試みはとても歓迎された．

患者さんはみな，かなり熱心に回答を行ってくれた．そして集めたアンケートを前に私は，個々人の患者さんに対する時には感じえない"潜在意識の大きなうねり"のようなものを体感することができた．それらに対し，メールマガジンで丁寧に応答していく．この行為は，日頃の診療において，患者さん個々のこまごまとした悩みに逐一答えていくこととは違った感触のものであった．そしてそれらは集積され，悩み相談および回答の普遍的な類型のようなものとなっていった．そしてこれを見た患者さんたちは，次の診療の場でその感想を述べ伝えてくれる．そこからまたヒントを得て…というように無限のループを描いていく．

　また，私が日頃患者さんと接していてふと脳裏に浮かべた臨床疑問などについても，同様な展開がみられた．私が自らの臨床疑問に対する所感をブログなどで述べると，患者さん（これは私が診ている患者さんばかりではない）がいろいろな反応を示してくれる．それがまたヒントとなり…という過程が繰り返される．患者さんの語りが精神科医の語りと呼応し合い，そのなかでさまざまな知見が創出され産み落とされていく．そして，一回性が基本であるはずの臨床の場，治療のエッセンスが，多くの関係者の集うコミュニティで共有されていく．そして情報の流れは，あたりまえのように，精神科医からの一方通行ではなく，精神科医‒患者間の双方向性のものとなっていく．

　このように考えるならば，私がそれまでに行ってきた官能的評価についての活動も人生相談も，みなまったく同じ構造を成している．すなわち，患者さんの語りや精神科医（私自身も含む）の語りなど，さなざまなナラティブ（語り）の交錯するさまを抽出し，それらを編集する過程で，また新たな価値を発掘するということである．連綿と続く語りが，ある文脈を成し，さらにそれらが伝承されていくダイナミズムにふれ，私はその魅力の虜となった．精神科臨床における"グリム兄弟"のような存在になれれば，と密かに志向しだしたのもこの頃である．

6 あとがき―「風通しの良い診療室」をめざして

　自身も精神科医であり，私の臨床活動・執筆活動をよく知る知己が，「アドラーの診療」について話してくれた．精神科医であるアドラーの診療室は，小屋のような施設であり，きちんとした間仕切りはなく，診察室の様子が待合にいてもカーテン越しでよく聞こえたらしい．現代のように，患者のプライバシーの重要性が声高に叫ばれることもない，牧歌的な時代だったといえるであろう．待合で順番待ちをしている患者さんが，診察室の中で繰り広げられるアドラーの語りを耳にしているうちに，深く頷いてそのまま帰宅の途につくということがあったという．「君の目指す臨床はこのようなものではないか」というのである．

　たいへんありがたいお言葉であり，ぜひそのようでありたいと願っているが，私はまだまだアドラーには遠く及ばない．アドラーはそのような治療構造を意図して作り上げていたのか，あるいは想定されたものではなかったか定かではないが，「是れ見て察せよ」という一つの治療の在り方であり，これが実現したのだとするならば，ア

ドラーに並々ならぬ力量があったことは明白である．ただその臨床力の多寡はともかく，私の目指してきたのは「風通しの良い診療室」である．ここでいう"風通しの良さ"とは，いうまでもなく患者さん個々のプライバシーに配慮しないということでなく，診察室＝インターネット上＝新聞紙上＝著作を通じて，治療のエッセンスが淀みなく交通するさまである．

　どこかで言い及んだことが，別のメディアにも伝播し，まったく別のルートからその反響を受ける．その交通にかかわりあった人々が，誰からも強制されることなく，自ら進んで情報の共有を行っていく．その一端を担うこと，そしてそこで得たものを患者さんたちへ還元するべく，一介の精神科医として"臨床道"を突き詰めていくことこそ，私の理想である．私の考えに共鳴し，この道行きに連れ添っていただける精神科医・患者さんが一人でも多くいていただけたなら，とてもうれしい．

L 継続・発展型

46 精神科クリニックでの診療と臨床研究の実践

鈴木二郎
山王精神医学心理学研究所鈴泉クリニック

1 はじめに

　近年の精神科診療の大きい変化の一つに精神科クリニックの発展があり，そこに数的増加とユニークな診療の展開をみることができる．本書『外来精神科診療シリーズ』は，そのさまざまな面を明らかにしようとする企画であろうし，そのなかで筆者には，標記の題名が与えられたということであろう．

　企画者は，かつて筆者がある研究会で「臨床—それは汲めども尽きぬ泉」なる話をしたことを想起されたのであろうか．そこでは，筆者は，さまざまな臨床場面で，臨床を実践しながら，興味を抱いた問題を研究として語ったと記憶している．そこには，病因論的地域社会統計学や精神保健からみた企業の状況，興味深い症状の，少数の症例報告，他方では多数に達した症例報告の話を含んだと記憶しているが，その際のまとまった報告としては公表していない．

　クリニックの諸先生方は，常に患者数や病態，受診状況，経過，治療の効果，使用薬物の特性，患者の予後，家庭や生活の事情，地域の状況，自らの面接行為，クリニックの収支状況，経営の工夫等々を考慮されておられるであろう．これら一つひとつが検討の対象であり，それを整理考察され，他の検討や報告と比較されること自体が研究といえるであろうし，それによってご自分の臨床の糧にされているのではないか．そのようなことを本項で記してみたい．ただクリニックの開業にあたって，いわばマ

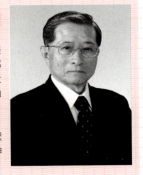

鈴木二郎（すずき・じろう） 略歴

1961年東京大学医学部卒．1966年東京大学大学院精神医学修了，医学博士号授与．（財）神経研究所晴和病院，東京大学を経て，1969〜71年ニューヨーク，コロンビア大学医学部神経学部神経生理研究室研究員．東京都立松沢病院，東京都精神医学総合研究所を経て，1987年東邦大学教授．2001年国際医療福祉大学臨床医学研究センター/医療福祉学部教授，山王分院（現山王メディカルプラザ）部長/同大学大学院教授．2004年より山王精神医学心理学研究所鈴泉クリニック所長，現在に至る．
著書に『医学のための行動科学』（金芳堂，1992），『治療としての面接』（金剛出版，2001），翻訳書に『愛と真実—現象学的精神療法への道』（法政大学出版局，1980）など，編著書に『臨床精神医学講座第9巻 てんかん』（中山書店，1998）など，多数．

ーケットリサーチや，さらには経営状況なども臨床にかかわる研究のテーマになりうるが，筆者のよくするところではないので，省略させていただく．

2 臨床研究について

臨床研究とは何か

　医学が心と身体を有する人間を対象にする学問であり，しかも臨床は，その病を癒す学と術を行う実践であること，精神医学も同様であり，すぐれて心とその病，さらにそこにいる人を対象にしている．この実践，すなわち精神科の診療は，仮に診察と治療に分けても，診察自体が，初診面接で始まり，すでに治療の重要な局面である[1]．

　ここに筆者が述べようとする臨床における研究も，治療の一環であることはいうまでもなく，臨床にかかわる患者にとって，むしろ治療の一助にならなければならない．

　一方，診療の実践それ自体，医師にとって1回ごとに，個々の患者さんの場合でも，患者集団でも，常に未知の場面あるいは世界であり，新しい実験であることを銘記する必要がある．

　改めて「精神医学における臨床研究とは何か」との問いに単純明快に答えるのは難しい．H.S.サリヴァンに『精神医学の臨床研究』[2]と題されている書があり，そこには，彼の臨床に基づく面接と治療，それらに基づく精神医学全般にわたる豊富で深い思索が講義の形で編集されている．すなわち，彼の経験と思想が客観的に伝達可能な形で集約，統合，昇華されており，それが『精神医学の臨床研究』として結実していると思われる．

臨床研究の実際

　翻って精神科クリニックでの診療と臨床研究を考える．精神科クリニックは，多くの場合，1人の医師と1人の患者さん，ときとして家族の同席の初診面接で始まる．面接，それは関与しながらの観察，会話による治療である．医師の面接以前に臨床心理士の予診や予診表の記入を行うクリニックも多いが，それも患者にとって，すでに治療の始まりである．それに続いて，診断，精神療法，薬物療法，行動療法その他の療法，リハビリテーション，同時に各種検査などが進行していく．

　臨床研究とは，臨床のさまざまの場面で発想を得て，それぞれの治療者にとって興味のある情況や資料が観察・記載され，集約・考察され，症例報告あるいはさらに昇華されて報告されれば，臨床研究が成立したといえよう．ここで観察というのが，治療者の関与しながらの観察も含み，理性的な観察にとどまらず，感覚的，あるいは感性的な観察も加わるところが，精神科臨床の特徴であり，複雑かつ客観性が問われるところでもある．

　いずれにしても，この症例検討は，臨床医学研究の2本の柱のうち，始まりの1本である[3]．このように臨床において，観察，記載，整理，抽象化，概念化，客観化され，

伝達されれば，研究の完成となる．そこでオリジナリティがあり，検証されて，普遍性が高ければ，高い評価を得ることになる．そして後に続く臨床家に裨益することになる．

臨床医学研究の2本の柱のもう1本は，体系的研究であり，症例研究の成果が，意図して集積，整理，概念化，抽出，帰納，あるいは演繹され，昇華されて体系となるプロセスもあれば，初めにある仮説あるいは方向性をもって，たとえば多数例の研究が開始される場合もある．

● 臨床研究の対象あるいは問題

臨床研究の対象あるいは問題は，多種多様であるが，いずれも人間の心理，その病的状況，行動，それらを操作する方法であり，大別して6通りくらいあげられよう．

① 病者，患者さんその人が対象になる場合：上述したように診断，精神療法，薬物療法，行動療法その他の療法，リハビリテーション，同時に各種検査それぞれの場面あるいはそれらを総括して，興味があれば上記のようなプロセスで記載報告すればよい．

たとえば診断的に珍しい症例であれば，過去の報告と照合して，1例報告することは重要である．

② 治療のプロセス：特に治療は，すべての場合がある意味で実験であると述べたが，既知の方法を用いてもそれに対する反応，すなわち効果はさまざまである．治療のプロセス自体が千差万別であり，臨床研究の対象である．

なかでも精神療法は，フロイト[4]をはじめとして，個々の経験と報告・考察によって，精神分析など，さまざまな体系が成立してきたといえる．しかしこの方法は，いわゆる客観性と呼ばれる共通言語に問題があり，多くの学派が生じている．

次いで薬物療法では，薬物は一定の量と質が，実験室内の検定で規定されているが，服用する患者は，個々に異なる病像，精神身体構造を有している．したがって，さまざまな反応を示し，有益であればそれの結果が効能とされ，副作用が生じればそれも重要な資料になり，報告されるべきである．これらの報告も集積・統合されて，たとえばガイドラインといった体系的な治療となる．

③ 疾病：医学それ自体が疾病を対象にしているのであるから当然なのであるが，改めて対象の一つと考える．精神科クリニックでも常に直面する問題として，たとえば面前の患者さんが初期統合失調症であるか，軽症うつ病であるか，あるいは非定型精神病といわれる病態なのか診断に迷うことがある．これは診断の問題でもあるが，これらの精神の疾病とはそもそも何なのかということである．単に疾病分類ということもできるが，疾病それ自体についての概念の判断・考察・対応が常に決断を迫られる．この疾病の本体自体は，臨床家すべてに課せられた研究対象であろう．

④ 研究方法：研究方法自体も対象になる．臨床場面はさまざまあるが，クリニックに関しては，その資源や方法，空間などの制約が多い．むしろ乏しいというべき

かもしれない．新しい心理テストの開発などは，その可能性の一つであろう．そうしたなかで，臺[4]の開発した簡易客観的精神指標は，統合失調症の脳機能，ひいては本質解明を目指したテストで，その目標・方法・実施法のすべて，さらにこのテストが明らかにしたこの疾患の脳機能異常の意味，どれをとっても優れた研究であり，臨床家が学ぶべき点の多い研究であるといえよう．

⑤ 対人関係あるいは集団行動：診察室内では，患者さんと治療者との関係のみであるが，多くのクリニックで行われている認知行動療法，集団療法，リハビリテーション活動などなど，患者さんの行動，特に対人行動が重要な問題になる．これは，かつて考察された ethological（行動学的）な問題として疾病の本質解明に続き，治療にも連なる問題である．これらの諸活動の検討が，臨床クリニックにとって重要な課題であることを改めて認識したい．

⑥ 病者の家庭あるいは地域での生活：クリニックで患者さんと面接をしているとき，あるいはクリニックから患者さんが去って行ったとき，面前にいた患者さんが，どのような生い立ちをしてきたのか，どのような日常に戻り，家庭生活を送っているのかを思わない臨床家はいないであろう．最近，訪問医療を実施しているクリニック医家も増加し，さらに東日本大震災でその重要度が叫ばれている．筆者は，クリニックの狭い空間にこもっているが，近隣の何軒かの病者とその家族を見聞することも多く，地域と家族をきちんと検討し，改善する方策の研究が必要であると考える．かつて生活臨床[5]の概念が叫ばれ，実践されて成果が得られたが，これがより広い地域で，個々の基本的な生活，人間関係の実態が研究される必要があると考える．

3 臨床研究の方法

精神科臨床における研究の対象は，上記のように患者さんの心理，行動，それらの病的状況，それらを操作する方法（たとえば治療）自体を含む．こうした対象を研究する場合，いわゆる自然科学（身体医学も含む）が用いる計量による量的研究による場合と異なり，質的研究によることになる．精神医学そのものが学問として成立して以来，基本的に質的研究として発展していることを改めて想起する．精神医学ではその方法論を正面から論じることは少なかったと思われ[6]，精神医学のなかにも分子遺伝学や，脳科学など，量的研究に属する分野もある．しかし臨床，ことにクリニックにあっては，上記のような対象を扱うので，そこでの研究は必然的に質的研究に属する（量的研究と質的研究の問題は，多数の成書[7,8]を参考にされたい）．

科学一般に，量的研究をより科学的とし，質的研究を非科学的として，軽視あるいは低くみる風潮があった（現在もあるかも）．これが精神医学界のなかでのかつての理科的（生物学的，化学的，薬理学的，遺伝学的など）分野と文科的（実際臨床学的，精神病理学的，社会精神医学的など）分野の対立の底流にあったと思われる．現代では，質的研究という考え方が確立され，質的研究そのものも質的に向上してきている

と思われる．上述したように，精神医学，ことにその臨床は，人とその病を対象にする治療であり，実践である．臨床研究は，そのなかにある観察に基づく工夫であり，発展のための努力である．したがって，かつてのような無意味な対立は過去の遺物として捨て去られるべきであろう．さらに精神医学の諸分野において，たとえば症状評価尺度のように，質的差異を量的に表現して検討する努力がなされている．ただこうした方向が，evidence-based medicine（EBM）と呼ばれて，この方法が金科玉条のように語られ，逆にこうした方向以外の研究が評価されない風潮も一考を要する．このような点を考えながら，臨床研究の方法をあげてみる．

① 質的方法：観察による元来質的なものをそのまま記載し，データとする．関与しながらの観察，語り（物語）も含む．
　a．1例報告もあれば，その評価，集積もある．
　b．集団的観察―患者同士の会話など．
　c．患者自身の記録，たとえば日記，睡眠表なども含まれてもよい．
　いずれも対象，あるいは問題ごとに異なる．

② 上記質的方法によるが，観察結果を経験により定量化し記載する方法
　・統合失調症（精神症状評価尺度）―簡易精神症状評価尺度（BPRS），陽性陰性症状評価尺度（PANSS）
　・うつ病―Hamilton うつ病評価尺度，Zung うつ病評価尺度
　・躁病―Petterson 躁病評価尺度（PeMaRS）
　これらは，精神療法，薬物療法，その他治療法の効果評価にも用いる．

③ 半構造化面接あるいは観察
　このなかに多くの心理検査も含まれる．基本的に①，②に共通する．
　・認知症障害評価尺度，ミニ精神機能検査（MMSE）
　・知的能力検査―田中-Binet 検査，WAIS，WISC
　・Rorschach 検査，風景構成法，描画法，Baum テスト，HTP 検査

④ 量的方法：元来量的データを用いる場合と，上記②の質的なデータを量的に表現する方法
　a．各種検査
　・日常的身体検査方法―血圧，血算など
　・上記心理検査
　・非定量的物理的検査―脳波，CT，MRI，SPECT，NIRS
　・臺式簡易客観的精神指標[4]；これは物理的に与えられる，心拍，血圧，物差しの落下に反応する時間，乱数生成および Baum テストの結果から，統合失調症の障害の機能分離を把握しようとする．
　b．薬物を用いる方法：これは，既知の薬物を用い，それに対する反応を検討し，先にあげた各種尺度を用いて，治療効果のみならず，疾患を検討することもできる．

4 実践

① 臨床研究の実施にあたっては，これはあくまで臨床の一助であり，治療の一環であることを銘記し，患者の了承が必要であることが前提である．先にあげた臺[4]の研究では，著者が後に著した論文で，いかに患者たちが協力してくれたかがよくわかる．

② 臨床を実践しながら，ある研究を試みるには，まず病者，患者に強い関心をもち，たとえば，症状や，治療者側からの働きかけへの反応がどのようであるかなどを注意深く観察することから始まる．次いでそれを注意深く記録し，考察し，過去の資料，文献との対比が重要になる．

③ 問題点を発見した場合，自分で工夫してその問題をより明らかにする方法を考える必要がある．過去に学ぶもよし，新しく工夫するもよい．

④ 上述したように，臨床研究は，多くは質的研究であるから，研究自体の質を確保するには[7,8]，確認可能性，信頼性（確実性），信憑性，適合性，応用可能性などの諸点に留意する必要がある．

5 実例

① 諸クリニック学会：日本精神科診療所協会学会，日本外来臨床精神医学会，日本外来精神医療学会等の多くの先生方の学会発表，報告にみることができる．こうした個々のクリニックからの研究として，本書にも掲載されている貝谷[9]の不安の研究は，その代表的なものとして優れたものといえる．

② 筆者の場合：大学病院精神科外来や，総合病院精神科外来等，いろいろの臨床場面で臨床研究を行ってきたが，開業間もない現クリニックでの研究としては，都会のクリニックで観察，集計した病態が従来知られているものと異質であることを報告したもの[10]，過眠と睡眠様のてんかん発作併発の症例[11]や，種々の状況から，筆者のクリニックに集積されてきた失声症の多数例[12]などがある．

6 おわりに

精神科クリニックでの診療と臨床研究について，まとめてみる．

それは，患者さん症例に始まる質的研究であり，医師自身の発想と工夫によっていかようにも発展しうるものであるといえる．臨床研究そのものも治療の一環であり，治療に資するものでありたい．そのために，この質的研究もその質を向上させるための努力が続けられなければならない．精神医学だけでなく，臨床医学全般にいえることであるが，医学は実践の学，技である．したがってそこでは，量的研究と質的研究の両者を必要とする．かつてのような質的研究を低くみるような考え方は不毛のものである．

ここで臨床医学は,「単なる生物学でなく,人のための治療の学,技である」と筆者に言われた土居先生を想起する.先生は,臨床の場にあって精神分析の方法を用いて患者さんを治療しつつ,日本人の心性の特質「甘え」に着目され,それが人間の基本的な心性の一つであることを世界に広められたのであり,まさに臨床に始まる研究の頂点であるといえよう[13].

文献

1) 鈴木二郎. 治療としての面接. 東京:金剛出版;2001.
2) Sullivan HS. Clinical Studies in Psychiatry. New York:Norton;1956／中井久夫,山口直彦,松川周悟(訳),精神医学の臨床研究. 東京:みすず書房;1983.
3) 藤縄 昭. 精神科臨床における症例からの学び方. 東京:日本評論社;1994. p1.
4) 臺 弘,三宅由子. 日常診療のための簡易精神生理テスト―とくに精神分裂病について. 精神医学 1997;39:801-808.
5) 臺 弘. 分裂病の生活臨床. 東京:創造出版;1978.
6) 安永 浩. 精神医学の方法論. 東京:金剛出版;1986.
7) Flick U. Qualitative Sozia forschung. Hamburg:Rowohlt Verlag;2007／小田博志,山本則子,春日常ほか(訳). 新版質的入門. 東京:春秋社;2011. p482.
8) 高木博文. 質的研究を科学する. 東京:医学書院;2011.
9) 貝谷久宣. 不安障害の臨床研究. 外来精神科診療シリーズ メンタルクリニックが切拓く新しい臨床―外来精神科診療の多様な実践. 東京:中山書店;2015. pp92-98.
10) 鈴木二郎. 現代の精神科外来における新しい病態とそれへの対応. 日本外来臨床精神医学会会誌 2007;5:5-22.
11) 鈴木二郎. 過眠症・睡眠発作の症例. 第13回日本外来臨床精神医学会学術大会プログラム. p6.(日本外来臨床精神医学会会誌 2013年版(電子版)に刊行予定.
12) 鈴木二郎. 心因性発声障害の臨床精神医学的研究. 日本外来精神医療学会会誌 2014:14;45-55.
13) 土居健郎. 甘えの構造. 東京:弘文堂;1971.

L 継続・発展型
47 クリニックの開業

星野　弘
星野メンタルクリニック

1 はじめに

　筆者は60歳代後半になってからクリニックを開業した．もはや老年期に足を踏み入れた歳になって開業したのであるから，正気の沙汰ではないと思われてもしかたないことである．在学中は精神科の授業が面白くなく，最も欠席の多かった科目であったが，大学を卒業すると迷うことなく精神科を選んだ．幼児期から病弱で体力に自信がなく，精神科ならば，そんな自分でもやっていけそうだと思ったというのは表向きの理由で，実際はほかにいくつかの理由があった．

　大学における医局講座制や精神医療にはとっくに見切りをつけていて，医局に数か月間在籍しただけであった．何らかの目論見や当てがあったわけではない．心ならずして医大に入学したためであろう，医師としてのアイデンティティはないに等しかった．免許取得後は週に2日のアルバイトをしながら悶々とし，社会や医療など世の不条理に怒りながらブラブラしていた．

　翌年（1970年）の6月，先輩に誘われて都下の単科精神病院（A病院）に勤めることになった（精神科医歴は短いけれどもスタッフに信頼されている中井という関西から来た医師がいて，絵画や箱庭を使って患者に優しい治療をしていると聞いた．これが動機になった）．条件は週に2日勤務，給料は3万円．当直をやれば食っていけるだろうと言われた．しかし現実は，当直は全部埋まっていて筆者が入る余地はなかった．給料は家賃で消えた．バイトで貯めた預金はまもなく底をついた．仕方なく親から仕送りをしてもらうはめになった．いつから自分の給料で賄えるようになったか

星野　弘（ほしの・ひろし） 　略歴

1945年新潟県上越市（旧柿崎町）生まれ．1969年東京慈恵会医科大学卒．1970年から都下の私立精神病院と東大分院神経科で，遠藤四郎，中井久夫，安永　浩先生に師事して精神医学を学び，主に統合失調症の治療実践と質の良い回復を生涯のテーマにした．2012年星野メンタルクリニックを開院．

著書に『分裂病を耕す』（星和書店，1996）などがある．

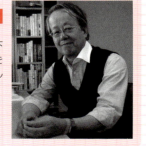

記憶がない．そんなことは取るに足らないほどに病院の臨床がおもしろかった．勤めてまもなくから筆者は生涯病院勤務医としてやっていこうと内心で決めてしまっていた．

2 単科精神科医療の何がおもしろかったか

この頃は何が気に入って，何がおもしろくて精神科を選んだのか，さっぱりわからない医師が多くなった．

かつて中井久夫先生が神戸大学の教授時代に，卒後精神科の入局希望者に「人間が好きですか」という質問を混じえて入局者を選考したという逸話を何度か聞いたことがある．精神科は人間，とりわけ患者（臨床）が好きにならないとやりがいのない科目である．

筆者がおもしろいと思ったのは，患者特性はあるにしても治療者の患者に対する姿勢，アプローチの仕方，「患者を治したい」，「治そう」という治療者の気概が患者の予後を大きく決めてしまうと気づいたことである．「治したい」は治すためにはどうすべきか，何をなすべきであり，してはいけないことは何かを考え，工夫することにほかならなかった．その気（=「治したい，何とかしたい」という意思）のない医者にかかると予後がよろしくなかった．もっぱら病的症状に関心を向け，患者のかすかな変化や病状の改善の兆しに鈍であった．患者からのサインに目を向けようとしないのである．治療者の「やる気」を傲慢，不遜という医師もいたが（もっともらしかったが，彼らは臨床に興味をもっていない人であった），当時治らないといわれていた統合失調症患者に対して医師の「やる気」がなかった患者の予後は容易に想像がつく（治療者の「やる気」は密かに内在させておくのがよいだろう）．

筆者の駆け出し時代は200数床の病床で年間400人以上の患者が入退院していった年が数年続いた．80〜90％が統合失調症だった．これは若かった筆者には壮観だった．それを観察していて学んだことは少なくなかった．主治医により再発率が違っていた．やむをえない再発もあるだろうが，発病してまもないのに1〜3か月で再入院してきて，短期間で慢性患者の表情と言動になっている患者がいた．それが従来の統合失調症の治療を継続している治療者（統合失調症は治らないと教育されていた）に偏在していることに驚嘆した．逆にいえば，そうならないために何をなすべきか，どんなことに留意すべきか，治療上してはいけないことなどを考えさせられた（詳細を省く）．

3 開業するまで

筆者が房総に来る前は，患者が突然死し，警察に届出を勧めたが受け入れられなかったり（処方が1頁に及ぶ薬物と電撃療法〈ES〉の因果関係は不明にされた），自殺者が出た時でもケース検討さえしなかった医局があった．房総の病院に来た理由はともかく，結果として退職した（職員は生活のためによく働いた）．

その後の2年間をS病院に勤めさせていただいた．しかし，ここでも統合失調症治療の粗さや薬物療法の過信には驚かされた（S病院だけが特別というわけでなく，静岡の病院以外は同じであった）．病棟や外来の引き継ぎ患者は減薬に努めた．半分以下の量にしても状態の悪化はなく，むしろ身体が軽快になり，言動も活発になって本音を話してくれるようになった．ただ，2年目から車通勤の私の体調が悪くなった．これ以上は無理と判断し退職を申し出た．運転が嫌いでなく，これくらいはやれるという軽い気持ちで始めたが，往復100 km以上の通勤で自律神経系の失調症状が出るようになったためである．

退職を決めてからが困った．ようやく自宅を建てたばかりであった．ローンの返済があり，近隣には勤めたいと思う病院がなかった（初めて勤めたA病院を辞めて地方都市の病院にいくつか勤めたが，どこも精神科治療の理念がなくなっていた．私が現実離れした青い鳥を求めすぎていたのであろう．かつてのA病院のような病院はなかった）．

身体拘束と隔離，そして薬の大量療法があたりまえの時代になった．消耗期の寡動状態を過鎮静と称し，一方で流涎・前屈・小刻み歩行などのパーキンソン症状患者に薬を減らすなり，変更することが考慮されなかった．薬を減らすと不穏になるというのが理由であった．

少々の躊躇を感じながら書くのだが，入院時から保護衣を着せて隔離し，半年も放置して診察は数えるくらいしかないという悪質な病院もあると友人から聞いた．おそらく例外的な病院ではない（この種の話は蔓延している．先進的といわれる病院も大同小異である）．

ESの復活と非定型抗精神病薬が出現してから病院医療の質的衰退と精神科医の技量低下を感じるのは筆者だけだろうか．

いずれにしても昨今の病院精神医療には愛想がつきた．

またまた後先を考えない悪癖が出て，友人に相談しないで開業を思い立った．子どもたちは自立していたので自分が働けば何とかなると考え，いつものスタイルでやっていれば，そのうち患者は来てくれるだろうと楽観した気持ちもあった．

4 開業して

S病院を退職したものの，私のクリニックについて来てくれた患者は数人．精神保健福祉士（PSW）が長くつきあっていた単身生活者が5, 6人であった．館山は千葉県の南の辺境である．しかも無計画に開業したために通院患者はほとんどゼロから始めた．開業支援してくれた業者はずいぶんと心配したらしい．実際，一日数人の日が続いた．イチローが出場する試合のライブを院内のテレビで見ていたことが少なくなかった．

時間があるので新患が受診するとゆっくり話が聞けた．患者の困りごとが腑に落ちてから処方した．こういう患者は具合が悪くなることはない．良くなると受診しなく

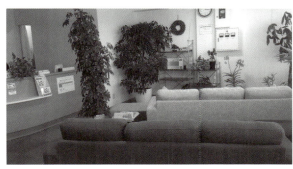 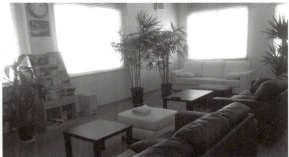

星野メンタルクリニックの第1待合室(左)と第2待合室(右)

なるので経営的には困るのだが,よくしたものでその人たちが親戚や仲間を紹介してきた.

月,木,日曜,祝祭日は休診とした.週に4日で1か月に16,7日の診療である.来院者のほとんどが不安障害や適応障害,それによる二次的抑うつ症状の人たちだった.

もともとの筆者の治療対象は統合失調症である.A病院だけで30年の治療経験があった.深々した椅子に座ってぼんやりしていたのではない.最前線で治療に専念していたとはいえ,統合失調症に比して神経症圏の治療歴は少なかったのでどうなることか多少の危惧はあった.

開業してみて統合失調症患者の診察を基本にしたら大きな間違いがないことがわかった.後輩によれば触法患者も同様であるとのこと.統合失調症患者もその人なりの人格とプライドをもった人として接することが大切なのである.難症患者はプライドを傷つけられた人たちであることが多い.気質的に遠慮がちではあるが,ときにはストレートに意見を言うことがある.そのためか(最近でも看護師や医師を含め),治療スタッフにさえ厄介者扱いされることが少なくない.彼らの不安や気持ちを理解できないのである.治療困難患者と言われた患者と同様に,治療抵抗性統合失調症という概念も単に薬が効かない患者と決め付けるのは早計に過ぎるのではないかと思うことがしばしばある.

5 クリニックの運営

子育てはとっくに終わり,皆が自立しているため経済面での不安は家とクリニック開業によるローンの返済である.ガリガリと収益を上げるつもりはまったくなく,精神科医としての晩年を開業医で終わるのも悪くはないと思うようになった.

クリニックは2階建てである.1階は駐車場,2階のクリニック部分は約160 m^{2}の広さがあった.縦長の半分を2つの診察室,相談室,処置室,そして受付に仕切った.受付の横部分にまだ広い空間があるので入り口から先を第1待合室にした.まずそこでゆっくりしてもらうことにし,診察室前の奥まった部分を第2待合室として,直接目にふれないようにした.統合失調症患者を想定したのだが,患者の待合室の使い方

はまちまちであった．

　運営は，診療は私がやるしかない．人的にスタッフは最小限にしないとやっていけない．家人が受付，レセプト用コンピュータ（レセコン）の操作，カルテを作って新患の登録・保険者番号の確認と記載，点滴や注射の用意，レジ係，銀行と会計事務所とのやりとり，観葉植物の水遣り，郵便物の整理などを一手に引き受ける羽目になった．登録時に煩雑な作業が必要となる自立支援の会計もやる．

　PSW を常勤に雇った．この地で生まれ育ったベテランで情報家であったが，仕事が少なくなったため 2 年目秋から週 2 日の勤務にした．それまでよほど退屈していたらしく，今のほうが活発に動いている．県内にある大学教授の紹介で臨床心理士に週 1 日勤めてもらっているが（2 年目後半から 3 日勤務），スタッフはこれだけである．

　クリニックの沿道の商店街は今や半ばシャッター街になっていて，郵便局の本局の隣にあり，しかも広すぎるので迷ったが決めてよかった．混雑を避けてバイパスを通らないでクリニックの前の旧道を走る地元車が多く，歩いてクリニックの前を通る人も少なくなかったと後でわかった．クリニックの看板が夕刻から点灯していて，患者の来院理由は前を通って知っていた人が半数．もう一つは息子に教わりながらクリニックのホームページを作り，そこに日頃の私の考え方を書いたところ，それを見て来たという人が半数であった．地域の新聞に開業前に広告を出したがそれを覚えていて来院した人は 1 人．郵便局の切手入れの袋にも出したがまったく効果がなかった．以降広告は出していない．それでも月を追って来院者が増え，開業 2 年目は新患が 1 日に 5 人来ることもあった．1 日に診られる患者さんはせいぜい 25 人と判断した．実際そんな日は疲労困憊する．だからこれ以上に患者を増やすつもりは私にはない．かつて A 病院の外来では週 2 回，三十数人（ほぼ全員が統合失調症）の担当患者を診ていたが，昼食抜きで 2 時頃には終わっていた．気分的には high になったが疲れはさほど感じなかった．この頃は加齢もあり，神経症圏の患者がどっと訴えるためもあった．初診時は特にそうである（しかし，ここでしっかり話を聞いておくとその後がスムーズである）．

　どこの医療機関も予約制になっているので新患は月単位で待たされる．当院を予約制にしないのは初診患者のためである．時間的にもまだ空きがある．そのため原則として新患を断らないようにしている．事前に連絡なく来院した初診患者で待てそうな人には数時間から数日の猶予をもらったが，当然急ぐ人を優先した．そのため先着の来院者の順番を変更して早く診ることがある．待たされる患者に事情を話すと皆がこころよく納得してくれた．自分の時もそうだったからであろう．

6　現状

　1 日平均二十数人の受診者であるから，開業している関係者ならクリニックの営業収益は容易に推測できるだろう．私のところでは採血するだけでも患者の経済を心配するので，機械的・定期的にやることはない．そこまで考えるのも仕事のうちである．

つまり収益は少ないのだ．今後スタッフを増やしても1, 2人で限界かもしれない．

　初めて心療内科を受診する人（特に高齢者）はさんざん迷ったうえで来院する人が多い．すでにどこかに通院しているケースで，いい加減に扱われたと憤慨して来院した方が数人．強迫症患者は追い出されるか，いやなら来なくていいよと言われてつまはじきにされ，まともに診てもらえず，ちっとも良くならないからと紹介状なしで当院を受診した患者が複数いる（判で押したようにパロキセチンが長く投与されていた）．予約日に行けなかったため次の予約が数か月先になると言われて来院した人や，経済的に持ち出しになるから長い話は聞けないと断られた人もいる．

　余談だが，心療内科は敷居が高く，まずは内科や皮膚科など一般科を受診してから意を決して受診する患者が少なくない．そこでは不眠の訴えにはゾルピデム，不安にはエチゾラムが処方されている（これが依存症のはじまりになることもあるので注意が必要）．MR（医療情報担当者）の宣伝力は強力である．

患者の特徴

　性別・年齢を問わず，患者は実によく泣く．涙ぐむのではない．ポロポロと涙を流す．治療者としての筆者もそうだよなと思う．彼らは孤独である．家族がいても家族には言えない．悩みを聞いてくれる友人もいないか，自分の気持ちを理解してくれないという．通り一遍の慰めとそんなことは皆にあるよと励まされるのがオチである．このごろは社会にゆとりがなくなっていて，潤いがない．患者は孤立し孤独（村上春樹が言う「孤絶」）である．誰にも話せず一人で悩み眠れない夜を過ごしていたと思う．悩みの主題は人間関係と限られた少ないスタッフでハードな仕事をやらされて過労がピークに至って多彩な身体症状を呈して来院する．彼らは一様に出勤前の緊張に悩まされていた．

　会社と職場の環境は上司の人柄によって天地の差がある．上司に恵まれない患者は強度の心労と身体的過労と不眠，強い不安に悩まされる．パワハラ的言動に苦しめられる患者も少なくない．患者は診察の場で自分がおかれている状況を話し，中立的第三者に聞いてもらうことでようやく涙が止まる．これは一種の解毒である．診察は1時間近くかかるが，ここで手抜きすると以降の治療が滞る．

　さて，患者の診察が終わり，会計するときに担当する受付係が「患者さんは来た時の表情と違って，晴れ晴れしたお顔で別人のようでしたよ．何かあったんですか」と聞くことがよくある．長いあいだA病院の外来主任をやっていた彼女は患者の変化をよく観察している．軽い冗談をいい，明るく「お気を付けて」と帰っていく患者に声をかける．

　受診を続けているうちに，徐々に受付でのおしゃべりが増えてきた．さらに待合室で居眠りする患者や，乳児や子どもをつれて受診する若い母親が多くなったのは，筆者の望外の喜びである．

筆者の治療方針

まず，患者と向き合うこと．レセコンのモニターから目を離し，患者の話をじっくり聞いて，なるほどこれだけの会社や職場・家庭環境，対人関係のなかでは心が疲弊し，パニック発作を起こして不眠になるわけだと腑に落ちてから治療戦略を考える．

一番の優先事項は睡眠の改善である．寝ていない頭や身体は考えがまとまらないうえ，頭が忙しくて良い考えが浮かばない．遠い将来の不安を強くし，起こりそうもない最悪の事態まで予想させる．こんな時に楽観的に考える人は皆無である．したがって睡眠はちゃんととれていますというまれな患者以外の睡眠導入薬は慎重に必ず処方する．こころ（気持ち）の黒板（白板）をいったん真っさらにすることが大切だと考える．

ホームページに書いているので，フルメジン®（フルフェナジン）の処方についてはここではやめておくが，その少量療法（一日量 0.06 ～ 0.20 mg）は患者（小・中学生から高齢者まで）に評判がいい．患者は実感として効用を語るので筆者の思い込みでないことはいつでも証明できる．

抗うつ薬の投与は初診時からはしない（理由は略す）．使うにしてもタイミングをみる．

薬物療法について

クリニックを受診してこれを飲みなさいと何の説明もなく処方されるケースが少なくない．しかも半端な量でないのである．薬物万能主義と診療時間の節約のためであろう．

筆者の師である中井久夫先生は薬を飲む本人の感想が一番信頼できるという．治療者が良いと思って処方しても想定外の効き方をすることがある．それを教えてもらうことが大切な情報になる．おおいに苦情を言ってくれることが治療への大きな協力だというのだ．

筆者が処方するときは，これまでの経験からあなたに合う薬だと思うが，何しろ飲むのは私ではない．あなたなのだ．薬によると思われる困った症状が出るようであれば電話をください．早めに受診してもいいです．薬は最初の一服が最も効きます．これまでの身体や心の疲れを一挙に開放して外に出すためです．それで薬を悪く評価しないでください．だいたい3～4日で効きが安定してきます．多少のふらつきとか，寝すぎることがあったら吉兆と思ってくださいと伝え，薬が効くとわかったら後は量などを調整すればよいと話しておく．したがって可能ならば最初だけでも1週間後に来院して報告してくださいとお願いしておく．

困るのは患者が合わない薬だと言っているのに，担当医が新薬でいい薬だからとガンとして変薬してもらえないケースである．不快な感覚が妄想的に結びついて，「頭の構造が変えられた」という患者もいて，どうやっても不信感が取れない患者がまれではないことだ．

受診間隔

受診間隔は安定していると思われる患者に対しても3週間に1度を限度としている．不安定患者は週に1度以上，安定患者は2週に1度がよい．前回の診察とつながるからであり，患者の微妙な変化は表情に出やすいが，診察を呼びかけた時の反応や歩き方をはじめとして身体つきと動作のかすかな変化がわかりやすい．体重の増減も同様であるが，体重計に乗る一連の動作で病状が判断できることもある．4週に1度の診察はしばしば「時遅れ」になる．

その他

精神科医師はできるだけマスクをしないことだ．特別な理由がなければ，治療者が顔を見せないのは患者の不安を増す．だいいち患者に失礼である．患者は良くなってくるとマスクを外して入室するか，マスクを使わなくなる．

診察室に体重計を置く．便通を聞くこと．爪白癬の爪切りなどほかは略す．

7 これから

当院ではこれからも初診を断らないだろう．ただ，あらかじめ電話をもらっておくと助かる．役割として，患者をやっつけ仕事のようにさばくだけの病院やクリニックから溢れ出た患者やひねくれていると勝手にみなされて十分な対応がされていない患者を丹念に診ること．明らかに過量処方されている患者の処方を見直し，減量すること（とても専門医が処方したと思えない過剰な処方がなされ，苦情も言えないクリニックや病院が実に多く存在するのである．たとえば寛解前期から中期にいる患者に非定型抗精神病薬をカクテルで多量に使い，デポー剤の注射，この時期にみられる抑うつに対して抗うつ薬を数種，抗不安薬と抗パーキンソン病薬がともに2種，さらにウブレチド®〈ジスチグミン〉，ガスコン®〈ジメチコン〉が投与されていた．極めつけは便秘に対して，プルゼニド®〈センノシド〉8錠/1 xvds という処方をみて仰天した．何しろ湯船で溺れて死にかかったり，眠くて床にうつぶせて寝たり，寝床に入って寝たことがないというほどであった．こうした症例は枚挙にいとまがないが，減薬の仕方やその後の良好な経過については略す）．

筆者のクリニックは地域の隙間医療をするところと考えている．どこもまともに診ようとしない患者に少しでも良質の治療を行い，精神医療を信頼できるようになってもらいたいと思う．

遠方から来院する患者がいるので，この人たちがいつまで通えるか，将来的に誰に引き継ぐかがこれからの課題となる．

筆者のクリニックは家内手工業的治療をする場と考えてもらってよいと思う．

L 継続・発展型

48 ネオヒポクラティズムとレジリエンス
——回復論的な治療思想と疾病抵抗モデル

八木剛平
翠星ヒーリングセンター

1 はじめに——精神科薬物療法の問題点

　20世紀の90年代からノーマライゼーション時代に入った日本では，脱入院化とともに外来診療が活発化して精神科診療所は増加の一途をたどり，その一方では21世紀になっていわゆる新世代の抗精神病薬の普及が進んだ．しかし1970年代後半から問題視されてきた統合失調症に対する抗精神病薬の多種大量処方はほとんど変わらず，全国134施設に入院中の21,105人の処方実態調査報告（日本精神神経学会総会，2010）は，「依然として多種大量処方が続いて」いると結論している．さらに，近年の「うつ（病）」ブームと新しい抗うつ薬の導入とともに，精神科外来でも向精神薬全般の多種大量処方傾向はますます顕著になっており，2010年には，厚生労働大臣が「うつ病についての薬漬けの問題」に言及し，精神科関連4学会が「向精神薬の適正使用と過量服用防止のお願い」の共同声明を出すに至った．

　そして2014年2月の診療報酬改定案では，ついに多種併用処方の減算規定が設けられた．3年前には精神疾患が日本の国民病の一つとなり，うつ病は2030年には疾病負荷の第1位になるとWHOは予測しているから，外来精神科診療は今後ますます重要性を増すであろう．それだけに筆者は同業者の一人として，この薬物療法の実態を懸念せざるをえない．

八木剛平（やぎ・ごうへい）　　　　　　　　　　　　　　　　　　　**略歴**

1938年神奈川県茅ヶ崎市生まれ．1962年慶應義塾大学医学部卒．1963年同医学部精神神経科助手，皆川病院などを経て，現・けやきの森病院非常勤医師．1986年慶應義塾大学医学部精神神経科講師，助教授，客員教授を経て，現・非常勤講師．2003年翠星ヒーリングセンター・おおぞらクリニック開設（院長），現在に至る．

主要著書
〈ネオヒポクラティズム3部作〉：『精神分裂病の薬物治療学——ネオヒポクラティズムの提唱』（金原出版，1993），『精神病治療の開発思想史——ネオヒポクラティズムの系譜』（共著・田辺　英．星和書店，1999），『現代精神医学定説批判——ネオヒポクラティズムの眺望』（金原出版，2005）．『日本精神病治療史』（共著・田辺　英．2002），『手記から学ぶ統合失調症——精神医学の原点に還る』（2009），『レジリアンス——現代精神医学の新しいパラダイム』（共同編著・加藤　敏．2009），『レジリアンス——症候学・脳科学・治療学』（共同編著・渡辺衡一郎．2014）〈以上，金原出版〉．

もとよりこれは多角的に検討すべき問題であろうが，1990年代後半から科学的根拠に基づく医学（EBM）が提唱され，これを背景に多くの「治療ガイドライン」や「薬物療法アルゴリズム」が発表されたにもかかわらず，薬物療法の実態には改善の兆しさえみえないところをみると，これは精神医学界と精神科医が共通に抱いている「科学以前」の疾病「観」・治療「観」の反映ではないかと疑ってみる余地があると考える．医師の疾病観・治療観は─各人の世界観のように─その社会の時代思潮のなかで育まれ，科学的には検証できず，明確には意識されないまま，何らかの形で処方のなかに姿を現し，その時代の医療の趨勢となるであろう．

そこで本項はまず，20世紀後半から日本の精神医学界を支配してきた治療思想と疾病モデルを紹介し，次に回復論的な治療思想（ネオヒポクラティズム）[1] および疾病抵抗モデル（レジリエンス）[2] をこれに対置して，読者がそれぞれご自分の疾病観・治療観を検証なさる機会を提供したいと思う．

2 発病論的治療思想（脳病説）とbio-psycho-social階層モデル

発病論的な治療思想とは，病気の原因を発見してこれを除去する，あるいは発病のメカニズムを解明してこれを阻止するのが理想的な治療だという考えである．これが日本の精神医学界で支配的であったことは，日本精神神経学会の歴代理事長の発言や論文からの抜粋で明らかである．「治療のもとは疾患の病因研究です」（1998），「病因研究は根本的治療につながる」（1999），「薬物療法の適応となる精神障害の大半が原因不明という現状なので，まず原因を解明することが先決である」（2001）．また第26回日本医学会総会（2003）における精神科領域の主題は「精神疾患の解明・克服」と題され，「精神疾患の解明─精神分裂病の病因をめぐって」および「精神疾患の克服─精神分裂病の治療戦略」の2つのシンポジウムから構成されていて，ここでも「病因」研究と「治療」研究がワンセットになっていた．

発病論的な治療思想の代表は「特定病因説」であり，病気にはそれぞれ特定の原因があって，それに対する特異的な治療法があるとする．19世紀の終わりから20世紀の初めに，有史以来人類を苦しめてきた感染症の原因（病原微生物）が特定され，「魔法の弾丸」（化学療法）が開発されたことによって，これは20世紀の医学全領域を支配する治療思想となった．精神科では，進行麻痺が脳内スピロヘータの発見（1913）とペニシリン治療の開発（1944）で克服されたことから，「精神医学の目標」は─日本精神神経学会の理事長講演（1954）にあるように─特定病因説を背景とした脳病説の成果を内因精神病の領域に拡大することだと信じられていた．

20世紀後半に特定病因説の限界は明らかになったが，脳病仮説は向精神薬の登場でむしろ強化された．そこで提出された発病モデルとしては，抗うつ薬と抗精神病薬の薬理作用を反転して1960～70年代に提出されたうつ病のモノアミン低下説と統合失調症のドパミン亢進説（化学的脳病モデル），統合失調症の「脆弱性モデル」（Zubin, 1976），2病型脳病説（Crow, 1980），神経発達障害モデル（Weinberger,

1987）がある．特に2病型モデルにおける陽性（化学説）・陰性（器質説）の症状二分法は世界中の研究者を席巻し，陽性症状のドパミン亢進説は臨床の現場に浸透して，その制御をドパミン受容体遮断に期待する薬物治療観が定着した．しかし化学的脳病説は1980〜90年代に肯定も否定もされないまま暗礁に乗り上げ，陰性症状の器質疾患説も支持を失ってすでに久しい．

　精神科の医療現場に薬物偏重をもたらしたもう一つの医学思想は，bio-psycho-social（BPS）モデルの普及であろう．これは心身医学の分野で提唱され（Engel, 1978），人類の健康と病気を理解するための傑出した理論的枠組みとして，ほぼ10年後には世界的に認められるに至った．たしかにこれは病理発生に生物・心理・社会的要因を考慮し，包括的で全人的な医療の実践を促す「統合」モデルであるが，これはまた「階層」モデルでもあって，精神現象の最下層に物理化学的過程を考える点で，精神疾患の治療の基盤を生物・薬理学的手段とみる幻想に導く．すでに岡崎（1996）は西洋的な階層モデルを批判しつつ，東洋的な「巴」モデルの存在を指摘しており，また最近 Ghaemi[3] もBPSモデルを「不毛」と断定して「多元主義」と「統合主義」を有望な新しい考え方として論じている．

3　回復論的治療思想と疾病抵抗モデル

● ネオヒポクラティズム—自然治癒力の科学的解明と治療的応用

　回復論的な治療思想とは，有効な治療を回復の要因や契機の発見あるいは回復メカニズムの解明から導き出そうとする考えで，その代表が「自然治癒（力）」思想である．西洋医学におけるその起源はヒポクラテス医学の「自然治癒」（病気は自然が治してくれる）と，これを体系化したガレノスの「自然力」説（自然の「力」が病気をも癒す）にさかのぼる．しかし近代医学の勃興とともに，1400〜1500年にわたって西洋医学を支配したガレノス医学は崩壊し，自然治癒力説も後退した．一転してガレノスは悪者扱い，ヒポクラテスが医聖視され，自然治癒力思想にはヒポクラテスの名前が冠されるようになった．

　17〜19世紀前半には，近代医学の機械論に対する批判から，シデナム（イギリス）をはじめとするイタリア・ドイツ・オランダの有名臨床家や，その後に西欧医学の中心となったパリ学派など，ヒポクラテスの信奉者が輩出する．これに対してヒポクラテス医学の超克をめざす新しい医学思想（ネオヒポクラティズム）が，19世紀の中葉に現れた．ベルナール（1865）は『実験医学序説』[4]のなかで，当時「自然の治癒力を信じて医薬の作用をあまり信用しないヒポクラテス派の医者」が，「ごく簡単な療法によって自然の良い傾向を助長するにとどめ，ほとんど期待のなかにじっとして」（p268）いるのを批判して次のように主張した．

　「ヒポクラテス派の人たちによって主張せられた自然の治癒力」は「単なる仮定」にすぎない．「自然の傾向が良い結果に導くようにみえたときに」は，「自然の向かう

ところに導くべきである．しかしまた同時に悪い傾向のときは自然と闘い，これを征服する医者すなわち自然の征服者たる医者であらねばならぬ」（p265）．そのために近代医学は物理化学的実験方法の助けを借りて「その機転を健康時および疾病時にわたって決定せねばならない」（p267）と．

次いでベルナールは『実験医学原理』（死後の出版）[5]で，近代医学の第一目標として病因研究を，第二目標として「自然を模倣」して治療が働く条件と方法を開発するための「病気の回復に関する法則の発見」を設定した．前者は後に「特定病因説」の大成功に至り，後者は—ヒポクラテス時代から知られていた—遇発的な侵襲（発熱，昏睡，けいれん）による精神病の自然治癒現象を模倣（人工的に再現）する試みが，マラリア・インスリン・カルジアゾール・電撃などによるショック療法の開発（1917～38）となって実現した[6]．

そしてショック療法の奏効機序に関する初期の神経内分泌学的研究で，まずストレスにおける下垂体-副腎系の役割が注目され，次いで20世紀後半には，うつ病をはじめとするストレス性の精神疾患において，視床下部-下垂体-副腎系（HPA）が非特異的かつ最強のストレス緩衝システムとして主要な役割を演じていることが判明した．逆説的であるが，「治療活動を通して病気が回復する過程が明らかにされるときにのみ，正常な身体機能に迫る事ができる」（カンギレム）[7]のである．

● レジリエンス—自然治癒力の脳科学モデル

日本の精神医学界にレジリエンス（resilience：RSL）の用語と概念が普及し始めたのは，2008年の雑誌の特集と日本精神神経学会のシンポジウムからである．欧米では1990年代から心的外傷後ストレス障害（PTSD）について心理社会的な研究が始まり，21世紀に入ってうつ病をはじめとする他の精神疾患から精神保健領域へ，さらに身体医学にまで広がってきた．2012年には有名科学雑誌（"Nature"と"Science"）がRSLをとりあげている．日常用語としてのRSLは「逆境を跳ね返して生き抜く力」．筆者は日常臨床用語として「病を防ぎ，病を治す体の働き」（疾病抵抗力），疫学的・生物学的研究領域の専門用語としては「発病防御因子と回復促進因子を含む疾病抵抗因子の総称」と定義した．

ここでは第1に，RSLが「自然治癒力の現代医学版」であることを指摘したい．ガレノス医学の崩壊や「特定病因説」の成功から，ながらく「自然治癒力」（生気論）を遠ざけてきた欧米精神医学にも，最近は "natural resilience"[8]の用語が現われ，治療は自然治癒過程（natural healing process）を促進すべきとする「ヒポクラテス的精神薬理学」[9]が提唱されるようになった．筆者はRSL研究を，ネオヒポクラティズム発展の最終段階として位置づけている．

第2に，RSLが「外力による物体の歪み（ストレス：STR）に対する反発・復元力」の意味で使われてきた物理学用語でもあることを重視し，RSLが医学領域では自然治癒力の物理・機械論的側面に注目した「疾病抵抗モデル」に発展しつつある点に注目したい．「気」の文化になじんでいる日本の臨床医にとっては，機械論風のRSLよ

りも生気論的な自然治癒力のほうが親しみやすいかもしれないが，RSLの意義は自然治癒力への物理化学的アプローチを主張しているところにあって，言葉の単なる呼び替えでは意味がないと筆者は考える．

たとえば神田橋によれば，病気が治るのは自然治癒力の働きであり〔文献10)，p19〕，自然治癒力とは「いのち」という物質界が，己に加えられた歪みや傷害に逆らい，復元を図るというあらかじめパターン化されている活動である[11]．そして医師が行う「治療」は自然治癒力が働きやすいように準備をしているだけで，向精神薬の役割も，興奮伝達を抑えたり，増やしたりして，「まあまあ，ちょうどよい」状態をつくって，それを保っておくことで，脳の自然治癒の作業を助けるだけ〔文献10)，p192〕なのである．

この自然治癒力を前提とする治療論には「大幅に生気論と合目的性が取り入れられて」いるので[12]，その客観性・普遍性は最先端技術を用いた物理化学的（いわば機械論的）知見によって強化される必要がある．ここでは，うつ病の薬物療法・精神療法・プラセボ反応者の脳糖代謝・局所血流量の画像研究で（Brodyら；2001，Martinら；2001，Maybergら；2002），治療法の違いにかかわらず，またプラセボ服用者においてさえ，回復時には多くの脳部位で共通の変化が検出されたという報告[13]に注目したい．うつ病からの回復に「脳の自然治癒の作業」(RSL活動) が決定的な役割を果たしていることが示唆されており，生気論的な治療論を補完する脳科学的知見として重視すべきであろう．

すでにストレス関連障害（PTSDとうつ病）については11種のRSL候補物質が紹介され[14]，うつ病については，これまで発病にかかわる脆弱性・危険因子として研究されてきた遺伝子多型（5-HTTLPR），HPA-モノアミン系などがRSLの視点から再検討され，新たなRSL因子として神経栄養因子（BDNF）や神経ペプチド（NPY）などが注目されている．また双極性障害の領域では健常親族との脳画像比較研究でRSLマーカーが検出され，リチウムの奏功機序が"cellular resilience (plasticity)"の見地から論じられている．さらに統合失調症については，もっぱら発病因子として研究されてきたドパミン系をRSLの視点から見直すことによって，そのアップ・ダウン活動を「初期統合失調症」（中安）では防御メカニズム，発病後の急性期には回復メカニズムとみなすことができる[2]．

4　回復論の視点からみた病気と症状—精神病に対する先制医療の問題点

最後に，症状の回復論的意義について特に読者の注意を喚起しておきたいのは，最近の精神病（統合失調症）の発病予防研究におけるいわゆる「前駆」症状の問題である．すでに17世紀に「イギリスのヒポクラテス」と称せられたシデナムは，「病気とは，病人の生理あるいは自然と，病気をもたらした有害な影響との闘いである．そして症状はこの闘いの表現であり，生体の自己防御のための最も強い武器の一つは発熱である」[15]と述べていた．

この疾病論と症状論に，神田橋のそれを並置しても違和感はあるまい．「病とは"いのち"がなじめないものや状況を排除し本来の己のありようを復活しようと奮闘している姿で」[16]，病気の症状はすべて，いのちが良くない状態になっていることを教える働きと，回復しようとする自然治癒力の働きをどこかに含んでいる」．だから「いま行われている症状を止める治療が自然治癒力を邪魔していることが分かってくるかもしれない」〔文献10〕，pp45〜46］．Ghaemi[9]による「ヒポクラテス的精神薬理学」の提唱は，症状を標的とする現代精神薬理学の攻撃的治療に対する批判でもある．

ところで近年の精神病（統合失調症）の発病予防研究（日本では2010年に「早期発見・早期治療研究会」が発足）では，精神病の遺伝的負荷があって微弱／一過性の精神病症状が発現した場合は，かつての「前駆（prodromal）」症状の呼称に代えて at risk mental state（ARMS），ultra high risk（UHR），psychosis risk syndrome（PRS），attenuated psychotic symptoms（APS）などと呼ばれるようになった．そして非定型抗精神病薬や認知行動療法による初期の治療研究では短期的な効果が報告されたが，1年を過ぎると対照群との差は不明確となるうえに副作用のリスクがたかまることから，いまでは抗精神病薬で治療を開始しないほうがよいとされている（editorial；Am J Psychiatry 2011；168：761-763）．しかも経過研究が進むにつれて，3年を過ぎても半数以上は移行（発病）しないとする報告が相次ぎ，DSM-5ではAPSの臨床単位としての採用は見送られた．

すでに中安は「初期統合失調症」においては極期への移行を阻止する防御メカニズムの存在を仮定していたが（1994），最近「統合失調症の顕在発症に抗する防御症状」（2011）を記述して，それまで指摘されていたヒステリー（転換症，解離症）および内因性若年—無力性不全症候群（体感異常，離人症，思考障害）に強迫症を加え，「症状は取り去られるべきもの」という単純な治療観では，防御機能を失わせることになり，患者を顕在発症へと至らしめかねないことを指摘している．

ここ数年間の精神病（統合失調症）の発病予防研究は，微弱／一過性の精神病症状にもRSL（疾病抵抗）因子が含まれていることを示唆しており，症状を標的とする「先制医療」には過剰診断・過剰治療の危険が内在していることを警告した点で意義が深い．また児童・思春期に精神病様体験（PLE）の有病率が高い（10〜15％）ことは，日本の公立中高校生の調査で報告されているが，この年齢層の幻聴は解離性・一過性の場合が少なくないことも知られており，これらに対して安易に精神病（統合失調症）の前段階の烙印を押すのは，科学的にも倫理的にも問題が大きいことを指摘しておきたい．

5 おわりに—外来精神科診療の楽しみ

ネオヒポクラティズム／レジリエンスの視点に立つと，精神科の外来診療には楽しみが多い．ただし，症状が自他にとって危険であったり，生活の支障や苦痛が著しい場合を除いては，治療（薬物）で症状をむやみに除去しようとしないことが肝心であ

る．そうすれば日常診療で，症状の中に自然治癒力（natural resilience）の働きを見つける楽しみ，当事者と一緒に日常生活のなかで症状を生かしながら，養生や認知行動療法的なストレス対処法を工夫する楽しみ，その一環として脳内にレジリエンス・システムの活動を想定しながら，その援助のために単剤・最少有効量の薬物を処方して成果を見とどける楽しみ，などが出てくるであろう．

そして最新の疫学的・脳科学的研究論文をレジリエンスの視点で読む楽しみがある．一般に危険因子／脆弱性などをターゲットにした，いわば「アラ探し（発病）研究」にはまると，患者のアラばかり探す臨床医になりかねないが，発病論的研究から出た知見を回復論の視点から読み直す楽しみもある．これからは「病を防ぎ，病を治す体（脳）の働き」（レジリエンス）に注目した研究論文が増え，それらは読者の回復論的な疾病観・治療観を豊かにするであろう．発病論も回復論もともに，病気を理解し治療を考えるための2つの視点だからである．

文献

1) 八木剛平．精神分裂病の薬物治療学—ネオヒポクラティズムの提唱．東京：金原出版；1993．
2) 加藤 敏，八木剛平（編著）．レジリアンス—現代精神医学の新しいパラダイム．東京：金原出版；2009．
3) Ghaemi SN（著），村井俊哉（訳）．現代精神医学原論．東京：みすず書房；2009．
4) Bernard C（著），三浦岱栄（訳）．実験医学序説．東京：東京創元社；1961．
5) Bernard C（著），山口知子，御子柴克彦（訳）．実験医学の原理．東京：丸善プラネット；2008．
6) 八木剛平．精神病治療の開発思想史—ネオヒポクラティズムの系譜．東京：星和書店；1999．
7) Canguilhem G（著），滝沢武久（訳）．正常と異常．東京：法政大学出版局；1987．p297．
8) Stassen HH, Angst J, Hell D, et al. Is there a common resilience mechanism underlying antidepressant drug response？: Evidence from 2848 patients. J Clin Psychiatry 2007；68：1195-1205.
9) Ghaemi SN. Toward a Hippocratic Psychopharmacology. Can J Psychiatry 2008；53：189-196.
10) 神田橋條治．精神科養生のコツ．東京：岩崎学術出版社；1999．p33．
11) 神田橋條治，八木剛平．精神科における養生と薬物．大阪：診療新社；2002．p27．
12) 神田橋條治．『現場からの治療論』という物語．東京：岩崎学術出版社；2006．p113．
13) 八木剛平．現代精神医学定説批判—ネオヒポクラティズムの眺望．東京：金原出版；2005．
14) Charney DS. Psychobiological mechanisms of resilience and vulnerability：Imprications for successful adaptation to extreme stress. Am J Psychiatry 2004；161：195-216.
15) 飯田広夫．西洋医学史．東京：金原出版；1981．p84．
16) 神田橋條治．精神療法面接のコツ．東京：岩崎学術出版社；1990．p33．

索引

和文索引

あ

アウトリーチ	55
上尾の森診療所	58
上尾の森診療所桶川分院	58
アニマ／アニムス元型	216
アリセプト®	142
あるがまま気功	261
あるがままメソッド	262
アロマテラピー	262

い

医局講座制	12
意見書（オピニオン）	128
意識的領域	197
依存	61
施設――	62
一次感情	268,269
『今に生きる』	291
イメージの活用	209
癒し	84
医療気功	261
医療モデル	209

う

上野メンタル・クリニック	308,309
打ち込み的助言	289
うつ状態	59
うつ状態の分類	179
うつ状態の分類（現代中医学）	178
「うつ病患者に対する復職支援体制の確立，うつ病患者に対する社会復帰プログラムに関する研究」報告	156
うつ病圏	316
うつ病，抑うつ状態の漢方治療適応	177
臺式簡易客観的精神指標検査	304

え

エクスポージャー	102

お

往診	43,44,48,49
大人の発達障害臨床	89

親面接	200

か

解決法分析	267
概日リズム障害	112
回復論的治療思想	344
改名用の診断書	128
外来統合失調症	314
外来森田療法	218,225
外来森田療法専門クリニック	224
加害性自己視線恐怖症	220
過剰活動	234
過食症	276
家族-遊戯療法	82
家族機能不全	82
家族システム	184,185
家族相談	43,44
家族の苦労	133
家族病理	282
家族・夫婦療法	186
家族面接	281,282
家族面接の基本	283
家族療法	282
摂食障害の――	184
家族療法の考え方	184
家族療法の適用	185
金沢学会	11
過眠	180
過量処方	341
簡易客観的精神指標検査	303
感化力	322
患者が来ない初回面接	188
感情移入	198
感情調整スキル	267,268
感情調節困難	233,234
感情の法則の三原則	219
感性	85
官能的評価	321,322
漢方治療の実際	177
漢方治療の適応	177
うつ病，抑うつ状態の――	177

き

気	261
儀式妨害	102
機能不全家庭	164
気分障害圏	59
逆転移	195
キャリーオーバー	119

ギャンブル産業	131
ギャンブル障害の合併症	131
ギャンブル障害の推定有病率	130
ギャンブル障害の治療	134
休業期	145,146,150
休職に至るきっかけとなった心理的負荷	158
急速頻回反復型	317
境界性パーソナリティ障害	187,276
共感	85,197,198
共感的理解	198
協働	248,249
京都認知行動療法カウンセリングルーム	241
強迫観念	242
強迫行為	242
強迫性障害	100,101,222,272,275
強迫性障害の認知行動療法	99
拒薬	47
錦糸町モデル	66,68,69

く

苦悩耐性スキル	267
グループホーム	70

け

傾聴	205
言語的コミュニケーション	199
現実回帰	61

こ

行動の受容	227
行動療法	100,101
行動連鎖分析	267
心の相談室	308
小阪英世	5
腰肚中心	266
個人カウンセリング	104
個人認知療法	233
個性化	209
戸籍変更の診断書	128
子どもの精神科	74
子どもの精神科臨床	80
子どもの発達障害臨床	88
子どもの"面接"	78
個別性	310

さ

索引	ページ
在宅療養支援診療所	69
サブシステム	184
産業医	21
産業メンタルヘルスの臨床	147

し

思春期・青年期患者との初回面接	186
施設依存	62
自然治癒過程	345
自然治癒力	259,301,344,345,346,347
持続陽圧呼吸	114
自宅併設の診療所	18
『実験医学原理』	345
『実験医学序説』	344
質的研究	330
嫉妬	166
疾病観	343
嗜癖	133
島 成郎	10,14
下坂幸三	279,280
社会的ひきこもり	221
借金	134
醜形恐怖症	221
集団集中治療	100,105
集団集中プログラム	103
集団認知行動療法	237
重度痴呆患者デイケア	37
重度認知症患者デイケア	37,38
重度認知症患者デイケアの実際	40
重度認知症患者デイケアの専門性	37
重度認知症患者デイケアの歴史	37
就労移行支援事業所	70
就労支援プログラム	145
受診間隔	341
主訴の明確化	204
受容する側面	218
受容の促進	227
純な心	222,268,269
小規模診療所	17
上虚下実	266
条件反射	273
条件反射制御法	272
常識	282
小精神療法	316,317
衝動コントロール障害	222
症例検討	328
ショートケア	270
森田療法的――	221,222
職業準備性の向上	27
職業生活継続への支援	27
職場調整力	150
職場との対応・連携のポイント	148,150
職場のストレスにおける性差	153
職場復帰訓練	21
女性医師のリスク	165
女性休職者の特性	155
女性性の否定	164
女性に特化した復職支援プログラム	153
女性に特化した復職支援プログラムの概要	154
神経質雑談会	291
神経病理学	3
"診察"	76
身体症状の象徴性	213
"診断"とは	76
信頼感	82
心理教育	173
心理職との協働	168
心理職との協働の困難	169
心理職との協働の理念	169
心理的負荷の種類	156
心理療法	171,172,173,174
『心理療法のひろがり』	281,283
心理療法の要諦	283

す

索引	ページ
睡眠学会認定医	115
睡眠学会認定医療機関	115,116
睡眠クリニック	109
睡眠障害	109,110,112,180
睡眠障害国際分類第2版	109,110
睡眠障害診療の現状	114
睡眠障害のスクリーニング	116
睡眠相後退症候群	112
睡眠の改善	340
鈴木知準	286,287
鈴木知準診療所	289
スピリチュアリティ	259
スプラシステム	184,185

せ

索引	ページ
生活支援	48
生活指導	260
生活療法	43
生活臨床	6
制限	107
脆弱な自己愛	225
『精神医療』	15
精神医療改革	3
精神科指定医	21
精神科診療所活動	23
精神科診療所での就労支援	27
精神科診療所の受診者層	170
精神科相談医	21
精神科デイケア	67
『精神科薬物の官能的評価』	323
精神科薬物療法の問題点	342
精神科リハビリテーション	66
成人患者との初回面接	186
精神障害者就労支援	22
精神生理性不眠	180
成人てんかん	119
精神分析的精神療法	191
精神分析的な診療	190
精神分析的人間理解	202
精神分析的理解	198
精神療法	197
小――	316,317
精神分析的――	191
精神療法的アプローチ	196,197
成長モデル	209
性同一性障害	129
性同一性障害診療の実際	128
性同一性障害の戸籍変更	126
生の欲望	219,227,230
性別違和	125
性別違和感	129
摂食障害	60
摂食障害の家族療法	184
全般性不安障害	178
羨望	166

そ

索引	ページ
双極スペクトラム	317
双極性障害心理教育プログラム	155
相談支援事業所	70
育ちなおし	62

た

索引	ページ
第一信号系	273,274
体系的研究	329
退行	61
対処歴	204
対人関係スキル	267
第二信号系	273,274
多機能型精神科診療所	64,69
多機能垂直統合型精神科診療所	65
男女の思考の差	166
男性と女性の違い	163

ち

索引	ページ
地域生活支援センター	65
地域精神医療	48
地域精神保健センター	65
地域連携	63

チーム医療	40
「血の道症」	178
「血の道症」の頻用処方	179
中年の危機	216
中年のひきこもり	318
昼夜逆転	300
治療観	343
治療構造	199,203,249
治療者-患者関係	79
治療導入期	145,146,150
治療歴	204

つ

追体験	291
通院者クラブ	66
通所介護	38
通所リハビリテーション	38
つながり	191

て

適応	296,297
手応え	281
転移	191
陽性――	165
てんかん患者における精神障害	123
てんかんに合併する精神症状	121

と

動機づけのあいまいな患者	186,187
動機づけの低い患者	186
東京精神神経科診療所協会	19
東京都地域精神医療業務研究会	14
東精診	19,20
同調性	322
特定病因説	343
トラウマ返し	213,216
とらわれ	219

な

ナラティブ	324,325
ナルコレプシー	111

に

にしの木クリニック	15
認知・行動療法	269
強迫性障害の――	99
集団――	237
四段階方式の生物化学的――	242
四段階方式の――	244

認知療法	267
個人――	233

ね

ネオヒポクラティズム	344,347

の

脳病説	343

は

パーソナリティ障害	60
境界性――	187,276
パートナーシップ	216
曝露反応妨害法	243
パチンコ／スロット	131,135
発達障害の臨床	86
大人の――	89
子どもの――	88
発病論的治療思想	343
パニック障害	178
パニック障害の研究	94
パニック性不安うつ病	96
パニック性不安うつ病の臨床特性	95
浜田クリニック	5
浜田 晋	2

ひ

肥大した自己愛	229
ヒポクラテス的精神薬理学	345
標準か個別か	310
病歴	204

ふ

不安障害	178
全般性――	178
不安障害の臨床研究	92
『フィッシュ精神分裂病』	90
復職期	147,148,151
復職継続率	159
復職プログラム	21
女性に特化した――	153
藤澤敏雄	10
プチ爆発	233
不適応	296,297
「腑に落ちる」言葉	281
不眠	300
精神生理性――	180
プラセンタ療法	263
『フロイト再読』	282

へ

ベルナール	344,345

ほ

包括型地域生活支援プログラム	50
『方法としての面接』	191
訪問看護ステーション	70
保険診療報酬体系	309
母性性剥奪	164
没我体験	219
ホリスティック医学	258
ホリスティックなアプローチ	259

ま

マインドフルネススキル	266,267
マインドフルネス瞑想	261
マッサージ	263
松沢シューレ	4
松沢病院	3,4

む

武蔵療養所	11

め

メチルフェニデート	111
面接	199
親――	200
家族――	281,282
患者が来ない初回――	188
子どもの――	78
思春期・青年期患者との初回――	186
成人患者との初回――	186
メンタルヘルスからみた仕事力	148,149
メンタルヘルス不調者支援プログラム	146,147

も

森田療法	218,268,269,270,289
外来――	218,225
森田療法的ショートケア	221,222
森田療法の概要	219

や

薬物の「治療文化」	322
薬物療法	340
ヤスパース	198

索引

病の意味 298

ゆ

「ゆるゆる病棟」 57
「ゆるゆる病棟」の課題 62
「ゆるゆる病棟」の現状 58
「ゆるゆる病棟」の今後の方向性 62
「ゆるゆる病棟」の臨床 61

よ

陽性転移 165
欲望 229
　生の―― 219, 227, 230
横恐怖 220
四段階方式の生物化学的認知
　行動療法 242
四段階方式の認知行動療法 244

ら

ライクロフト 197, 198

り

リーンな治療 106
リタリン® 111
リラクゼーション 261
臨床研究 328
臨床研究の実施 332
臨床研究の対象 329
臨床研究の方法 330

れ

霊性 259
レジリエンス 345, 347
レビー小体型認知症の診断と
　治療のポイント 139

ろ

老人デイケア 37

わ

脇見恐怖 220
「私を処方する」 45, 46, 48

欧文索引

A

ACT（Assertive Community
　Treatment） 50, 51
ACT-K 50
ACT-K の経営 53
ACT-K の組織形態 52
ACT-K の利用者 52
ACT プログラムの特徴 51

B

bio-psycho-social モデル 344
BPS モデル 344

C

CBT 266, 267, 268
CBT 専門外来 247
CBT を組み込んだ保険診療 248
Conditioned Reflex Control
　Technique（CRCT） 272, 277
CRCT の理論 273
continuous positive airway pressure
　（CPAP） 114

D

DBT 266, 267, 268
delayed sleep phase syndrome
　（DSPS） 112
DLB 診断基準改訂版の要点 140
DLB 診断のポイント 140
DLB における MIBG 心筋
　シンチグラフィ 141
DLB の SPECT 像 141
DLB の患者数 139
DLB の診断と治療のポイント 139
DLB の治療のポイント 142

E

EBM 精神医学 196
ERP（exposure and ritual prevention）
　 102, 103
exposure 102

G

Gam-Anon 135
Gamblers Anonymous（GA） 134

I

ICSD-2 109, 110
Individualität 310

J

JSN（NPO 法人大阪精神障害者
　就労支援ネットワーク） 24
JSN からの就職者 26
JSN の活動 24
JSN の設立 24
JSN のトレーニング 25

K

Key Action 274, 275, 276
Key Word 273, 275, 276
KWA 274, 275, 276

N

natural healing process 345
natural resilience 345, 347

O

OCD の会 104
OSAS 114

R

rapid cycling type 317
Reattribute 243
Refocus 243
Relabel 242
resilience（RSL） 345, 346
Revalue 244
ritual prevention 102
RLS 112, 113

T

TA・T collaboration（therapeutic
　administrator & therapist
　collaboration） 251

U

Utena's Brief Objective Measures
　（UBOM） 303, 304

中山書店の出版物に関する情報は、小社サポートページを御覧ください。
http://www.nakayamashoten.co.jp/bookss/define/support/support.html

外来精神科診療シリーズ

メンタルクリニックが切拓く新しい臨床
―外来精神科診療の多様な実践―

2015年1月15日　初版第1刷発行 ⓒ〔検印省略〕

編集　　　原田誠一

発行者　　平田　直

発行所　　株式会社　中山書店
〒113-8666　東京都文京区白山1-25-14
TEL 03-3813-1100（代表）　振替 00130-5-196565
http://www.nakayamashoten.co.jp/

装丁　　　株式会社プレゼンツ

印刷・製本　三松堂株式会社

ISBN978-4-521-74000-3
Published by Nakayama Shoten Co., Ltd.　　　　　　　Printed in Japan
落丁・乱丁の場合はお取り替えいたします

・本書の複製権・上映権・譲渡権・公衆送信権（送信可能化権を含む）は株式会社中山書店が保有します．
・JCOPY　＜(社)出版者著作権管理機構　委託出版物＞
本書の無断複写は著作権法上での例外を除き禁じられています。複写される場合は，そのつど事前に，(社)出版者著作権管理機構（電話 03-3513-6969，FAX 03-3513-6979，e-mail: info@jcopy.or.jp）の許諾を得てください．

本書をスキャン・デジタルデータ化するなどの複製を無許諾で行う行為は，著作権法上での限られた例外（「私的使用のための複製」など）を除き著作権法違反となります。なお，大学・病院・企業などにおいて，内部的に業務上使用する目的で上記の行為を行うことは，私的使用には該当せず違法です。また私的使用のためであっても，代行業者等の第三者に依頼して使用する本人以外の者が上記の行為を行うことは違法です．

DSM-5を読み解く

DSM-5時代の精神科診断をわかりやすく解説

伝統的精神病理，DSM-IV, ICD-10を
ふまえた新時代の精神科診断

- ●総編集 **神庭重信**（九州大学）
- ●編集
  池田　学（熊本大学）／**神尾陽子**（国立精神・神経医療研究センター）
  三村　將（慶應義塾大学）／**村井俊哉**（京都大学）
- ●編集協力
  内山　真（日本大学）／**宮田久嗣**（東京慈恵会医科大学）

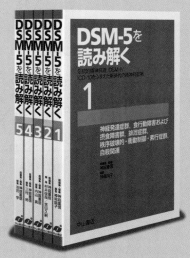

●B5判／2色刷／平均240頁

シリーズの構成

1 神経発達症群，食行動障害および摂食障害群，排泄症群，秩序破壊的・衝動制御・素行症群，自殺関連
編集●神尾陽子　定価（本体7,000円+税）

2 統合失調症スペクトラム障害および他の精神病性障害群，物質関連障害および嗜癖性障害群
編集●村井俊哉／宮田久嗣　定価（本体7,000円+税）

3 双極性障害および関連障害群，抑うつ障害群，睡眠-覚醒障害群
編集●神庭重信／内山　真　定価（本体7,500円+税）

4 不安症群，強迫症および関連症群，心的外傷およびストレス因関連障害群，解離症群，身体症状症および関連症群
編集●三村　將　定価（本体7,000円+税）

5 神経認知障害群，パーソナリティ障害群，性別違和，パラフィリア障害群，性機能不全群
編集●池田　学　定価（本体7,000円+税）

▶▶▶ シリーズ特長 ◀◀◀

- ●DSM-5の診断基準を用いて，どのように診断を進めるか，その際の注意点は何かを詳述．
- ●DSM-IVと比較して，どこが改訂されたかを明示し，改訂の根拠となった研究結果や議論など，その背景をわかりやすく解説．
- ●伝統的な精神医学の概念や診断の流れを解説し、DSM-5をわが国の臨床においてより適切に用いる方法を指南．

中山書店　〒113-8666　東京都文京区白山1-25-14　TEL 03-3813-1100　FAX 03-3816-1015
http://www.nakayamashoten.co.jp/

ブルーブック使用の際には必須必携!!

ICD-10 精神科診断ガイドブック

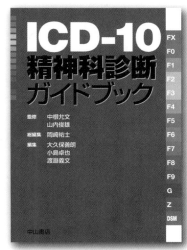

監　修：中根允文（出島診療所所長／長崎大学名誉教授）
　　　　山内俊雄（埼玉医科大学名誉学長）
総編集：岡崎祐士（道ノ尾病院特別顧問／松沢病院名誉院長）

A5判／並製／792頁／ISBN 978-4-521-73705-8／定価（本体9,500円+税）

「ICD-10」を自家薬籠中のものとした精鋭の精神科医により、わが国の状況に即して見直すべき点や補足すべき点を考慮しつつ、各コードに詳細な解釈を加えた。臨床での応用の方法を余すところなく伝授したICDの虎の巻ともいえる精神科医必携の1冊。

特徴

- エキスパートがやさしく解説！
- DSMとの比較についても記載
- 疾患の歴史的背景が学べる
- 臨床的特徴が手にとるようにわかる
- 関連する「G 神経系の疾患」をわかりやすく解説

中山書店　〒113-8666 東京都文京区白山1-25-14　Tel 03-3813-1100　Fax 03-3816-1015
http://www.nakayamashoten.co.jp/

精神医学の知と技
Knowledge and Arts of Psychiatry

四六判／上製

精神症状の把握と理解
原田憲一　　　　　　　　　　　定価(本体3,200円+税)　ISBN978-4-521-73076-9

大脳疾患の精神医学　神経精神医学からみえるもの
三好功峰　　　　　　　　　　　定価(本体3,500円+税)　ISBN978-4-521-73119-3

精神科医療が目指すもの　変転と不易の50年
吉松和哉　　　　　　　　　　　定価(本体3,200円+税)　ISBN978-4-521-73179-7

記述的精神病理学の黎明　エスキロールとその時代
濱中淑彦　　　　　　　　　　　定価(本体3,200円+税)　ISBN978-4-521-73222-0

社会精神医学のいま　疫学的精神医学へのアプローチ
中根允文　　　　　　　　　　　定価(本体3,200円+税)　ISBN978-4-521-73319-7

技を育む
神田橋條治　　　　　　　　　　定価(本体2,800円+税)　ISBN978-4-521-73373-9

吹き来る風に　精神科の臨床・社会・歴史
岡田靖雄　　　　　　　　　　　定価(本体3,500円+税)　ISBN978-4-521-73386-9

精神療法を学ぶ
成田善弘　　　　　　　　　　　定価(本体3,200円+税)　ISBN978-4-521-73448-4

精神科と私　二十世紀から二十一世紀の六十年を医師として生きて
笠原　嘉　　　　　　　　　　　定価(本体3,500円+税)　ISBN978-4-521-73491-0

脳波と精神神経症状
細川　清　　　　　　　　　　　定価(本体3,500円+税)　ISBN978-4-521-73535-1

視床と臨床精神医学　大脳の中心部からみた精神疾患
山口成良　　　　　　　　　　　定価(本体3,800円+税)　ISBN978-4-521-73690-7

精神科医遍歴五十年　臨床精神医学の経験に学ぶ
風祭　元　　　　　　　　　　　定価(本体3,500円+税)　ISBN978-4-521-73769-0

精神分析を考える
西園昌久　　　　　　　　　　　定価(本体3,800円+税)　ISBN978-4-521-73966-3

中山書店　〒113-8666　東京都文京区白山1-25-14　TEL 03-3813-1100　FAX 03-3816-1015
http://www.nakayamashoten.co.jp/

精神科医に必要な医療文書のすべてがこの一冊に

精神科医のための
ケースレポート・医療文書の書き方 実例集

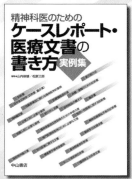

ISBN978-4-521-73385-2

B5判／並製／464頁
定価（本体8,800円＋税）

編集●**山内俊雄**（埼玉医科大学学長）／**松原三郎**（松原病院理事長・院長）

専門医資格取得文書，他の医療機関への紹介状や返書，診断書など，精神科医に必要な文書作成のポイントを，多彩な実例とともに具体的に解説．

CONTENTS

I 資格取得のための文書

A. 日本精神神経学会　専門医取得のための申請文書

申請文書の書き方
1. 精神科専門医の資格取得にあたって
2. 専門医取得のための申請文書とその概要
3. 精神科専門医取得にかかわる申請書類の書き方

症例報告の書き方
1. 統合失調症症例
2. 気分障害症例
3. 神経症性障害症例
4. 児童・思春期症例
5. 精神作用物質による精神・行動の障害
6. 症状性を含む器質性精神障害
7. 成人の人格・行動の障害

B. 精神保健指定医取得のための文書
C. その他の専門医資格取得のために必要な文書
1. 日本総合病院精神医学会認定「一般病院連携精神医学専門医」
2. 日本児童青年精神医学会認定医
3. 日本老年精神医学会専門医
4. 日本てんかん学会専門医
5. 日本睡眠学会専門医

II 医療文書

精神科医に求められる医療文書について

A. 紹介状と返事の書き方

患者紹介のための文書と返事
1. 紹介状と返書について
2. 紹介状と返書の具体例
3. 英文紹介状

診療情報提供書

B. 診断書の書き方

診断書を書くときの心得と実例
1. 一般の診断書を書くときの心得
2. 診断書の具体例

休学・復学のための診断書
1. 大学ならびに高等教育機関における休学・復学の診断書
2. 学生の休学・復学の診断書

職場等における休職・復職の診断書
1. 休職・復職する際に産業医が書く文書
2. 休職・復職のための診断書
3. 休職・復職のための診断書
4. 休職・復職のための診断書

C. 精神保健福祉法に基づく入退院に必要な文書
1. 任意入院に必要な書類
2. 医療保護入院に必要な書類
3. 措置入院に必要な書類
4. 応急入院に必要な書類
5. 精神保健福祉手帳用診断書

D. 産業医に求められる文書
1. 労災医療に関する文書
2. 自動車事故にかかわる精神医学的書類
3. 解説

E. その他の精神科医療に関する文書
1. 成年後見制度（診断書，鑑定書）
2. 介護保険における主治医意見書
3. 傷病手当金請求書
4. 自立支援医療診断書（重度継続を含む）
5. 国民年金・障害基礎年金診断書（精神の障害用）の書き方
6. 生活保護（医療扶助）診断書の記載の仕方
7. 性同一性障害関係書類
8. 障害者手帳申請書類

III 鑑定書

A. 捜査関係事項照会に対する回答書
B. 簡易精神鑑定書
C. 精神鑑定書
1. 刑事精神鑑定書
2. 民事精神鑑定書
3. 医療観察法精神鑑定書
4. 解説

IV 知っておきたいその他の公的文書

身体障害者診断書
1. 肢体不自由を中心に
2. 聴覚・平衡・音声・言語・そしゃく機能障害について

中山書店　〒113-8666 東京都文京区白山1-25-14　TEL 03-3813-1100　FAX 03-3816-1015
http://www.nakayamashoten.co.jp/

外来精神科診療シリーズ
mental clinic support series
全10冊

メンタルクリニックの日常診療を強力にサポート！

2015年1月刊行開始！

- B5判／2色刷／約300～350頁
- 各本体予価8,000円

編集主幹●原田誠一（原田メンタルクリニック：東京）
編集委員●石井一平（石井メンタルクリニック：東京）　松﨑博光（ストレスクリニック：福島）
　　　　　高木俊介（たかぎクリニック：京都）　　　　　森山成彬（通谷メンタルクリニック：福岡）

第1回配本　メンタルクリニックが切拓く新しい臨床
―外来精神科診療の多様な実践―

編集●原田誠一　定価（本体8,000円＋税）

様々なタイプのメンタルクリニック約50例を3群・12タイプに分けて，その実践例を紹介．先達の業績を偲びつつ，従来の病院外来では十分対応しきれなかった症例に意欲的に取り組むメンタルクリニックの多様な形態の現状と，今後の方向性を示すバラエティー豊かな実践指針．

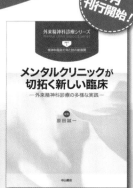

ISBN978-4-521-74000-3

Part I　精神科臨床の知と技の新展開
- メンタルクリニックが切拓く新しい臨床―外来精神科診療の多様な実践―　〈2015年1月〉
- メンタルクリニックでの薬物療法・身体療法の進め方　〈2015年4月〉
- メンタルクリニック運営の実際―設立と経営，おもてなしの工夫―　〈2015年10月〉
- メンタルクリニックでの精神療法の活用　〈2016年4月〉
- メンタルクリニックでの診断の工夫　〈2016年7月〉

Part II　精神疾患ごとの診療上の工夫
- メンタルクリニックでの主要な精神疾患への対応[1]―発達障害，児童・思春期，てんかん，睡眠障害，認知症―　〈2015年7月〉
- メンタルクリニックでの主要な精神疾患への対応[2]　〈2016年1月〉
　―不安障害・強迫性障害，ストレス関連障害，身体表現性障害・摂食障害，嗜癖症・依存症，パーソナリティ障害と性の問題―
- メンタルクリニックでの主要な精神疾患への対応[3]―統合失調症・気分障害―　〈2016年10月〉

Part III　メンタルクリニックの果たすべき役割
- メンタルクリニックの歴史，現状とこれからの課題　〈2017年1月〉
　付：基本文献選集＆お役立ちデータ集
- メンタルクリニックにおける重要なトピックスへの対応　〈2017年4月〉
　東日本大震災とメンタルクリニック，ギャンブル依存症，教員のメンタルヘルス，アウトリーチ，ターミナルケア，ほか

※配本順，タイトルなど諸事情により変更する場合がございます．〈　〉内は刊行予定．

お得なセット価格のご案内
- 全10冊予価合計　80,000円＋税
- セット価格　75,000円＋税
- 5,000円おトク!!

※お支払は前金制です．
※送料サービスです．
※お申し込みはお出入りの書店または直接中山書店までお願いします．

刊行に向けて―座談会を開催：弊社HPよりダウンロードできます！▶▶▶本編よりも面白い!?
http://www.nakayamashoten.co.jp/bookss/define/series/mcs.html

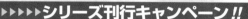

▶▶▶▶▶シリーズ刊行キャンペーン!!

全10冊セットでお申し込みいただいた方，**抽選で30名様**に弊社オリジナル「**新発想電源タップ**」をプレゼント!!
（応募期間：2014年11月1日～2015年2月28日）

さまざまなレイアウトをパズル感覚で．変幻自在の便利な電源タップ．

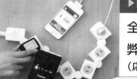

中山書店
〒113-8666　東京都文京区白山1-25-14　TEL 03-3813-1100　FAX 03-3816-1015
http://www.nakayamashoten.co.jp/